医学检验与医学实验技术

曹 媛 等著

吉林科学技术出版社

图书在版编目（CIP）数据

医学检验与医学实验技术 / 曹媛等著. -- 长春：
吉林科学技术出版社, 2023.3
ISBN 978-7-5744-0343-7

Ⅰ. ①医… Ⅱ. ①曹… Ⅲ. ①医学检验②实验医学
Ⅳ. ①R446②R-33

中国国家版本馆 CIP 数据核字(2023)第 066897 号

医学检验与医学实验技术

著	曹 媛等	
出 版 人	宛 霞	
责任编辑	隋云平	
封面设计	正思工作室	
制 版	林忠平	
幅面尺寸	185mm×260mm	
开 本	16	
字 数	260 千字	
印 张	11.5	
印 数	1–1500 册	
版 次	2023年3月第1版	
印 次	2024年1月第1次印刷	

出 版 吉林科学技术出版社
发 行 吉林科学技术出版社
地 址 长春市福祉大路5788号
邮 编 130118
发行部电话/传真 0431-81629529 81629530 81629531
81629532 81629533 81629534
储运部电话 0431-86059116
编辑部电话 0431-81629518
印 刷 廊坊市印艺阁数字科技有限公司

书 号 ISBN 978-7-5744-0343-7
定 价 85.00元

前　言

当前，检验技术日新月异，检验项目包罗万象，检验已成为医学不可或缺的组成部分。同时，临床疾病的诊断、治疗及疗效考核，对于检验医学的依赖性也越来越强。为了满足临床对检验的需要，使得临床更加了解检验，作者查阅大量文献，编写了《医学检验与医学实验技术》这本书。

本书主要为临床常用检查项目的检验，主要为常用临床检验项目组合、常用临床检验项目参考值及常用临床检验技术等多项内容。作者详尽介绍了临床检验流程与要求，同时对检验项目进行合理组合，使得临床诊断依据更加充分完善。本书最大的特点是阐述常用检验项目及其组合，涵盖标本类型、检测方法、参考值以及临床意义。

在编写过程中，作者融合了临床检验的新观点、新理论和新技术，对临床正确参考实验指标、合理分析实验结果颇有裨益。该书的出版，不但对检验技师有直接指导价值，更对临床各科医师、护理人员以及医学生有重要参考价值。

鉴于作者水平有限，书中难免会有不足之处，望广大读者多提宝贵的意见。

编委会

目　　录

第一章 排泄物、分泌物及体液检验

第一节 尿液检验

尿液是血液经过肾小球滤过、肾小管和集合管的重吸收和排泄所产生的终末代谢产物，尿液的组成可以反映泌尿系统及其他组织器官的代谢状况，因此尿液检验对泌尿系统疾病（如泌尿系统的炎症、结石、肿瘤等）和其他系统疾病（如糖尿病、肝胆疾病等）的诊断、预后判断和疗效监测具有重要意义。

一、尿液标本的采集、保存和检测后处理

（一）尿液标本的采集

不合格的尿液标本，其检查结果并不能反映待检者的实际状态，易导致误诊、漏诊等情况发生，因此必须正确、合理地采集尿液标本。

1.尿液标本采集的容器

应使用清洁、干燥、有盖的一次性尿杯，容器上应标有患者姓名、条形码等信息收集微生物检查标本时应使用干燥无菌的容器。

2.尿液标本的采集

尿液标本有随机尿、晨尿、计时尿等类型，不同类型的尿液标本适用于不同的检查项目，尿液常规检查常采用随机尿或晨尿标本。尿液采集时应采取清洁中段尿，成年女性应避免阴道分泌物等混入。

（1）随机尿：指患者不需要任何准备、不受时间限制、随时排出的尿液标本随机尿易受多种因素（如运动、饮食、用药、情绪、体位等）的影响，不能准确反映患者的状况但随机尿标本新鲜、易得，最适合于门诊、急诊患者的尿液筛检。

（2）晨尿：指清晨起床后，在未进早餐和做运动之前排出的尿液。晨尿一般在膀胱中存留，各种成分均较浓缩，有利于提高检出率。由于晨尿在膀胱中停留时间过长，硝酸盐及葡萄糖易被分解，因而推荐采集第2次晨尿代替首次晨尿。第2次晨尿是指首次晨尿后2~4h内的晨尿标本，要求患者从前一晚22：00时起到采集尿液时，只饮水200ml，以提高有形成分计数和细菌培养的阳性检出率。

（二）尿液标本的接收和保存

1.取液标本的接收

严格执行标本接收制度，对标本标识内容与检验申请单内容不一致、尿量不足、有粪便或杂物污染、防腐剂使用不当、容器破损等不合格的标本可以拒收。

2.尿液标本的保存

尿标本应在采集后2h内完成检验，对不能及时检验的尿标本，必须进行适当处理或保存，以降低因标本检验延时而引起的理化性状改变。

（1）冷藏：低温能抑制细菌的生长，如果尿标本不能及时完成检测，则宜置于2~8℃条件下保存，但不能超过6h（微生物学检查标本在24h内仍可进行培养），且要避光加盖。

但低温冷藏后析出的盐类结晶会影响显微镜检查，因此低温冷藏适用于尿液化学成分（如葡萄糖、蛋白质和激素等）的检查。

（2）防腐：对计时尿标本和采集后2h内无法进行检查的尿标本，根据检查项目的特点，可加入相应的防腐剂。同时尿液仍需冷藏保存常用尿液防腐剂见表1-1。

表1-1 常用尿液防腐剂

种类	原理	用量	用途
甲醛	固定细胞、管型等有形成分	每100ml尿液中加入40%甲醛0.5ml	用于管型、细胞检查
甲苯	在尿液表面形成一层薄膜，阻止尿液与空气接触	每100ml尿液加入0.5ml甲苯	用于尿糖、尿蛋白检查
麝香草酚	抑制细菌生长，保存有形成分	每100ml尿液加入 < 0.1g麝香草尿	用于有形成分检查
浓盐酸	酸化尿液,抑制细菌生长	每升尿液加入10ml浓盐酸	用于儿茶酚胺、17-羟皮质类固醇、17-酮类固醇检查

（三）尿液标本检测后处理

检测后尿液应按生物危害物处理，必须经过10g/L过氧乙酸或漂白粉消毒处理后，才能排入下水道内。如所用的容器不是一次性的，必须在30～50g/L漂白粉或10g/L次氯酸钠溶液中浸泡2h，也可用5g/L过氧乙酸浸泡30～60min，再用清水冲洗干净一次性尿杯需消毒、毁形后，再置入医疗废弃物袋中，按照医疗废弃物进行无害化处观。

二、尿液理学检查

尿液理学检查包括颜色、透明度、尿比密等检查项目。

（一）尿液颜色和透明度

1.检测原理

通过肉眼或尿液分析仪判断尿液颜色和透明度。透明度可分为清晰透明、轻微浑浊、浑浊、明显浑浊4个等级。尿液浑浊程度与其所含有形成分的种类和数量多少有关，也与盐类结晶、酸碱度和温度有关。

2.方法学评价

尿液颜色和透明度的判断，受检验人员主观因素和尿液分析仪设计标准的影响，尿液透明度还易受某些盐类结晶的影响。

3.参考区间

淡黄色、清晰透明。

4.临床意义

常见的病理性改变有红色、酱油色、深黄色、脓样、白色乳样等。

（1）血尿：尿液内含有一定量的红细胞时称为血尿分为：①肉眼血尿：1L尿液中含有1ml以上血液，尿液呈淡红色、洗肉水样；②镜下血尿：尿液外观变化不明显，经离心沉淀后镜检时发现红细胞数 > 3/HP血尿常见于泌尿生殖系统疾病（如炎症、结石、肿瘤）、出血性疾病（如血友病、血小板减少性紫癜）等。

（2）血红蛋白尿：血管内溶血时血浆游离血红蛋白增多，超过珠蛋白结合能力，因其相对分子质量较小，可通过肾小球滤出而形成血红蛋白尿。尿液呈棕红色或酱油色。血红蛋白尿常见于蚕豆病、阵发性睡眠性血红蛋白尿（PNH）、血型不合的输血反应等。

（3）胆红素尿：尿液呈深黄色，振荡后泡沫仍呈黄色。胆红素定性试验阳性：常见于胆汁淤积性黄疸及肝细胞性黄疸。但尿液放置过久后，胆红素被氧化为胆绿素使尿液呈棕绿色。

（4）乳糜尿：乳糜液或淋巴液进入尿中，尿液呈乳白色浑浊称为乳糜尿，若含血较多则称为血性乳糜尿。乳糜尿是由于泌尿系统淋巴管破裂或深部淋巴管阻塞所致，常见于丝虫病，也可见于结核、肿瘤、肾病综合征或某些原因引起的肾周围淋巴循环受阻。

（5）脓尿：外观呈黄白色或白色，是由于尿液中含有大量白细胞所致，将其放置后可有白色絮状沉淀常见于泌尿系统化脓性感染，如肾盂肾炎、膀胱炎、前列腺炎、精囊炎和尿道炎等。

（6）结晶尿：主要是由于尿液含有高浓度的盐类结晶所致，可呈白色或淡粉红色。以磷酸盐和碳酸盐最常见，其在碱性或中性尿液中呈灰白色浑浊，加酸后磷酸盐溶解无气泡，碳酸盐溶解有气泡。此外，还可见尿酸盐、草酸盐结晶。

（二）尿比重

尿比重是指尿液在4℃时与同体积纯水的重量之比。尿液比重的高低与尿液溶质（氯化钠、尿素等）的浓度成正比，受饮食和尿量影响较大。在病理情况下，易受尿糖、尿蛋白、细胞和管型等成分的影响。

1.检测原理

（1）干化学试带法又称干化学法，有目视比色法和仪器比色法。试带模块中含有多聚电解质、酸碱指示剂（溴麝香草酚蓝）及缓冲物。多聚电解质直接与尿液中的电解质反应，释放出H+使指示剂显色，不同颜色代表不同的尿液离子浓度。

（2）折射计法利用光线折射率与溶液中总固体量相关性进行测定。

（3）尿比重计法采用特制的尿比重计测定4℃。时尿液与同体积纯水的重量之比。

2.方法学评价

（1）干化学试带法测定简便、快速，不受高浓度的葡萄糖、蛋白质或放射造影剂的影响，但灵敏度低，精密度差，只用作过筛试验。

（2）折射计法

1）CLSI和中国临床实验室标准化委员会（CCCLS）推荐的参考方法。

2）易于标准化，标本用量少，可重复测定，尤其适合于少尿患者和儿科患者。

3）测定结果通常比尿比重计法低0.002。

（3）尿比重计法操作简便，但标本用量大，易受温度、尿糖、尿蛋白、尿素或放射造影剂影响，结果准确性低，现已少用。

3.参考区间

成人：随机尿1.003～1.030；晨尿＞1.020。新生儿：1.002～1.004。

4.临床意义

尿比重可粗略反映肾脏浓缩稀释功能。

（1）高比重尿

1）尿少比重高：见于急性肾炎、心功能不全、肝病、高热、脱水或大量排汗等。

2）尿多比重增高：常见于糖尿病、使用放射造影剂等。

（2）低比重尿：晨尿比重＜1.015时，称为低比重尿。如尿液比重固定在1.010±0.003（与肾小球滤过液比重接近），称为等渗尿，提示肾脏浓缩稀释功能严重受损，如急性肾衰多尿期、急性肾小管坏死；尿崩症常出现严重的低比重尿（＜1.003，可低至1.001）。

三、尿液化学检查

（一）酸碱度

1.检测原理

（1）试带法：采用双指示剂法。模块中含溴麝香草酚蓝（pH6.0～7.6）和甲基红（pH4.6～6.2），变色范围为橙红色（pH4.5）—黄绿色（pH7.0）—蓝色（pH9.0），检测结果多由仪器判读，也可肉眼观测与标准比色板比较来判断。

（2）pH试纸法：pH广泛试纸是浸渍有多种指示剂混合液的试纸条，变色范围为棕红色至深黑色，与标准比色板比较，肉眼可判断尿液pH近似值。

（3）指示剂法：采用酸碱指示剂原理。常用0.4g/L溴麝香草酚蓝溶液，当指示剂与尿液混合后，显示黄色为酸性尿，蓝色为碱性尿，绿色为中性尿。

2.方法学评价

（1）试带法：配套应用于尿液分析仪，是应用最广泛的筛检方法，能满足临床对尿液检查的需要。

（2）pH试纸法：操作简便，采用pH精密试纸可提高检测的灵敏度，但试纸易吸潮而失效。

（3）指示剂法：溴麝香草酚蓝变色范围为pH6.0～7.6，当尿液pH偏离此范围时，检查结果不准确；黄疸尿、血尿可直接影响结果的判读。

3.参考区间

正常饮食条件下，晨尿pH5.5～5.6，随机尿pH4.5～8.0。

4.临床意义

尿液酸碱度检测主要用于了解机体酸碱平衡和电解质平衡情况，尿液pH受食物种类、进餐后状态、药物和病理状态等影响。酸性尿见于进食肉类、高蛋白、氯化铵等后和各种酸中毒（肾小管性酸中毒除外），碱性尿见于进食蔬菜、水果、利尿剂等后和各种碱中毒（低钾碱中毒除外）。

（二）蛋白质

正常情况下，由于肾小球滤过膜的孔径屏障和电荷屏障作用，血浆的中、大分子量的白蛋白、球蛋白不能通过肾小球滤过膜，只有分子量小的蛋白质，如β_2微球蛋白（β_2-M）、α_2微球蛋白（α_2-M）和溶菌酶等能够自由通过肾小球滤过膜，但绝大部分（95%）被近端肾小管重吸收因此健康人终尿中只含有极微量的蛋白质（30～130mg/24h尿），定性检查为阴性。当尿液中蛋白质超过150mg/24h（或超过100mg/L）时，定性检查呈阳性，称为蛋白尿。

1.检测原理

（1）试带法：采用pH指示剂蛋白误差原理。在pH3.2的条件下，酸碱指示剂（溴酚蓝）产生的阴离子与带阳离子的蛋白质结合后生成复合物，引起指示剂进一步电离，当超越缓冲范围时，指示剂发生颜色改变。颜色的深浅与蛋白质含量成正比。

（2）磺基水杨酸法：又称磺柳酸法。在酸性环境下，磺基水杨酸根阴离子与蛋白质氨基酸阳离子结合，生成不溶性蛋白盐沉淀。沉淀或浑浊的程度可反映蛋白质的含量。

（3）加热乙酸法：加热可使蛋白质变性，加稀酸使尿液pH降低并接近蛋白质等电点（pH4.7），使变性凝固的蛋白质进一步沉淀，同时消除某些磷酸盐或碳酸盐析出所造成的浑浊干扰。

2.方法学评价

（1）试带法：主要用于尿液分析仪，必要时也可用于肉眼观察。操作简便、快速、易于标准化，适用于健康普查或临床筛检，目前已广泛应用于临床。不同类型试带的灵敏度可有一定差异，一般为70～100mg/L，与使用的酸碱指示剂种类有关试带对白蛋白灵敏，对球蛋白的灵敏度仅为白蛋白的1/100～1/50，容易漏检本周蛋白影响因素有：

1）假阳性：见于尿液pH＞9；应用奎宁、嘧啶或尿液中含有聚乙烯、磷酸盐、季铵盐消毒剂等；试带浸渍时间过长，反应颜色变深。

2）假阴性：见于尿液pH＜3；滴注大剂量青霉素或应用庆大霉素、含碘造影剂；试带浸渍时间过短、反应不完全，或浸渍时间过长使模块中的试剂流失

（2）磺基水杨酸法：操作简便，反应灵敏（灵敏度达50mg/L），结果显示快，与白蛋白、球蛋白、糖蛋白和本周蛋白均能发生反应。CLSI将其推荐为尿蛋白检测的确证试验。影响因素有：

1）假阳性：见于尿液中含高浓度尿酸、尿酸盐、草酸盐；使用碘造影剂、大剂量青霉素钾盐；尿液中混有生殖系统分泌物。

2）假阴性：见于尿液偏碱（pH＞9）或偏酸（pH＜3）。

（3）加热乙酸法特异性强，干扰因素少，与白蛋白、球蛋白均能发生反应。但灵敏度较低，为150mg/U且操作较烦琐影响因素有：

1）假阳性：见于尿液混有生殖系统分泌物。

2）假阴性：见于尿液偏碱（pH＞9）或偏酸（pH＜3）；对于无盐或低盐饮食者，检测前应在尿液中加入少许盐溶液，

3.参考区间

阴性。

4.临床意义

（1）生理性蛋白尿：泌尿系统无器质性病变，由于肾小球毛细血管壁通透性增高或肾脏淤血，导致尿液内暂时出现少量蛋白质可见于剧烈运动、发热、精神紧张和直立后。

（2）病理性蛋白尿：

1）肾性蛋白尿：由于肾小球滤过功能障碍或肾小管重吸收功能降低所产生的蛋白尿，见于各种急慢性肾小球肾炎、肾盂肾炎、肾病综合征以及重金属中毒、肾移植排异反应等。

2）肾前性蛋白尿：因血浆中相对分子量较小或带阳性电荷蛋白质异常增多，经肾小球滤出，超过肾小管重吸收能力所形成的蛋白尿，又称为溢出性蛋白尿。主要见于浆细胞病、血管内溶血性疾病、急性肌肉损伤，分别可见到本周蛋白尿（尿中含大量免疫球蛋白轻链）、血红蛋白尿和肌红蛋白尿。

3）肾后性蛋白尿：主要见于膀胱以下尿道的炎症、结石、结核和肿瘤等。

（三）葡萄糖

健康人血浆中葡萄糖经肾小球全部滤过，在近曲小管几乎全部被重吸收。因此，健康

人尿液中仅含有极微量的葡萄糖（＜2.8mmol/24h），常规方法检测为阴性：当血浆葡萄糖含量超过肾糖阈（＞8.88mmol/L）或肾小管重吸收能力下降时，尿液中葡萄糖增加尿糖定性试验阳性的尿液称为糖尿。尿糖主要是指葡萄糖，也有微量乳糖、半乳糖、果糖和核糖等。

1.检测原理

（1）试带法：采用葡萄糖氧化酶法，试带模块中含有葡萄糖氧化酶、过氧化物酶和色素原等。尿液葡萄糖经试带中葡萄糖氧化酶催化，产生 H_2O_2，在有过氧化氢酶的情况下，以 H_2O_2 为电子受体使色素原氧化而呈现颜色变化，颜色深浅与葡萄糖含量成正比。色素原不同反应后颜色也不同。

（2）班氏法：在高热和强碱溶液中，葡萄糖或其他还原性糖，能将溶液中蓝色的硫酸铜还原为黄色的氢氧化亚铜沉淀，进而形成红色的氧化亚铜沉淀根据沉淀的有无和颜色变化判断尿糖含。

2.方法学评价

（1）试带法：特异性强，灵敏度高（1.67～2.78mol/L），简便快速，适用于自动化检测。

影响因素有：

1）假阳性：见于容器有强氧化性物质如漂白粉等残留；尿液比重过低；尿液中含有氟化钠等

2）假阴性：见于标本久置后葡萄糖被细菌分解；尿液酮体浓度过高（＞0.4g/L）；高浓度的维生素C（＞500mg/L）（与试带中的试剂发生竞争性反应）；尿液含有左旋多巴、大量水杨酸盐等。

（2）班氏法：本法稳定，实验要求及成本低，但操作较烦琐，灵敏度低于试带法，特异性差，还原性糖类（果糖、乳糖、戊糖等）和非糖还原性物质（肌酐、尿酸、维生素C、阿司匹林等）可引起假阳性。

3.参考区间

阴性。

4.临床意义

（1）血糖增高性糖尿：指由于血糖浓度增高所导致的糖尿。见于糖尿病、甲状腺功能亢进、Cushing综合征等内分泌疾病，也可见于颅脑损伤等应激状态一次性摄入大量糖，可使血糖暂时性增加。

（2）血糖正常性糖尿：血糖正常，但肾小管对葡萄糖吸收功能减退及肾糖阈降低所致的糖尿，也称为肾性糖尿。见于慢性肾小球肾炎、肾病综合征和间质性肾炎等。

（3）其他糖尿：某些遗传代谢性疾病如半乳糖血症、糖原贮积症、黏多糖沉积病和果糖尿症等也会在尿中出现相应的还原性糖。

（四）酮体

酮体（KET）是脂肪代谢的中间产物，包括乙酰乙酸、β羟丁酸和丙酮三种成分。正常生理情况下，血浆中含量仅为2.0～4.0mg/L，常规化学定性方法检测不出当糖代谢发生障碍、脂肪分解过多、酮体产生速度超过机体组织利用速度时，生成的大量酮体便在血中蓄积称为酮血症。一旦血浆酮体浓度超过肾阈值，则从尿中排出形成酮尿。

1.检测原理

（1）亚硝基铁氰化钠法：乙酰乙酸和丙酮与亚硝基铁氰化钠反应生成紫色化合物，但 β-羟丁酸不与亚硝基铁氰化钠发生反应。基于该原理的方法较多，包括试带法、Lange 法和改良 Rothera 法等。

（2）Gerhardt 法：高铁离子（$FeCl_3$，Fe^{3+}）与乙酰乙酸的烯醇式基团发生螯合，形成酒红色的乙酰乙酸复合物。

2.方法学评价

（1）亚硝基铁氰化钠法：基于该原理的所有方法均可检测乙酰乙酸和丙酮，对乙酰乙酸最敏感，丙酮次之，但都对 β-羟丁酸不敏感，因而不能检测 β-羟丁酸改良 Gerhardt 法敏感性不是最高，但操作简便，为常用的湿化学检测方法。试带法更敏感、方便，基本取代了湿化学法。

（2）Gerhardt 法只能检测乙酰乙酸，且敏感性不高，少用。

3.参考区间

阴性。

4.临床意义

（1）糖尿病酮症酸中毒：由于糖尿病未控制或治疗不当，血酮体增高，尿酮体检查有助于糖尿病酮症酸中毒早期诊断（尿酮体阳性）。

糖尿病酮症酸中毒早期的主要酮体成分是 β-羟丁酸（一般试带法无法测定），而乙酰乙酸很少或缺如，此时测得结果可导致对酮体量估计不足。当糖尿病酮症酸中毒症状缓解后，β-羟丁酸转变成乙酰乙酸，乙酰乙酸的含量比早期高，此时易造成对病情估计过重。

（2）其他：饥饿、剧烈呕吐、严重腹泻、剧烈运动和寒冷等情况下，也可见尿酮体阳性。

（五）胆红素

胆红素（BIL）包括未结合胆红素（UCB）和结合胆红素（CB）。由于血中结合胆红素水平很低，未结合胆红素不能透过肾小球滤过膜，故正常人尿中胆红素定性试验阴性。当血中结合胆红素水平升高，超过肾阈值，则随尿液排出，此时尿胆红素定性试验阳性，称为胆红素尿。

1.检测原理

（1）偶氮法：在强酸介质中，结合胆红素与重氮盐发生偶联反应，生成红色偶氮化合物，其颜色深浅与胆红素量成正比。

（2）氧化法

1）Harrison 法：胆红素被硫酸钡沉淀吸附并浓缩，在酸性环境中被三氯化铁氧化为胆绿素、胆青素和胆黄素复合物，呈蓝绿色、绿色或黄绿色，呈色快慢和深浅与胆红素含量成正比。

2）Smith 碘环法：胆红素被碘氧化成胆绿素，在尿液与试剂接触面呈现绿色环。

2.方法学评价

（1）偶氮法：灵敏度不高，但采用试带法操作简便、快速。接受大剂量氯丙嗪治疗或尿液含有盐酸苯偶氮吡啶代谢产物可致假阳性，尿液中存在亚硝酸盐或含高浓度维生素 C 可致假阴性。

（2）氧化法：Harrison 法灵敏度和准确性均较高，为目前国内推荐的试带法确证试验，但操作烦琐，必要时需在尿液中加入适量硫酸铵以促使沉淀产生；同样原理的氯化钡试纸法，则操作简便、快速。Smith碘环法简便，但灵敏度低。

3.参考区间

阴性。

4.临床意义

尿液胆红素检查主要用于黄疸的诊断和鉴别诊断。尿液胆红素阳性见于胆汁淤积性黄疸、肝细胞性黄疸，而溶血性黄疸尿液胆红素为阴性。

（六）尿胆原

结合胆红素随胆汁排泄至肠道后，在肠道细菌作用下生成粪胆原。肠道中形成的粪胆原，大部分又经肠肝循环被肝细胞摄取转化成胆红素；少部分粪胆原进入血液后由尿中排出，称为尿胆原；还有一部分粪胆原被氧化成粪胆素随粪便排出体外。

1.检测原理

（1）试带法：

1）醛反应法：基于改良的Ehrlich醛反应原理。

2）偶氮法：在强酸性条件下，尿胆原与对四氧基苯重氮四氟化硼发生偶联反应，生成胭脂红色化合物，其呈色深浅与尿胆原含量成正比。

（2）改良Ehrlich法：在酸性溶液中，尿胆原与对二甲氨基苯甲醛发生醛化反应，生成樱红色缩合物，其呈色深浅与尿胆原含量成正比。

2.方法学评价

（1）醛反应法：易受胆红素和某些药物的影响。吩噻嗪类、磺胺类、普鲁卡因等药物以及胆红素可引起尿液颜色变化，卟胆原、吲哚类化合物等可与Ehrlich醛试剂作用显红色，引起假阳性；尿液中含大量维生素C可致假阴性。如尿中含有胆红素可采用硫酸钡或氯化钙去除后再检测。

（2）偶氮法不受胆红素干扰，对尿胆原较为特异。

3.参考区间

弱阳性（1：20稀释后阴性）。

4.临床意义

尿胆原是尿液分析仪试带法组合检验项目之一。胆红素、尿胆原等检查有助于黄疸的诊断与鉴别诊断

（七）血红蛋白

正常尿液中血红蛋白含量极微，定性检测为阴性。发生血管内溶血时，红细胞破坏，大量血红蛋白释放入血液，与游离血红蛋白超过了结合珠蛋白的结合能力，血浆游离血红蛋白则由肾小球滤过，随尿液排出，从而形成血红蛋白尿。

1.检测原理

（1）试带法：过氧化物酶法。血红蛋白含有血红素基因，具有过氧化物酶样活性，能催化H_2O_2作为电子受体使色素原氧化呈色，其呈色深浅与血红蛋白含量成正比常用的色素原有邻联甲苯胺、氨基比林和四甲基联苯胺等。

（2）免疫法：采用免疫胶体金法测定。

2.方法学评价

（1）试带法：基于过氧化物酶原理的试带法操作简便、快速，常作为尿液血红蛋白的

筛查试验。不同种类试带的灵敏度有所差异，一般为0.15~0.30mg/L，除与游离血红蛋白反应外，也与完整红细胞反应。但影响因素较多，如尿液中含热不稳定性触酶、尿液被氧化剂污染、尿路感染时某些细菌产生过氧化物酶等可致假阳性，检测前可将尿液煮沸约2min，以破坏白细胞过氧化物酶等热敏性触酶。尿中含有大剂量维生素C等其他还原性物质可致假阴性，需通过煮沸去除后再检测，或待其在尿中排泄完后再重新留取尿标本检测。

（2）免疫法：操作简便，灵敏度高，特异性强，不受动物来源的血红蛋白的影响，可作为确证实验。但尿中游离血红蛋白过高时，可因抗原过剩而出现假阴性。

3.参考区间

阴性。

4.临床意义

游离血红蛋白和红细胞均可使该检测项目呈阳性，因此当该项目结果阳性时需结合显微镜检查结果以判断尿中到底是血红蛋白还是红细胞增加尿液出现血红蛋白是血管内溶血的证据之一，常见于蚕豆病和血型不合的输血反应等。

（八）亚硝酸盐

尿液中含有来源于食物蛋白质代谢产生的硝酸盐，如果感染了大肠埃希菌或其他具有硝酸盐还原酶的细菌时，则可将硝酸盐还原为亚硝酸盐（NIT）。

1.检测原理

Griess法：尿液中NIT先与对氨基苯磺酸或对氨基苯砷酸反应形成重氮盐，再与3-羟基-1，2，3，4-四氢苯并喹啉（或N-1-萘基乙二胺）结合形成红色偶氮化合物，其颜色深浅与NIT含量成正比。

2.方法学评价

采用基于Griess法原理的干化学试带法灵敏度为0.3~0.6mg/L，临床常用。但陈旧尿液、偶氮剂污染以及应用非那吡啶后可致假阳性，使用利尿剂、大量维生素C后可致假阴性。

3.参考区间

阴性。

4.临床意义

亚硝酸盐作为尿液干化学检查组合项目之一，主要用于尿路感染的快速筛查NIT与大肠埃希菌感染的相关性高，阳性结果常表示有细菌存在，但阳性程度不一定与细菌数量成正比。阴性结果也不能排除菌尿的可能。因此，解释结果时须与白细胞酯酶、尿沉渣显微镜检查结果相结合。尿细菌培养法为确证试验。

（九）白细胞酯酶

1.检测原理

中性粒细胞含有特异性酯酶，该酶能水解吲哚酚酯生成吲哚和有机酸，吲哚酚与重氮盐反应形成紫红色缩合物，颜色深浅与中性粒细胞数量成正比。

2.方法学评价

该法灵敏度为5~15个粒细胞/μL，特异性较强，只对中性粒细胞反应，不与淋巴细胞等其他白细胞发生反应尿液标本被阴道分泌物或甲醛污染，或含高浓度胆红素、非那吡啶等影响尿液颜色的物质，可致假阳性；尿液中含维生素C、庆大霉素、头孢菌素等以及高比重尿液可致假阴性。

3.参考区间

阴性。

4.临床意义

用于诊断泌尿系统感染。肾移植后发生排斥反应时，尿液中以淋巴细胞为主，白细胞酯酶呈阴性。此时，应以显微镜检查为准。

（十）维生素C

1.检测原理

还原法：在酸性条件下，维生素C（具有1，2-烯二醇还原性基团）能将试带模块中氧化态的粉红色2，6-二氯酚靛酚还原成无色的2，6-二氯二对酚胺，呈色反应由深蓝色或绿色至粉红色变化，其呈色深浅与尿液中维生素C含量成正比。

2.方法学评价

维生素C有左旋抗坏血酸（还原型）和左旋脱氢抗坏血酸（氧化型）两种天然形式试带法只能检测左旋抗坏血酸，灵敏度，因试带不同而异，一般为50～100mg/L。龙胆酸、左旋多巴或尿液pH＞4.0时的内源性酚及巯基化合物、半胱氨酸和硫代硫酸钠等可致假阳性；碱性尿液因维生素C易分解可致假阴性。

3.参考区间

阴性。

4.临床意义

维生素C浓度增高可对隐血/血红蛋白、胆红素、葡萄糖、亚硝酸盐试带反应产生严重的干扰检测维生素C并非用于维生素C的定量，而是用于判断试带法其他检测项目是否准确可靠，是否受到维生素C的影响，以对阴性结果给予正确的分析和评价。

四、尿液有形成分检查

尿液有形成分是指随尿液排出体外并能在显微镜下观察到的成分，如细胞、管型、病原体和结晶等尿液有形成分的检查对泌尿系统疾病的诊断、鉴别诊断及预后判断等有重要意义。

（一）检查方法

目前，尿液有形成分检查的方法有显微镜检查法和尿液分析仪法，前者又可以分为直接镜检法、离心浓缩镜检法，这2种方法分别又有染色法与不染色法之分。尿液显微镜检查法是尿液有形成分检查的"金标准"。

1.未染色镜检法

（1）检测原理：

1）涂片镜检法：①直接涂片法：取1滴混匀的新鲜尿液滴于载玻片上，覆以盖玻片，直接采用普通光学显微镜检查。管型用低倍镜（LP）观察20个视野，以最低数～最高数/LP报告。细胞用高倍镜（HP）观察10个视野，以最低数～最高数/HP报告。结晶按高倍镜下所占视野面积报告：表示无结晶，"+"表示结晶占1/4视野，以此类推至"++++"为满视野，细菌、寄生虫虫卵在报告中描述见到的情况。②离心尿液涂片法：取混匀尿液10ml于刻度离心管中，400g离心5min，弃上清液留沉淀物0.2ml，混匀后取约20μL沉淀物于载玻片上，用18mm×18mm盖玻片覆盖后显微镜检查，观察方法、结果报告与未离心直接涂片法相同。

2）定量检查法：①血细胞计数板法：混匀尿液直接充入改良牛鲍计数板的2个计数池内，在低倍镜下计数10个大方格中的管型总数，高倍镜下计数10个大方格中的红细胞、白细胞总数，即为1μL尿液有形成分的含量。②尿沉渣定量计数板法：尿沉渣定量计数板为特制的一次性塑料计数板，结构如图1-1所示，每块计数板上有10个计数池，可供10个标本计数用。每个计数池一侧有大的长方形计数区，内含10个大方格，为便于计数，每个大方格又分为9个小方格。每个大方格面积为1mm²，深0.1mm，故容积为0.1μL。每个计数池10个大方格总体积为1μL。尿液用上述方法离心后，取1滴充入尿沉渣定量计数板中。先用低倍镜计数管型，再用高倍镜计数细胞，得到1μL尿液内的管型和细胞数，以XX个/μL报告。而结晶、细菌、寄生虫虫卵等的报告方式同直接涂片法。

（2）方法学评价：尿沉渣未染色显微镜检查法的方法学评价见表1-2。

（3）参考区间：尿液主要有形成分检查的参考区间见表1-3。

表1-2 尿沉渣未染色显微镜检查法的方法学评价

方法	评价
直接涂片法	简单易行，成本低廉，但阳性率低，重复性差，易漏诊，仅能定性或半定量
离心尿液涂片法	①阳性检出率高，重复性好，适用于外观清晰、有形成分较少的尿标本；②难以标准化和准确定量，仅能做半定量；③离心可能会破坏有形成分形态
血细胞计数板法	①能准确定量；②耗时，但能达到尿液有形成分要求的规范化、标准化；③计数板清洗、消毒不方便
尿沉渣定量计数板法	①规范、标准，符合CLSI和CCCLS的要求；②耗时，但阳性率高；③目前推荐的尿液有形成分定量检查方法

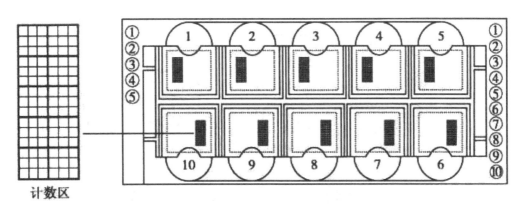

计数区

图 1-1　尿沉渣定量计数板

表 1-3　尿液主要有形成分检查的参考区间

方法	红细胞	白细胞	透明管型	上皮细胞	细菌/真菌
直接涂片法	0～偶见/HP	0～3个/HP	0～偶见/LP	少见	－
离心尿液涂片法	0～3/HP	0～5个/HP	0～偶见/LP	少见	－
尿沉渣定量计数板法（个·μL⁻¹）	男：0～4 女：0～9	男：0～5 女：0～12	－	－	－

2.染色镜检法

检查尿液有形成分一般不需要染色，但为了鉴别病理性有形成分，防止透明管型漏检，可对尿沉渣进行染色后再显微镜检查。染色后的镜检方法同未染色时的镜检方法。

（1）检测原理

1）Sternheimer–Malbin（S–M）染色法：主要染料有结晶紫和沙黄，尿沉渣中的各类细胞、管型等成分化学性质不同，其对染料的物理吸附与化学亲和程度也不同，所以，染色后不同的有形成分呈现特定的颜色，形态清晰，易于识别。

2）Sternheimer（S）染色法：主要染料是阿利新蓝和派洛宁，其染色原理与S–M染色法类似。

（2）方法学评价

尿液染色方法有多种，如S–M染色、S染色、瑞氏染色、苏丹Ⅲ染色等，可根据需要选择合适的方法：S–M染色法为常用方法，能辨别管型（尤其是透明管型）及红细胞、白细胞和上皮细胞等。S染色法能弥补S–M染色法染料容易沉淀而出现染色偏深的缺陷。

（二）有形成分的形态和意义

1.细胞

尿中常见细胞形态见图1-2。

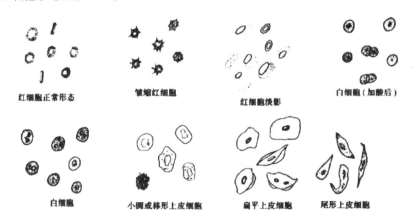

红细胞正常形态　　　镰缩红细胞　　　红细胞淡影　　　白细胞（加酸后）

白细胞　　　小圆或移形上皮细胞　　　扁平上皮细胞　　　尾形上皮细胞

图 1-2　尿中常见细胞形态

（1）红细胞：未染色的正常红细胞为双凹圆盘状，淡黄色，直径7～8μm尿红细胞形态变化与渗透压、pH及在体外放置的时间等因素相关在高渗尿中，红细胞皱缩，体积变小，似锯齿形、棘形或桑葚状；在低渗尿中，红细胞胀大，血红蛋白溢出，仅留下细胞膜，成为大小不等的空环或面包圈样，称为影形红细胞、环形红细胞或红细胞淡影；在酸性尿中，红细胞膜脂质内层面积增加，体积变小；在碱性尿中，红细胞膜脂质外层面积增加，细胞肿胀，边缘不规则，容易溶解破裂。

离心尿红细胞＞3/HP，称为血尿。根据尿红细胞的形态可将血尿分为2种：①均一性红细胞血尿：多为非肾小球性血尿，＞70%红细胞为正常或形态单一红细胞。红细胞外形及大小正常，呈双凹圆盘状，细胞膜完整。②非均一性红细胞血尿：多为肾小球性血尿，尿液中＞70%红细胞为畸形红细胞，且类型在2种以上。

尿液红细胞增加（血尿）提示泌尿系统有出血，常见于泌尿系统炎症、结石、结核或恶性肿瘤。尿红细胞形态观察有助于区分血尿的来源。均一性红细胞血尿见于肾小球以下部位的泌尿系统出血，如膀胱炎、尿道炎、输尿管结石等；非均一性红细胞血尿常见于急慢性肾小球肾炎、肾盂肾炎、红斑狼疮性肾炎、肾病综合征等。

（2）白细胞：正常情况下尿中可有少量白细胞，且主要为中性粒细胞。尿液中的中性粒细胞呈圆球形，直径为 10～14nm，较红细胞大，不染色时的细胞核较模糊，胞内颗粒清晰可见。中性粒细胞常分散存在，外形完整。在低渗尿中，中性粒细胞胞质内颗粒呈布朗运动，由于光的折射，其运动似星状闪光，称为闪光细胞。高渗尿中白细胞常皱缩。在炎症过程中被破坏、变性或坏死的中性粒细胞称为脓细胞其外形多变、不规则，细胞质内充满颗粒，细胞核模糊不清，细胞边界不清，常聚集成团。其临床意义同正常白细胞，因此与正常白细胞合并计数尿液白细胞增多主要见于泌尿系统炎症，如肾盂肾炎、膀胱炎、尿道炎、前列腺炎等。

（3）吞噬细胞：吞噬细胞大小约为内细胞的2～3倍，为胞质中吞噬有异物的白细胞。正常尿液中无吞噬细胞。尿液中出现吞噬细胞可见于泌尿系统急性炎症，如急性肾盂肾炎、膀胱炎和尿道炎等，且常伴有白细胞增多。

（4）上皮细胞：尿液中的上皮细胞来源于肾小管、肾盂、肾盏、输尿管、膀胱和尿道等，不同部位的细胞形态各异，对泌尿系统病变的定位诊断有重要意义，

1）肾小管上皮细胞：来自肾小管，形态与白细胞相似，略大于白细胞，一般不超过 15μm，有 1 个较大的圆形细胞核，核膜很厚，胞质中有小泡、颗粒或脂肪小滴，颗粒分布不规则、多少不定。如在尿中出现，常提示肾小管病变。慢性肾炎时，肾小管上皮细胞可发生脂肪变性，胞质内有较多的脂肪颗粒，称复粒细胞或脂肪颗粒细胞。

2）移行上皮细胞：来自肾盂、输尿管、膀胱等处，尿中单独出现少量移行上皮细胞并无明显的临床意义。①表层移行上皮细胞：主要来自膀胱，约为白细胞的 4～5 倍，类圆形，胞核居中，因细胞体积大又称大圆上皮细胞。②中层移行上皮细胞：主要来自肾盂，体积大小不一，常呈梨形、纺锤形或带尾形，又称尾形上皮细胞。核较大，呈圆形或椭圆形。③底层移行上皮细胞：来自输尿管、膀胱和尿道，形态较圆，与肾小管上皮细胞统称为小圆上皮细胞，但两者有差别，底层移行上皮细胞体积较大，而核较小；肾小管上皮细胞则反之正常尿液中偶见移行上皮细胞，在输尿管、膀胱、尿道有炎症时可增多。

3）鳞状上皮细胞：主要来自尿道前段。鳞状上皮细胞是尿液中最大的上皮细胞，形状不规则，多边多角，边缘常卷曲，胞核很小，呈圆形或卵圆形。正常尿中可见少量鳞状上皮细胞，如大量增多并伴有白细胞增多，则提示有炎症。

2.管型

管型是蛋白质、细胞及其崩解产物在肾小管、集合管内凝固而成的圆柱形蛋白凝集体。管型形成应具备3个条件：①原尿中有白蛋白、Tamm-Horsfall蛋白（T-H蛋白），其中T-H蛋白最易形成管型的核心；②肾小管有浓缩和酸化尿液的能力；③肾脏具有可供交替使用的肾单位。

（1）透明管型：透明管型主要由T-H蛋白构成，也可有内蛋白参与：呈无色透明的圆柱体，通常两边平行，两端钝圆，平直或略弯曲，甚至扭曲，质地菲薄，大小长短可不一致健康成人尿中偶见透明管型，在急性和慢性肾小球肾炎、肾病综合征、急性肾盂肾炎等时可增多。

（2）细胞管型：管型基质中含有细胞，细胞含量超过管型体积的1/3以上时称为细胞管型。根据细胞种类不同，可分为红细胞管型、白细胞管型和上皮细胞管型等。

1）红细胞管型：管型基质中嵌入形态完整红细胞且多在10个以上，常见于急性肾小球肾炎、肾出血等。

2）白细胞管型：管型中充满白细胞（或脓细胞），且多为退化变性或坏死白细胞，常重叠聚集成块，提示肾实质有感染性病变，常见于急性肾盂肾炎等。

3）上皮细胞管型：管型内含肾小管上皮细胞，管型中的细胞呈瓦片状排列，可充满管型，细胞大小不等，胞核模糊，见于各种原因的肾小管损伤。

4）混合细胞管型：管型基质中同时存在两种以上细胞的管型，主要见于活动性肾小球肾炎、缺血性肾小球坏死、肾梗死及肾病综合征等。

（3）颗粒管型：管型中的颗粒含量占管型体积1/3以上时称为颗粒管型。颗粒来自崩解变性的细胞残渣、血浆蛋白及其他物质。外形常较透明管型短而宽大，容易断裂，可有不规则的断端，呈无色、淡黄褐色或棕黑色，其颗粒轮廓清晰根据颗粒的大小分为粗颗粒管型和细颗粒管型。正常人尿中一般无颗粒管型，颗粒管型的出现常提示肾脏有实质性病变，如急性或慢性肾小球肾炎、肾盂肾炎和肾病综合征等。

（4）蜡样管型：蜡样管型由细颗粒管型衍化而来，或因淀粉样变性的上皮细胞溶解后逐渐形成的管型，也可能是透明管型在肾小管内停留时间过长演变而成。其外形似透明管型，但颜色为浅灰色或淡黄色，折光性强、质地厚、易折断、有切迹或呈泡沫状，较短而粗，一般略有弯曲，末端常不整齐蜡样管型提示有严重的肾小管变性坏死，预后不良。

（5）脂肪管型：管型中脂肪滴含量占管型体积的1/3以上时称脂肪管型它是由肾小管上皮细胞脂肪变性、崩解，大量脂肪滴进入管型内而形成，管型内可见大小不等的折光性强的脂肪滴该类管型提示肾小管损伤、肾小管上皮细胞发生脂肪变性，可见于肾病综合征、慢性肾小球肾炎等。

（6）肾衰竭管型：肾衰竭管型也称宽大管型，来自破损扩张的肾小管、集合管或乳头管，多数由颗粒管型和蜡样管型演变而来，也可由其他管型演变而成。其宽度可达50μm以上，是一般管型的2~6倍，形态不规则，有时呈扭曲状。肾衰竭管型提示肾脏病变严重，可见于急性或慢性肾衰竭。

（7）其他管型和类管型物：在某些病理情况下，尿中还可出现一些少见管型和一些类似管型的物质，如细菌管型、胆红素管型、混合管型、黏液丝、类圆柱体等。

3.结晶

（1）酸性尿液中的结晶：酸性尿液内的结晶包括草酸钙结晶、尿酸结晶、非晶形尿酸盐、硫酸钙结晶及马尿酸结晶等。

1）草酸钙结晶：为无色方形闪烁发光的八面体或信封样，有2条对角线相互交叉，有时呈菱形，偶见哑铃形或饼状。如新鲜尿液有大量草酸钙结晶，并伴有较多红细胞，提示有肾结石的可能。

2）尿酸结晶：呈黄色、暗棕色，其形状为三棱形、哑铃形、蝴蝶形或不规则形。大量尿酸结晶见于高尿酸肾病及尿酸结石。

（2）碱性尿液中的结晶：碱性尿液内的结晶包括非晶性磷酸盐、磷酸铵镁。磷酸钙、碳酸钙、尿酸铵及尿酸钙等。

1）非晶性磷酸盐：为白色颗粒状，属于正常代谢产物，一般没有临床意义。

2）磷酸铵镁结晶：呈无色的方柱形、信封状或羽毛状，有强折光性，一般无临床意义。

3）磷酸钙结晶：有非晶形、三棱形，排列成星状或束状，如尿液中持续出现大量磷酸钙结晶，则应排除甲状旁腺功能亢进、肾小管性酸中毒或因长期卧床引起的骨质脱钙。

（3）其他结晶

1）胆红素结晶：成束的针状或小块状、橘红色结晶，见于黄疸、急性重型肝炎、肝癌、肝硬化、急性磷中毒等。

2）亮氨酸结晶：呈淡黄色或褐色小球形或油滴状，并有密集辐射状条纹，折光性强，见于急性重型肝炎、急性磷中毒等。

3）酪氨酸结晶：略带黑色的细针状结晶，成束状或羽毛状，常与亮氨酸结晶同时出现。

4）胱氨酸结晶：呈无色六边形、边缘清晰、折光性强的薄片状结晶，大量胱氨酸结晶是肾或膀胱结石的先兆。

5）胆固醇结晶：无色透明，缺角的长方形或方形结晶，见于膀胱炎及肾盂肾炎。

4.尿液其他有形成分

（1）细菌：尿液细菌有革兰氏阴性杆菌和革兰氏阳性球菌，其中以大肠埃希菌、葡萄球菌、链球菌、变性杆菌等多见、健康人尿液中并无细菌生长，少量的细菌主要由污染所致，一般无临床意义。若出现大量细菌，并伴有许多脓细胞和上皮细胞时，多为尿路感染。

（2）真菌：真菌所致尿路感染的发病率很低，但近年来随着抗肿瘤药物、广谱抗生素的广泛应用，其发病率呈日益上升趋势。引起尿路感染的真菌主要有白色假丝酵母菌。

（3）寄生虫及虫卵：尿中出现寄生虫虫卵多因标本被污染所致主要有阴道毛滴虫、微丝蚴、肠道寄生虫或虫卵等。

（4）精子：多见于男性遗精后、性交后或逆行射精后的尿中。

（5）纤维状物：如毛发、棉花和化学织物纤维等，体积大，中度或高度折光性，边缘暗而厚实。

（6）其他：若混入前列腺液，可能会见到磷脂酰胆碱小体、前列腺颗粒细胞和淀粉小体等。

五、尿液其他检查

（一）尿液人绒毛膜促性腺激素

人绒毛膜促性腺激素（hCG）是受孕妇女胎盘滋养层细胞分泌产生、具有促性腺发育的一种糖蛋白激素，相对分子质量为47000。受精卵着床后不久滋养细胞即开始产生hCG。妊娠1周后血液hCG为5~50IU/L，尿液hCG>25IU/L，至妊娠第8~10周时达到峰值（50000~100000UI/L），持续1~2周后迅速减低。以后逐渐下降并以1/10~1/5峰值水平维持至分娩分娩后若无胎盘残留，产后2周内消失。

1.检测原理

（1）免疫胶体金试纸条法胶体金是由氯金酸和枸橼酸合成的胶体物质，直径为5~150nm的胶体金颗粒在液体状态中呈紫红色，以胶体金颗粒作为示踪物标记抗人hCGβ链单克隆抗体（McAb），将羊抗人hCG和羊抗鼠IgG多克隆抗体固相化在硝酸纤维膜上，待检hCG在检测线处形成McAb–hCG–羊抗人hCG双抗体夹心的抗原抗体复合物，呈现紫红色对照线（控制线）则形成McAb–羊抗鼠IgG多克隆抗体复合物，也呈紫红色。

（2）其他方法检测hCG的方法还有酶联免疫吸附试验（EL1SA）、电化学发光免疫法（ECLIA）、微粒子化学发光免疫法（MCL1A）和放射免疫法等。

2.方法学评价

（1）免疫胶体金试纸条法操作简便、不需要特殊设备、试剂商品化、特异性强，β–hCG单克隆抗体与黄体生成素、尿促卵泡素等无交叉反应，是常用的早孕诊断方法。

（2）其他方法酶联免疫吸附法灵敏度高，特异性强，可半定量电化学发光免疫法快速，灵敏度高，可定量，但需专用仪器。

3.参考区间

阴性。

4.临床意义

尿液hCG常用于诊断早期妊娠和异位妊娠，判断流产效果，辅助诊断滋养细胞肿瘤（如恶性葡萄胎、绒毛膜癌等）和其他系统的恶性肿瘤（如肺癌、胃癌、卵巢癌等）。

（二）本周蛋白

本周蛋白（KIP），是骨髓瘤细胞产生的异常免疫球蛋白轻链，有κ型和λ型两种，轻链单体的相对分子质量为23000。BJP能自由通过肾小球滤过膜，当血中游离轻链过剩，浓度超过近曲小管重吸收能力时，可自尿中排出，即本周蛋白尿或轻链尿。BJP在pH4.9±0.1条件下，加热至40~60℃时可发生凝固，温度升至90~100℃时溶解，而温度减降至56℃左右时，又可发生凝固，故又称凝溶蛋白。

1.检测原理

本周蛋白检测方法有多种。

2.方法学评价

本周蛋白检测的方法学评价。

3.参考区间

阴性。

4.临床意义

尿液本周蛋白检测主要用于多发性骨髓瘤、原发性淀粉样变性、巨球蛋白血症及其他恶性淋巴增殖性疾病的诊断和鉴别诊断。

第二节　粪便检验

粪便是食物在体内被消化后剩余的终产物；粪便标本采集是确保其检验结果准确性的重要环节；粪便检验包括理学、化学、有形成分检查等内容，粪便检验对消化道出血鉴别与肿瘤筛查有重要价值。

一、粪便标本采集

粪便标本的收集、存放及送检是否得当，直接关系到检验结果的准确性，粪便收集应避免尿液、消毒液及污水等污染，灌肠或服用油类泻药后的粪便不宜做检验标本，粪便标本收集方法因检验目的不同而有差别，盛粪便的容器应清洁、干燥、无吸水性及具有密封功能，粪便标本采集方法及注意事项如下：

（一）常规检验标本

取新鲜粪便，取含有异常成分的部分，如黏液或脓血等；外观无异常的粪便须从表面、深处多处取材。一般采集3~5g（稀便应取2ml）送检，并于1h内检查完毕。

（二）寄生虫检查标本

标本采集因寄生虫的生活及感染特性而不同如检查阿米巴滋养体时应取粪便脓血和稀软部分立即送检，运送及检查时均须保温；检查蛲虫卵可用软黏透明拭子或生理盐水浸泡的棉签，于清晨排便前由肛门四周拭取标本，须立即镜检。

（三）化学法粪便隐血试验

标本收集前3d起禁食动物性食物、铁剂及维生素C等，标本采集后应立即检查。

（四）细菌检查

应全部用无菌操作技术收集标本，并立即送检。

（五）其他

无粪便排出且必须检查时，可用直肠指诊或采便管采集标本。

二、粪便一般检查

（一）粪便理学检查

1.颜色

正常粪便呈棕黄色，可受饮食及用药影响。常见的异常改变有：

（1）红色：直肠癌、肛裂、压疮等出血。

（2）果酱色：阿米巴痢疾、肠套叠等。

（3）黑色（柏油样）：上消化道出血，食用铁剂、动物血、活性炭等。

（4）白色、灰白色：胆道阻塞、阻塞性黄疸、胰腺疾病等，或服用硫酸钡、过量的脂肪等。

（5）绿色：婴儿肠炎或服用甘汞。

（6）淡黄色：新生儿粪便、胆红素未氧化或脂肪不消化等，也可见于服用中药后。

2.性状

正常粪便为有形软便粪便不同性状特点及临床意义见表1-4。

表1-4 粪便性状特点及临床意义

粪便性状	外观特点	临床意义
稀糊或稀汁便	脓样或黄绿色,含有膜状物	各种感染或非感染性腹泻
黏液便	小肠病变时黏液混于粪便中,大肠病变时黏液附着于粪便表面	各种肠炎、细菌性痢疾、阿米巴痢疾等
脓血便	脓样、脓血样、黏液血样、黏液脓血样	阿米巴痢疾(以血为主,血中带脓)、细菌性痢疾(以黏液和脓为主)、结肠癌、溃疡性结肠炎等
鲜血便	排便后有鲜血滴落或鲜血附着于粪便表面	结肠癌、直肠息肉、肛裂、痔疮等
胨状便	黏胨状、膜状或纽带状	慢性细菌性痢疾、过敏性肠炎
溏便	粥状且内容物粗糙	消化不良、慢性胃炎、胃窦潴留
米泔样便	白色淘米水样,含黏液片块	霍乱,副霍乱
乳凝块	黄白色乳凝块或蛋花样	消化不良、婴儿腹泻
变形便	干结便	便秘、老年人排便无力
	细条状便	直肠狭窄

3.寄生虫及结石

各种肠道寄生的蠕虫虫体,如蛔虫、蛲虫、绦虫等或其片段,肉眼可观察分辨粪便中还可见到胆石、胰石、粪石等。

(二)粪便有形成分检查

粪便有形成分检查是常规检查中的重要内容之一,主要是观察粪便中有无病理成分,如:各种细胞、寄生虫及虫卵、致病细菌及真菌等可采用显微镜下观察或粪便分析工作站分析粪便分析工作站是集粪便标本浓缩收集、向动加样、流动计数、显微摄像、电脑控制等部分于一体的自动化分析装置,基本实现粪便检查自动化本节只介绍粪便显微镜检查。

1.粪便涂片制备

洁净玻片上加1~2滴生理盐水,选择粪便异常部分或挑取粪便表面、深处多处取材,直接涂成薄片,加盖玻片,涂片的厚度以能透过玻片隐约可辨书上的字迹为宜。

2.显微镜观察

先用低倍镜浏览全片,观察是否有虫卵、原虫及其他异物,再用高倍镜仔细辨别各种病理成分形态特点并对其数量进行估计。

(1)细胞:粪便中常见细胞为白细胞、红细胞在细胞镜检时,应观察10个以上高倍镜视野粪便常见细胞形态特点及临床意义见表1-5,其报告方式基本同"尿液沉渣检查"。

(2)寄生虫卵及原虫:粪便检查是诊断肠道寄生虫感染最直接可靠的方法。粪便涂片叶见到寄生虫虫体或虫卵,显微镜观察时应注意虫卵的大小、色泽、形状、卵壳厚薄及内部结构等,常见寄生虫虫卵见彩图-亦可见到原虫滋养体和包囊,如阿米巴滋养体、蓝氏贾第鞭毛虫等。

表1-5 粪便细胞形态特征及其临床意义

名称	形态特征	临床意义
白细胞	呈灰白色，胞质内充满细小颗粒，核不清楚，可退化、肿胀，结构不清晰	正常粪便中无或偶见其数量多少与炎症轻重及部位有关，小肠炎症时量少，混于粪便中难以识别，结肠炎症时可大量出现
红细胞	草黄色，稍有折光性的圆盘状，可因环境渗透压和pH改变而变形	正常粪便中无。见于下消化道炎症或出血，如痢疾、溃疡性结肠炎、结肠癌、痔疮等
巨噬细胞	大小不等、圆形或卵圆形、可有伪足，胞核1~2个，含有吞噬的颗粒、细胞碎片、细菌等	正常粪便无，是急性细菌性痢疾的诊断依据，也可见于急性出血性肠炎或偶见于溃疡性结肠炎
肿瘤细胞	成堆出现，形态多变	见于结肠癌、直肠癌

（3）结晶：正常粪便中可见少量结晶，无病理意义。阿米巴痢疾、钩虫病、肠道溃疡等患者的粪便中可见夏科-莱登结晶，呈无色透明菱形结晶，两端尖长，大小不等，折光性强。

（4）细菌：粪便中细菌较多，多属于正常菌群。正常情况下粪便中菌量处于相对恒定状态，菌谱保持动态平衡，球菌（革兰氏阳性）和杆菌（革兰氏阴性）的比例大致为1：10，某些病理情况下，该比例可增大，正常菌群减少甚至消失。此时，除涂片染色找细菌外，应采用不同培养基进行细菌、真菌培养鉴定。

（5）食物残渣：正常情况下，食物消化充分，粪便中极少见食物残渣。当消化道发生病变时，粪便中可见淀粉颗粒（大小形态不一，可见无色同心形的折光条纹，滴加碘液后呈黑蓝色）、脂肪颗粒（折光性强的小球状，苏丹Ⅲ染色后呈朱红色或橘红色）、肌纤维、植物细胞等食物残渣增多。

（三）粪便化学检查

粪便化学检查主要有隐血试验、粪胆原、脂肪测定等，其中最有意义的是粪便隐血试验。当消化道出血量小于5ml，特别是上消化道出血，红细胞被破坏，显微镜检查亦不能证实有红细胞存在，而需用化学法、免疫法等才能证实出血，称为隐血，检查粪便隐血的试验称为粪便隐血试验。

1.检测原理

（1）化学法血红蛋白中的亚铁血红素有类似过氧化物酶的活性，通过催化过氧化氢作为电子受体，使色素原被氧化呈蓝色，颜色深浅与血红蛋白（出血量）呈正相关。本试验中色素原有邻联甲苯胺、愈创木酯等。

（2）免疫学方法目前国内外多采用单克隆抗体免疫胶体金法。

2.参考区间

阴性。

3.方法学评价

（1）化学法为常用方法，其灵敏度因色原性反应底物不同而不同，为了减少粪便潜血假阳性和假阴性，一般宜采用中度灵敏度的方法。邻联甲苯胺法方法简便、灵敏度高，次试验阴性时，即确认隐血为阴性。但试剂不稳定、特异性低，受动物源性血红蛋白、还原性及氧化性药物等因素影响。

（2）单克隆抗体胶体金法稳定性好，可定性、半定量测定，判断结果准确，灵敏度高，检测便捷、特异等。但当消化道大量出血时，粪便血红蛋白浓度过高，可出现后带现象导致假阴性，也可因血红蛋白被消化酶降解变性，丧失免疫原性或单克隆抗体与粪便血红蛋白抗原不匹配，导致结果假阴性。

4.临床意义

粪便隐血试验主要用于消化道出血、消化道肿瘤筛检和鉴别。

（1）消化道出血的判断阳性见于消化道出血、胃黏膜损伤、胃炎、胃溃疡、消化道恶性肿瘤等。

（2）消化性溃疡与肿瘤出血的鉴别对消化道溃疡的阳性诊断率为40%～70%，呈间断性阳性；消化道恶性肿瘤阳性率早期为20%，晚期可达95%，且呈持续性阳性。

（3）消化道肿瘤的筛查消化道肿瘤患者隐血试验阳性率平均为87%，因此粪便潜血检查具有十分重要的意义。

第三节　浆膜腔积液和脑脊液检验

一、浆膜腔积液检验

人体胸膜腔、腹膜腔和心包膜腔统称为浆膜腔。正常情况下，浆膜腔内仅含有少量液体起润滑作用。病理情况下，浆膜腔内有大量液体潴留而形成浆膜腔积液。根据产生的原因及性质不同，浆膜腔积液分为漏出液和渗出液。漏出液为非炎性积液，而渗出液为炎性积液。

（一）浆膜腔积液标本采集和处理

1.标本采集

由临床医师行浆膜腔穿刺术获得。留取中段液体于消毒试管内。常规及细胞学检查留取2ml，宜用EDTA-K$_2$抗凝；化学检查留取2ml，宜用肝素抗凝；厌氧菌培养留取1ml，结核杆菌检查则留取10ml。另留1管不加抗凝剂，用于观察凝固现象。

2.标本保存及转运

（1）为防止出现凝块、细胞变形、细菌破坏自溶等，标本采集后应立即送检，否则应将标本置2～4℃环境中保存。

（2）标本转运须保证安全。如标本溢出，应立即用0.2%过氧乙酸溶液或75%乙醇溶液消毒处理。

（二）浆膜腔积液一般检验

1.理学检查

（1）颜色：正常为清亮、淡黄色。漏出液颜色一般较浅，多为淡黄色；渗出液颜色随病情而改变，可呈深浅不同的红色、棕黄色、绿色等。

（2）透明度：正常清晰透明：透明度常与积液所含的细胞、细菌数量及蛋白质浓度等相关。漏出液因含细胞、蛋白质少而呈透明或微浑；渗出液因含细胞、细菌等成分较多而呈不同程度浑浊。

（3）比重：漏出液<1.015，渗出液>1.018，漏出液含细胞、蛋白质少，比重常低于

1.015；渗出液含细胞、蛋白质多，比重常大于1.018。

（4）凝固性：正常不易凝固渗出液因含有较多纤维蛋白原等凝血物质而易于凝固，但当渗出液含有大量纤维蛋白溶解酶时亦可不发生凝固。

2.化学检查

（1）蛋白质

1）检测原理：①黏蛋白定性检查（RIValta试验）：黏蛋白是一种酸性糖蛋白，其等电点为pH3～5，可在稀乙酸溶液（pH3～5）中产生白色雾状沉淀。②蛋白质定量：同血清蛋白测定（双缩脲法）。

2）结果：RIValta试验：加标本后，①清晰不显雾状为（-）；②渐呈白雾状为（±）；③立即显白雾状为（+）；④白薄云状为（++）；⑤白浓云状为（+++）。

3）参考区间：①RIVaha试验：漏出液为阴性，渗出液为阳性。②蛋白质定量：漏出液＜25g/L；渗出液＞30g/L。

4）方法学评价：①RIVaha试验：是一种简易黏蛋白过筛试验，简便、快速，不需要特殊仪器，可粗略区分漏出液和渗出液。②蛋白质定量：可以准确测定白蛋白、球蛋白、纤维蛋白原等蛋白质的含量，更有助于积液性质的判断。

5）临床意义：综合分析浆膜腔积液蛋白质的变化对鉴别渗出液和漏出液及积液形成的原因有重要意义。

（2）葡萄糖

1）检测原理：测定方法同血清葡萄糖定量：葡萄糖氧化酶法或己糖激酶法。

2）参考区间：3.6～5.5mmol/L。

3）临床意义：漏出液葡萄糖含量与血清相似或稍低；渗出液因受细菌或炎症细胞影响，常降低。因此，葡萄糖定量测定对积液性质鉴别有一定价值。

3.细胞学检查

（1）检测原理：

1）细胞总数计数：①仪器法：体液细胞分析仪自动分析计数。②显微镜计数法：对清亮或微浑的标本，混匀后吸取少量标本，充入改良Neubauer血细胞计数板内，静置2～3min，低倍镜下计数2个计数室内4个角和中央大方格共10个大方格内的细胞总数，最后换算成每升标本中细胞总数报告；对细胞过多、浑浊或血性标本，用红细胞稀释液稀释后再计数，最后换算成每升标本中细胞总数报告。

2）白细胞计数：①仪器法：体液细胞分析仪自动分析计数。②计数法：对非血性标本，用吸管吸取冰乙酸后全部吹出，然后用同一吸管吸取少量混匀的浆膜腔积液标本，充入改良Neubauer血细胞计数板中计数，最后换算成每升标本中的白细胞总数报告；对白细胞过多的标本，用白细胞稀释液稀释后再计数，计数结果乘以稀释倍数即为白细胞数：为排除穿刺损伤引起的血性浆膜腔液，白细胞计数结果必须校正。校正公式：

$$白细细/L(校正) = 浆膜腔液白细胸/L - \frac{浆膜腔液红细胞 \times 血液白细胞/L}{血液红液红/L}$$

3）白细胞分类计数：①仪器法：体液细胞分析仪分类计数。②直接分类法：如白细胞数不超过0.15×10⁹/L，可不分类计数；否则应分类计数，即在白细胞直接计数后，于高倍镜下根据细胞核的形态分别计数单个核细胞与多个核细胞，计数100个有核细胞，以百分比表示。③染色分类法：直接分类不易区分细胞时，可将浆膜腔积液离心沉淀，取沉淀物推片制成均匀薄膜，干燥后行 Wright 染色，于油镜下分类计数，如遇不能分类的细胞，应另行描述报告。

（2）参考区间

漏出液 $< 0.1 \times 10^9/L$；渗出液 $> 0.5 \times 10^9/L$。

（3）方法学评价

1）仪器分类、计数法：简单、快速、重复性好，可自动化分析，不受主观因素影响；但受组织、细胞碎片、凝块等因素影响，且无法识别异常细胞，若出现形态学报警时，须进行显微镜法复查。

2）直接计数、分类法：简单、快速、重复性差，受主观因素影响大，对于陈旧标本，细胞变形，分类、识别困难，结果误差较大。

3）染色分类法，细胞识别率较高，结果准确可靠，为首选方法，但操作复杂、费时。

（4）临床意义

1）白细胞：中性粒细胞增高，常见于化脓性渗出液、结核性浆膜腔炎早期渗出液淋巴细胞增高，主要见于慢性炎症，如结核、梅毒、肿瘤等所致渗出液。如见多量浆细胞样淋巴细胞，可能是增殖型骨髓瘤。嗜酸性粒细胞增高常见于超敏反应、寄生虫病、系统性红斑狼疮等所致渗出液。

2）红细胞：增多常见于恶性肿瘤、结核及创伤等。

4.病原学检查

1）寄生虫检查：乳糜样积液可检查是否有微丝蚴；怀疑阿米巴胸水（果酱色积液）可查找阿米巴滋养体。

2）微生物检查：如疑为渗出液，可将标本离心后取沉淀涂片，行革兰氏染色查找细菌或行抗酸染色查找抗酸杆菌。

（三）浆膜腔积液检查临床应用

浆膜腔积液检查对判断积液的性质和病因具有重要价值漏出液是由非炎性原因引起的积液，其含蛋白质、糖及细胞均较少或无，因此一般清亮、不凝固、比重低；而渗出液一般为生物毒素、缺氧及炎性损伤等刺激，导致毛细血管通透性增加引起的积液，其中白蛋白、球蛋白等大分子物质，甚至各种血细胞均可通过毛细血管进入积液中，因此多浑浊、易凝固、比重高。

二、脑脊液检验

脑脊液（CSF）是来源于脑室、蛛网膜下腔和脊髓中央管中的无色透明液体正常脑脊液含有一定的细胞和化学成分，其含量与血浆成分相等或稍低。病理情况下，被血-脑脊液屏障隔离在外的物质可进入脑脊液，使相应物质增高因此，脑脊液检查对中枢神经系统疾病的诊治有重要意义。

（一）脑脊液标本采集和处理

1.标本采集

由临床医师进行腰椎穿刺采集，必要时从小脑延髓池或侧脑室穿刺采集脑脊液分别收集于3个无菌容器中：第1管做细菌学检查，成人2ml，儿童1ml；第2管做化学或免疫学检查；第3管做常规检查。常规及化学检查标本量成人2~8ml，儿童1~1.5ml检验申请单上应注明采集日期和时间。

2.标本保存及转运

（1）标本采集后应立即送检，如不能及时检查，需置环境中保存，常规检查一般不应超过4h。

（2）标本转运须保证安全。如标本溢出，应立即用0.2%过氧乙酸溶液或75%乙醇溶液消毒被污染的区域。

3.标本接收与处理

容器标识应与检查申请单一致、检验完毕后，余下的标本和使用过的器皿均须消毒或灭菌处理。

（二）脑脊液一般检验

1.理学检查

（1）颜色：正常无色或淡黄色当中枢神经系统发生感染、出血、肿瘤时，脑脊液可因过多的内细胞、红细胞、其他色素等而呈不同颜色改变。

（2）透明度：正常清澈透明。病理情况下，脑脊液可因细胞、蛋白质、病原微生物等而出现不同程度的浑浊脑脊液透明度常分"清晰透明""微浑""浑浊"三级报告。

（3）凝固性：正常无凝块、无沉淀（放置24h不形成薄膜）。蛋白质（特别是纤维蛋白原）含量超过10g/L，可出现薄膜或凝块脑脊液凝固性常按"无凝块""有凝块""有薄膜""胶冻状"等描述。

2.脑脊液蛋白质定性检查

（1）检测原理：潘迪试验：脑脊液中球蛋白与苯酚结合，形成不溶性蛋白盐，而产生白色浑浊或沉淀，浑浊程度与球蛋白含量相关。

（2）结果：清晰透明，不显雾状为（+）；仅黑色背景下呈微白色雾状为（±）；灰白色云雾状为（+）；白色浑浊或白色薄云状沉淀为（++）；白色絮状沉淀或白色浓云块为（+++）；立即形成白色凝块为（++++）。

（3）参考区间：阴性或弱阳性。

（4）方法评价：操作简便，标本用量少，结果观察较为明确。临床应用广泛但过于敏感，部分正常人可出现弱阳性（±）结果。

（5）临床意义：正常脑脊液蛋白质含量较血浆低，约为血浆的1%，主要为清蛋白。在中枢神经系统发生病变时，脑脊液蛋白质含量可有不同程度增高。此外，早产儿、新生儿脑脊液蛋白水平亦可增高，出生2个月后逐渐降至正常水平。

3.细胞学检查

（1）检测原理

1）细胞总数计数及白细胞计数：计数及校正方法与浆膜腔积液检查相同。

2）白细胞分类计数：①仪器法：体液细胞分析仪分类计数。②显微镜直接分类法：同"浆膜腔积液检查如内细胞总数不足100个，可直接写出单个核细胞和多个核细胞的具体个数，如白细胞总数在30以下，可不做直接分类计数，改做染色分类计数。③显微镜染色分类法，同"浆膜腔积液检查"。如有内皮细胞或不能分类细胞，应另行描述报告。

（2）参考区间

红细胞：无。白细胞：成人$0 \sim 0.008 \times 10^9$/L；儿童$0 \sim 0.015 \times 10^9$/L。

（3）临床意义

中枢神经系统病变的脑脊液中细胞数量增多，其增多程度及细胞种类与病变的性质及转归有关。如化脓性感染时，细胞显著增高且以中性粒细胞为主，但经有效抗生素治疗后，细胞总数迅速下降；结核感染早期以中性粒细胞为主，以后则以淋巴细胞为主；病毒感染，细胞仅轻度增多且以淋巴细胞为主；寄生虫感染时，细胞增加且以嗜酸性粒细胞为主；中枢神经系统出血时，脑脊液中可见大量红细胞。

4.病原学检查

正常脑脊液中无病原体。在排除污染的前提下，如脑脊液标本中找到病原体，不仅为临床提供病因学诊断依据，更具有确诊价值。

（1）细菌：细菌检查方法主要有显微镜检查、细菌培养、酶联免疫吸附试验及分子生物学检验等。

（2）真菌：常用优质墨汁染色法寻找新型隐球菌；亦可用免疫学方法查找真菌多糖抗原。

（3）寄生虫：常用显微镜法查找寄生虫虫卵、滋养体或虫体。

第四节 精液和前列腺液的常规检验

一、精液检查

精子是男性生殖细胞，随精液排出体外。精液是男性生殖系统的分泌物，由精子和精浆组成。精子产生于睾丸，在附睾中发育成熟。睾丸内的生精细胞经精原细胞、精母细胞及精子细胞的发育演变，经减数分裂后发育成为成熟的精子。精浆是男性副性腺分泌的混合液，主要包括前列腺液、精囊液、尿道球腺液和尿道旁腺液，精浆内含有供精子生存的营养物质和精子运动所需的能量物质，是精子生存的介质和能量来源。精液中水分占90%，有形成分主要包括精子和生殖道脱落细胞。精液的化学组成比较复杂，精浆的组成成分及作用见表1-6。

表1-6 精浆的组成成分及作用

精浆	性状	含量（%）	主要成分	作用
精囊液	胶冻样	50～80	蛋白质、果糖、凝固酶	供给精子能量，使精液呈胶冻样
前列腺液	不透明乳白色	15～30	磷脂酰胆碱小体、纤溶酶、酸性磷酸酶	纤溶酶促进精液液化
尿道球腺液	清亮	2～3		润滑和清洁尿道的作
尿道旁腺液	清亮	2～3		润滑和清洁尿道的作用

精液检查的目的主要在于：①评价男性生育能力，寻找男性不育症的诊断及其疗效观察依据；②辅助诊断男性生殖系统疾病；③为精子库和体外受精筛选优质精子；④输精管结扎术后的疗效观察；⑤法医学鉴定。

（一）标本采集和运送

1.精液的采集

1）一般采取手淫法，将一次射出的精液用清洁干燥广口塑料瓶或玻璃小瓶收集送检，不宜采用避孕套内的精液。

2）选择其他合适的采集方法，尽量保证采集全部精液，不引起标本污染或者影响采集量。

3）标本采集前让患者知情应禁欲3～5d。如果需要多次采集标本，每次禁欲时间应尽可能保持一致。

4）标本采集前应排净尿液，洗净双手和生殖器。采集精液的容器应预温。

2.精液运送

1）标本容器应注明患者姓名（标本号或条码），标本采集日期和时间，并立即保温送检。

2）精液采集后应立即全部送检，送检温度应保持在20～37℃，冬季采集和运送标本应注意保温。

3）精液送检的申请单应注明受检者姓名、禁欲天数、标本采集的日期和时间、标本采集是否完整及标本从采集到分析的时间间隔等。

（二）一般检查

精液一般检查包括性状检查和显微镜检查，检验精子的形态、数量和一般功能等，对男性不育症和男性生殖系统疾病的诊断及疗效观察有重要意义，也常用于男性绝育术后疗效观察。

1.理学检查

（1）精液量：精液一般采集在广口带刻度容器中，方便直接读取精液量，该法比较准确。也可以待精液完全液化后用10ml刻度吸管或小量筒测量一次射精全部精液量，该法可能会导致精液量减少，不推荐使用。

1）参考区间：一次射精量1.5～6ml。

2）临床意义：一次射精量与射精频度相关。一次排精液量少于1ml、大于6ml可视为精液量异常；精液放置一段时间后可自行液化，排精后1h精液不液化视为异常。久未射精者可呈现淡黄色，精囊炎或前列腺炎时精液可呈黄色脓性；生殖系统炎症、结石、结核或肿瘤时，精液可呈暗红酱油色或鲜红色。精液量检查的临床意义见表1-7。

表1-7　精液量变化的常见原因

分类	精液量	常见原因
精液减少	数日未射精，精液量少于1.5ml	雄激素分泌不足、输精管阻塞、前列腺炎、精囊炎.先天性精囊缺乏
无精液症	禁欲3d精液量仅数滴甚至排不出	常见于生殖系统的特异性感染，如结结、淋病和非特异性炎症，逆行射精入膀胱
精液过多	一次射精的精液量超过6ml	附属腺功能亢进,精子密度减低，禁欲时间过长者

（2）外观

1）参考区间：新鲜的精液为灰白色或乳白色不透明胶冻状，液化后为半透明样。

2）临床意义：精液放置一段时间后可自行液化，排精后1h精液不液化视为异常久未射精者可呈现淡黄色，精囊炎或前列腺炎时精液可呈黄色脓性；生殖系统炎症、结石、结核或肿瘤时，精液可呈暗红酱油色或鲜红色。

（3）精液黏稠度

精液黏稠度指精液在纤溶酶作用下液化后的黏度。

1）检测原理：用玻棒法或滴管法检测液化精液黏稠度，玻棒法：待精液全部液化后，用玻棒挑取精液，观察有无拉丝和拉丝长度，判断黏稠度。滴管法：精液完全液化后，用5ml的尖头滴管吸入精液，使其依靠重力滴落，观察拉丝长度，判断黏稠度将采集的新鲜精液全部放置在容器内记录采集时间，立即观察其凝固性，然后将其放在37℃温箱中，每隔5min观察一次，记录精液由胶冻状变为流动液体状所需时间为液化时间

2）方法学评价：玻棒法和滴管法都不需要特殊设备，方法简单，便于临床开展。

3）参考区间：拉丝长度＜2cm，呈水样，形成不连续小滴。

4）临床意义：精液黏稠度降低与先天性精囊缺如、精囊液流出受阻或生殖系统炎症所致的精子数量减少或无精子症有关，黏稠度增加多见于附属腺功能异常，如前列腺炎、附睾炎等。精液的黏稠度太大，对精子的运动有严重的制动作用，致使精子穿透障碍。

（4）液化时间：精液的液化时间是指精液由胶冻状转变为流动状所需的时间。

1）检测原理：将采集的新鲜精液全部放置在容器内记录采集时间，立即观察其凝固性，然后将其放在37℃：恒温箱中，每隔5min观察一次，记录精液由胶冻状变为流动液体状所需时间为液化时间。

2）参考区间：射精后精液立即凝固，液化时间＜60min。

3）临床意义：精液液化过程极其复杂，与前列腺、精囊的分泌物和室温高低有关前列腺炎时精液液化时间延长或不液化，可抑制精子的活动力而影响生育。

（5）酸碱度

1）检测原理：用精密pH试纸或pH计，检测液化后精液pH。

2）方法学评价：pH试纸简单但准确度低，pH计操作复杂但准确性高。

3）参考区间：pH7.2～8.0。

4）临床意义：①pH＜7.0：多见于少精症或无精症，常见原因有输精管阻塞、先天性精囊缺如、慢性附睾炎等。②pH＞8.0：常见于急性感染，如前列腺、精囊腺、附睾和尿道球腺的炎症。

2.显微镜检查

精液液化后，取1滴于洁净的载玻片上，在显微镜下先观察有无精子。若镜检未见精子，将标本离心后再检查，若仍无精子，则称为无精子症，不必继续检查其他指标精液显微镜检查的内容主要包括精子形态学检查、精子活动力、精子活动率、精子密度和精子凝集等。

（1）精子活动率：精子活动率是指活动精子占精子总数的百分率。

1）检测原理：取液化精液1滴于载玻片上，加盖片后，直接在高倍镜下观察100个精子，计算活动精子所占的比例。

2）方法学评价：精子活动率检查操作简单、方便，但主观性强、误差大，只能做初筛检查。

3）参考区间：精子活动率：排精后60min内，精子活动率为80%～90%（至少＞

60%）。

4）临床意义：精子活动率减低是男性不育的主要原因之一。精子活动率＜70%可以引起男性生育力下降；精子活动率＜40%，可以导致男性不育引起精子活动率下降的因素主要有：①精索静脉曲张；②生殖系统感染，如淋病、梅毒等；③物理因素，如放射线、高温环境（热水浴）等；④免疫因素，如存在抗精子抗体等；⑤化学因素，如某些药物（抗代谢药、抗疟药、雌激素）、乙醇等。

（2）精子存活率：采用活精子所占比例表示。精子死亡后，细胞膜完整性受损，失去屏障功能，很容易着色。用伊红Y或锥虫蓝等染料对液化精液进行染色，在高倍镜下观察200个精子，以不着色精子的百分率报告。当精子活动率低于50%时，应检查精子存活率。

1）检测原理：湿片法和干片法操作简便，适合临床应用。

2）参考区间：存活率≥58%（伊红染色法）。

3）临床意义：精子存活率降低是男性不育症的重要原因之一死精子超过50%，即可诊断为死精子症（可能与附属性腺炎症和附睾炎有关）。

（3）精子活动力：精子向前运动的能力，它反映活精子的质量。WHO将精子活动力分为三级：

1）前向运动（PR）：精子运动活跃，表现为快速直线运动或大圈运动。

2）非前向运动（NR）：精子运动不活跃，表现为小圈运动，鞭毛力量很难推动头部运动，或只有鞭毛抖动无运动（IM）：精子不运动。

3）参考区间：PR≥32%。（PR+NP）≥40%。

4）临床意义：精子活动力与男性生殖能力关系密切。活动力低下的精子难以抵达输卵管与卵子结合而完成受精过程，精子活力减弱为男性不育症的主要因素之一，常见原因主要有附属性腺感染、精子结构（精子鞭毛缺乏）异常所致，如生殖系统的感染、精索静脉曲张及某些抗代谢药、抗疟疾药、氧氮芥、雌激素等药物影响。

（4）精子计数：是指单位体积精液中的精子数目，也称精子浓度。

1）检测原理：显微镜法：液化精液标本经精液稀释液稀释，稀释液中碳酸氢钠破坏精液黏稠度，甲醛杀死并固定精子。稀释后的样本充入细胞计数池，显微镜下计数一定范围的精子数量，换算为每升精液中的精子数，即精子浓度：精子浓度乘以精液量即为精子总数。

2）方法学评价：改良 Neuhauer 血细胞计数板法为推荐方法，计数准确=也可以用 Makler 精子计数板法：标本不需要稀释，能够同时检测精子浓度，精子活力和精子活率等参数，但价格昂贵。

3）参考区间：精子浓度≥5×10^9/L；精子总数≥39×10^6/1次射精。

4）临床意义：连续3次精子计数的结果均低于20×10^9/L，称为少精子症。精子数量减少常见原因为：①炎症或肿瘤；②精索静脉曲张；③先天性或后天性睾丸疾病；④输精管、精囊缺陷；⑤长期食用棉酚等；⑥内分泌疾病；⑦50岁以上的老年人。健康人的精子数量存在显著的个体差异，而且同一个体在不同的时间内，精子数量也有很大的变化无精子症常见于严重的输精管疾病和睾丸损伤，也可见于原因不明无精子症和男性绝育手术后。

（5）精子凝集：指活动的精子相互黏附在一起，如头对头、尾对尾等方式的凝集。这些精子常呈摇动式的旺盛运动，但有时也因黏附而使精子运动受到限制。按照凝集的程度WHO将精子凝集分为4级，见表1-8。

表1-8　WHO精子凝集分级标准

WHO分级	分级标准
1级	多数精子游离，低于10%精子凝集
2级	10%～50%精子凝集
3级	大于50%精子凝集
4级	所有的精子发生凝集

1）参考区间：无凝集。

2）临床意义：精子凝集提示抗精子抗体的存在，但不能作为不孕的证据

（6）精子形态：正常精子呈蝌蚪状，由头、体、尾三部分构成。长50～60μm。头部正面呈卵圆形，侧面呈扁平梨形，长4.0～5.0μm，宽2.5～3.5μm，长宽之比应在1.50～1.75.顶体的界限清晰，占头部的40%～70%。中段细，宽度小于1μm，约为头部长度的1.5倍，且在轴线上紧贴头部。尾部应是直的、均一的，比中段细，其长约为45μm。精子的头部、中部颈段和尾部出现的各种异常都视为异常精子形态。

1）检测原理：①湿片法：即精子计数后于高倍镜或相差显微镜下直接观察精子形态。②染色法：将液化精液涂片后进行巴氏染色等，油镜下观察计数200个精子，计算正常或异常精子的百分率。

2）方法学评价：湿片普通显微镜法：操作简单方便，但检测结果受工作人员经验影响，误差大，重复性差，故不推荐使用；相差显微镜法：临床不易广泛开展，应用较少WHO推荐瑞氏染色法，形态清晰，易于辨认，结果准确，重复性好，缺点是操作烦琐，费时。

3）参考区间：正常形态精子大于4%。

4）临床意义：少量畸形精子的出现不表示生殖细胞的功能丧失，但是感染、外伤等因素可以使畸形精子的数量增加。精液中异常形态精子大于20%为异常，如畸形率超过40%则会影响到精液质量，超过50%者常可导致男性不育，如果正常形态精子低于30%，称为畸形精子症。异常形态精子增多常见于：①生殖系统感染；②精索静脉曲张；③睾丸、附睾功能异常；④放射线损伤；⑤应用某些化学药物，如卤素、重金属、乙二醇、雌激素等。

（7）其他细胞成分：精液中含有非精子细胞成分，主要包括泌尿系统生精细胞、上皮细胞、精囊细胞、少量红细胞和白细胞，精液中还可见到结晶体、卵磷脂小体、淀粉样小体、脂滴等男性生殖系统任何部位的感染均可从精液中检测到病原生物精液中细菌毒素可以严重影响精子的生成和精子活动力，导致男性不育。

（三）精液特殊检测

从精液化学成分、免疫学指标和精子功能的变化可以了解睾丸及附属性腺的分泌功

能，对男性不育症的诊断、治疗均有重要意义。特殊检测包括精浆果糖测定、抗精子抗体检测，穿透实验、精子低渗膨胀实验等。精液检查项目较多，传统的手工检测由于受检测手段、实验室条件、检验人员的经验水平影响，结果分析有很大的主观性，对精子运动能力的判断缺乏严格的量化标准。导致不同检验人员结果分析相差很大，不同实验室结果缺乏可比性。

（四）计算机辅助精液分析系统

20世纪80年代出现了用于精液分析的计算机辅助精液分析系统（CASA），一定程度上提高了精液检查的准确性。CASA系统主要由硬件系统和软件系统两部分组成，硬件系统包括显微摄像系统、温控系统、微机处理系统和图像采集系统等软件系统是专用的精子质量分析软件。

1.检测原理

精液标本通过摄像机与显微镜相连，跟踪、确定和采集精子动、静态图像并输入计算机，计算机根据系统设定的精子运动移位、大小和灰度等，分析处理采集到的各种图像，报告并打印结果CASA所有参数均按WHO规定的标准设定，尤其在精子运动能力分析方面显示出独特的优越性既可定量分析精子活力、活动率，又可分析精子运动速度和运动轨迹特征。

2.方法学评价

CASA系统精确度高、高效客观，但是设备昂贵；识别精子的准确性受精液中细胞成分和非细胞颗粒的影响；分析结果受系统参数阈值设定的影响，导致精子活率实测值低于真实值；CASA系统测定的是单个精子的运动参数，仅将可产生一定位移的精子记为活动精子；不能进行精子形态检测系统设置，缺乏对精子群体的了解。

二、前列腺液检验

前列腺是男性生殖器中的最大附性腺，其分泌的前列腺液是精液的重要组成部分，精液中常伴有前列腺液，约占精液的30%前列腺液主要包括酶类（纤溶酶、酸性磷酸酶、β-葡萄糖腺苷酶等）、无机离子（钠、钾、锌、钙等）、免疫物质（免疫球蛋白、补体等）、脂类（磷脂、胆固醇）和一些有形成分（磷脂酰胆碱小体、红细胞、白细胞、上皮细胞、淀粉样小体等）前列腺液具有维持精液pH、参与精子能量代谢、抑制细菌生长、促使精液液化等生理功能。

前列腺液检查主要用于前列腺炎、前列腺结核、前列腺肥大和前列腺癌等疾病的辅助诊断与疗效观察，也可用于性传播性疾病（STD）的诊断。

（一）标本采集和送检

前列腺液标本通常由临床医师进行前列腺按摩术采集。采集前应掌握前列腺按摩禁忌证，如患者疑有前列腺急性炎症、结核、脓肿以及肿瘤时，应禁止或慎重采集标本。标本量少时可以直接涂在载玻片上，量多时弃去第一滴，采集洁净、干燥的试管中用于前列腺采集的试管、载玻片在检查后可在5%甲酚皂溶液中浸泡24h或0.1%过氧乙酸中浸泡12h若标本用于细菌培养，应无菌采集并立即送检。

（二）一般检查

1.理学检查

（1）量：正常成人前列腺液量为数滴至2ml不等。

1）增多：比较少见，见于前列腺慢性充血、过度兴奋。

2）减少：见于前列腺炎、老年男性或者前列腺分泌功能严重不足；若严重减少或采集不到前列腺液，见于前列腺炎性纤维化和某些性功能低下者。

（2）颜色和透明度：正常成人前列腺液呈乳白色、稀薄、有光泽而不透明的液体。

1）黄色浑浊、脓性黏稠：提示化脓性感染，见于化脓性前列腺炎或精囊炎。

2）红色：提示有出血征象，见于精囊炎、前列腺炎、前列腺结核、结石及肿瘤等，也可因按摩过度所致。

（3）酸碱度：正常成人前列腺液为弱酸性，pH6.3～6.5，75岁以上者pH略增高，pH增高可见于前列腺液中混入较多精囊液等。

2.显微镜检查

（1）检测原理

通常采用非染色直接涂片法进行显微镜检查，当直接镜检见到畸形、巨大的细胞或肿瘤细胞时，可用瑞氏染色法、巴氏染色法或苏木素-伊红染色法等进行细胞形态学检查，还可将前列腺液直接进行革兰氏染色或抗酸染色，查找病原微生物。

1）非染色标本：①磷脂酰胆碱小体：也称为卵磷脂小体，圆形或卵圆形、大小不均、折光性强、形状比血小板略大，观察时注意与血小板区别磷脂酰胆碱小体瑞氏染色和未染色图片。②淀粉样小体：圆形或卵圆形、形似淀粉样颗粒、微黄色或褐色、同心圆线纹样层状结构。该小体随着年龄的增长而增多。③前列腺颗粒细胞：体积大、内含较多的磷脂酰胆碱颗粒。④白细胞：圆球形、核依稀可见，可成堆出现。⑤红细胞：圆盘状、草绿色。

2）染色标本：当未染色标本检测到畸形、巨大细胞或怀疑有肿瘤细胞时，应做巴氏染色或者H-E染色，有助于前列腺炎和前列腺肿瘤的鉴别；如果Wright染色发现嗜酸性粒细胞增多，有助于变态反应或者过敏性前列腺炎的诊断。

（二）方法学评价

（1）非染色直接涂片法操作简便、快速，临床较常用。

（2）瑞氏、巴氏或苏木素-伊红染色法可清晰辨认细胞结构，适用于细胞学检查。

（3）直接革兰氏染色或抗酸染色寻找病原微生物，但直接染色法的阳性检出率较低。必要时可先作病原微生物培养，再进行染色镜检。

（三）参考区间

（1）磷脂酰胆碱小体：量多，满视野均匀分布。

（2）前列腺颗粒细胞：少于1个/HP。

（3）红细胞：偶见，少于5个/HP。

（4）白细胞：少于10个/HP。

（四）临床意义

（1）磷脂酰胆碱小体：前列腺炎时磷脂酰胆碱小体数量减少、成堆或分布不均；炎症较严重时，磷脂酰胆碱小体可因被吞噬细胞吞噬而消失。

（2）淀粉样小体：一般无临床意义，可与胆固醇结合形成前列腺结石。

（3）前列腺颗粒细胞：增多伴有大量白细胞见于前列腺炎，也可见于正常老年人。

（4）白细胞：增多并成堆，是慢性前列腺炎的特征之一。

（5）红细胞：增多见于前列腺炎、前列腺结石、前列腺结核或肿瘤、前列腺按摩过重。

（6）滴虫：查见滴虫，可诊断为滴虫性前列腺炎。

（7）精子：一般无临床意义，可因按摩前列腺时，精囊受到挤压而排出精子。

（8）结石：可见碳酸钙结石、磷酸精胺结石和磷酸钙–胆固醇结石，少量无临床意义。

（9）病原微生物：相应感染。

第五节 阴道分泌物常规检验

阴道分泌物是女性生殖系统分泌的液体，主要是由阴道黏膜、宫颈腺体、前庭大腺及子宫内膜的分泌物混合而成，俗称白带。幼女和老年女性由于激素水平的影响，阴道上皮抵抗力差，阴道分泌物与育龄期女性不同；青春期后，由于雌激素的影响，阴道的上皮细胞由单层变为复层，上皮增厚，受卵巢功能的影响而呈周期性的变化及脱落并随月经排除脱落后细胞释放糖原，阴道杆菌将糖原转化为乳酸，使阴道pH保持在4.0～4.5之间。因此，也理情况下正常健康妇女的阴道具有自净作用，足以防御外界病原微生物的侵袭。

阴道分泌物的检查常用于雌激素水平的判断和女性生殖系统炎症、肿瘤的诊断及性传播性疾病的检查。

一、标本采集和处理

阴道分泌物通常由妇产科医师采集。采集标本的注意事项如下。

（一）采集前

停用干扰检查的药物，检查前24h内禁止盆浴、性交、局部用药及阴道灌洗等，且月经期间不宜进行阴道分泌物检查。

（二）取材

可根据不同的检验目的自不同部位取材，一般采用消毒刮板、吸管、棉拭子自阴道深部或穹隆后部、宫颈管口等部位取材或多点取材，也可用窥阴器扩张阴道后刮取子宫颈口分泌物将分泌物浸入盛有生理盐水1～2ml的试管中，立即送检也可将其制成生理盐水薄涂片，95%乙醇固定，经吉姆萨、革兰氏或巴氏染色，进行病原微生物和肿瘤细胞筛查。

（三）容器和器材

应清洁干燥，不含任何化学药品或润滑剂，阴道窥器插入前可用少许生理盐水湿润。

（四）标本处理

如用作细菌学检查，应无菌操作检查滴虫时，应注意标本保温（37℃），并立即送检。

二、一般检查

（一）理学检查

正常阴道分泌物为白色稀糊状、无气味，量多少与雌激素水平高低及生殖器官充血程度有关。

（1）临近排卵期，分泌物量多，清澈透明，稀薄似蛋清。

（2）排卵期2～3d后，量减少，浑浊黏稠。

（3）行经前，分泌物量又增加。

（4）妊娠期间量较多。

（5）绝经期后，因雌激素水平降低、生殖器官腺体减少，阴道分泌物也减少病理情况下。阴道分泌物理学变化及临床意义见表1-9。

（二）显微镜检查

1.阴道清洁度

阴道清洁度是指阴道清洁的等级程度，正常情况下阴道内有大量乳酸杆菌，还含有少量棒状菌、表皮葡萄球菌、非溶血性链球菌、肠球菌、大肠埃希菌、加德纳菌、梭杆菌、类杆菌、支原体和假丝酵母菌等，阴道与菌群维持一种平衡状态。当机体抵抗力低下、内分泌水平变化或病原生物感染等破坏这种平衡时，杂菌或其他病原生物增多，并出现大量白细胞和脓细胞，阴道清洁度下降通过阴道清洁度检查，可了解阴道内有无炎症。

（1）检测原理

阴道分泌物加生理盐水制成涂片，于高倍镜下观察根据白细胞（脓细胞）与上皮细胞、乳酸杆菌与杂菌的数量对比进行判断，分级判断标准见表1-10。

表1-9　　阴道分泌物常见理学变化及临床意义

理学变化	临床意义
无色透明黏性，量较多	应用雌激素药物后、卵巢颗粒细胞瘤
泡沫状脓性	滴虫性阴道炎
白带中混有血液	宫颈息肉、子宫黏膜下肌瘤、重度慢性宫颈炎、老年性阴道炎、使用宫内节育器的副反应等
血性白带，有特殊臭味	阴道毛滴虫或化脓性感染、老年（幼女）性阴道炎、子宫内膜炎、宫腔积脓及阴道异物引发的感染
脓性，黄色或黄绿色，有臭味	阴道毛滴虫或化脓性感染、老年(幼女)性阴道炎、子宫内膜炎、宫腔
黄色水样	子宫黏膜下肌瘤、宫颈癌、宫体癌及输卵管癌等
豆腐渣样或凝乳状小碎块	假丝酵母菌性阴道炎
灰白色奶油样，稀薄均匀，有恶臭	阴道加德纳菌感染

表1-10　阴道清洁度分级判断标准（个/HP）

清洁度	杆菌	杂菌	白（脓）细胞	上皮细胞
Ⅰ	多	–	0-5	满视野
Ⅱ	中	少	5-15	1/2视野
Ⅲ	少	较多	15-30	少量
Ⅳ	–	大量	>30	–

（2）方法学评价

1）临床常用湿片法，简便易行，重复性较差，易漏检，阳性率低。

2）涂片染色法对细胞、细菌形态能观察清楚，结果客观准确，但操作复杂费时。

（3）参考区间：Ⅰ～Ⅱ度。

（4）临床意义

1）阴道清洁度与女性激素的周期变化有关：育龄期妇女排卵前期，雌激素水平增高，阴道上皮增生，糖原增多，乳酸杆菌繁殖，引起pH下降，杂菌消失，乳酸杆菌大量存在，阴道趋于清洁；卵巢功能不足（如幼女和绝经女性）或病原体感染时，阴道易感染杂菌而导致阴道不清洁，清洁度降低，因此，阴道清洁度的最佳判定时间为排卵期

2）阴道炎：清洁度时，提示炎症或严重阴道感染，且发现病原生物时（如细菌、真菌或寄生虫），即可诊断为各种病原体引起的阴道炎。

3）非特异性阴道炎：单纯阴道清洁度差而未发现病原体则为非特异性阴道炎。

2.阴道毛滴虫

阴道毛滴虫（TV）：属鞭毛虫纲，是一种致病性厌氧寄生原虫，主要寄生于女性的阴道或男性的尿道。虫体大小（8～45）nm×（5～15）nm，为白细胞的2～3倍，顶宽尾尖呈倒置梨形。虫体顶端有4根前鞭毛，后端有1根尾鞭毛，体侧有波动膜阴道毛滴虫依靠前后鞭毛和波动膜做螺旋状运动；其生长繁殖的最适pH为5.5～6.0，适宜温度为25～42℃阴道毛滴虫能通过性接触直接传播或公共浴池、游泳池等间接接触而传播，可引起滴虫性阴道炎。

（1）检测方法及原理

1）直接涂片法：用生理盐水悬滴法置于高倍镜下观察

2）涂片染色法：涂片后作瑞氏或革兰氏染色，油镜下观察虫体形态。

3）培养法：将分泌物接种于培养基内，37℃。培养48h后做涂片镜检。

4）免疫学方法：如胶乳凝集试验、酶联免疫吸附法、单克隆抗体检测和多克隆抗体胶乳凝集法等。

（2）方法学评价：阴道毛滴虫检查的方法学评价见表1-11。

表1-11 阴道毛滴虫检查的方法学评价

方法	优点	缺点
直接涂片法	简便、快速,为临床实验室常用方法	易受检查时间、温度、涂片厚度影响,阳性率较低
涂片染色法	油镜下可观察虫体结构，能提高检出率	易受染色时间和涂片厚度影响
培养法	阳性率高	操作复杂,不宜常规应用
免疫法	操作简易、快速、灵敏度和特异性高，可广泛应用	可出现非特异性反应,操作复杂

（3）参考区间：阴性。

（4）临床意义：阴道毛滴虫阳性主要见于滴虫性阴道炎。

3.阴道加德纳菌

正常情况下阴道内不见或少见明道加德纳菌（GV）。阴道加德纳菌为革兰氏阳性或染色不定（有时呈革兰氏阳性）的球杆菌，大小（1.5～2.5）μm×0.5μm正常情况下，乳酸杆菌6～30个/HP或＞30个/HP；细菌性阴道炎时，阴道加德纳菌和厌氧菌（细小的革兰氏阳性或阴性细菌）大量增多，乳酸杆菌＜5个/HP或无乳酸杆菌；非细菌性阴道炎时，乳酸杆菌＞5个/HP，仅见少许阴道加德纳菌在阴道分泌物中查见线索细胞是诊断加德纳菌性阴道病的重要指标之一。线索细胞是阴道鳞状上皮细胞黏附了大量加德纳菌及其他短小杆菌，而形成巨大的细胞团。湿片中可见到细胞表面毛糙，有边缘呈锯齿状，斑点和大细小颗粒，细胞部分溶解、胞核模糊不清，染色后发现上皮细胞上密布大量球杆菌。

细菌性阴道炎（BV）是由阴道加德纳菌、各种厌氧菌和支原体混合感染引起的阴道炎，是性传播疾病之一细菌性阴道炎实验室诊断标准为：①阴道分泌物稀薄均匀；②线索细胞呈阳性；③分泌物 pH > 4.5；④胺试验阳性。凡线索细胞检查阳性再加上述任意 2 条，细菌性阴道病的诊断即成立。

4.真菌

阴道真菌呈卵圆形革兰氏阳性孢子或与出芽细胞相连接的假菌丝，呈链状及分枝状菌丝阴道真菌85%为白色念珠菌，偶见阴道纤毛菌和放线菌等真菌是阴道正常菌群之一，是条件致病菌，当阴道抵抗力降低或局部环境改变时，容易引起真菌性阴道炎，可通过性接触直接传播，属于性传播疾病范畴。真菌性阴道炎分泌物呈凝乳状或呈"豆腐渣"样，诊断以找到真菌为依据。

（1）检测原理

1）直接涂片法：用生理盐水拭子取材，直接涂片，显微镜下观察有无孢子及菌丝。

2）革兰氏染色法：芽生孢子及菌丝经染色后易于观察，可提高阳性率。

（2）方法学评价：直接涂片法简便快速，应用较广泛；革兰氏染色法操作复杂，但阳性率高。

（3）参考区间：阴性。

（4）临床意义：阴道真菌多是白假丝酵母菌，机体抵抗力低下时可引起真菌性阴道炎。

5.淋病奈瑟菌

淋病奈瑟菌俗称淋球菌，是引起淋病的病原菌，为革兰氏阳性双球菌，形似双肾形或咖啡豆样，凹面相对排列，可位于中性粒细胞胞质内，也可散在于白细胞之间。人类是淋病奈瑟菌的唯一宿主，可引起男性或女性泌尿生殖系统黏膜的急性或慢性化脓性感染，主要通过性接触直接感染。

淋病奈瑟菌检测方法及评价见表1-12。

表1-12　淋病奈瑟菌检测方法及评价

方法	方法和评价
革兰氏染色法	油镜下观察淋病奈瑟菌形态;简便,但阳性率较低,形态鉴别上需与其他革兰氏阳性双球菌鉴别
培养法	专用培养基培养淋病奈瑟菌。涂片检查阴性而可疑者,可做淋球菌培养
协同凝集反应	淋球菌的抗体致敏具有SPA的金黄色葡萄球菌可以和分泌物中的淋病奈瑟菌抗原发生凝集反应,操作简易、快速,特异性高,可广泛应用
荧光抗体染色法	用荧光标记淋病奈瑟菌抗体与宫颈分泌物中奈瑟菌结合,可在荧光显微镜下观察发光物;操作简便,但死菌也呈阳性
PCR法	使用淋病奈瑟菌引物,对宫颈分泌物中的淋病奈瑟菌进行体外DNA扩增;检测到微量淋球菌的DNA,灵敏度较高,须防止污染
非放射性标记系统	核酸标记物掺入法和DNA探针法,灵敏度高、特异性强、简便快捷,已经成为淋球菌及其抗药性检查的重要方法

（1）参考区间：阴性。

（2）临床意义：淋病奈瑟菌主要用于淋病的诊断。

第二章　血液成分采集治疗技术

血液成分采集治疗是继替代性成分输血治疗后具有独特疗效、现有临床技术不能替代的治疗新技术，是现代输血的重要组成部分，是输血实践和技术的重大进步。血液成分采集治疗包括血液自然成分采集治疗和药物诱导血液成分采集治疗。其中血液自然成分采集治疗也称为治疗性单采术（TA），可分为治疗性红细胞单采术和置换术、治疗性白细胞单采术、治疗性血小板单采术及治疗性血浆置换术。药物诱导血液成分采集治疗又包括外周血造血干细胞采集治疗、间充质干细胞采集治疗和免疫细胞采集治疗。

第一节　概　述

血液成分采集是运用手工或血细胞分离机的方法采集献血者或患者单一血液成分，并将其他血液成分回输给献血者或患者的一种技术。血液成分采集是最大限度地提高血液单一成分有效临床治疗作用的一种技术。该技术经历了从手工分离到全自动血细胞分离机的过程。血细胞分离机既用于血站制备单采血液成分，也用于临床开展血液成分采集治疗。

临床血液成分采集治疗有三种常用的技术模式。第一种是通过血细胞分离机清除患者循环血液中病理性单一血液成分，保留其他血液成分，以达到迅速减少病理性或致病性血液成分，预防或治疗与病理性或致病性血液成分引起危及患者生命的严重并发症。第二种是通过血细胞分离机清除患者循环血液中病理性单一血液成分的同时补充相应的血液成分制剂以治疗患者的疾病及基本并发症。第三种是对药物诱导后的捐献者通过血细胞分离机采集造血干细胞及其他免疫细胞，在体外经过分离、培养、扩增等，再输给造血干细胞移植和细胞免疫治疗的患者。这三种临床常用的血液成分采集治疗技术均需要连续或多次采集。

一、血液成分采集治疗的作用机制

（一）病理性血液成分

病理性血液成分是指患者血液内所含有的能引起临床疾病的成分，包括含量和功能异常的血液成分和内、外源性有害物质。异常血液成分多见于造血系统异常增生（例如白血病、真性红细胞增多症等）产生的过量或（和）功能异常的血细胞。有害物质包括体内、外原因（例如遗传、免疫等）直接或间接引起的含量或（和）功能异常的血浆成分（例如同种血型抗体、IgG 类型 HLA 抗体和 HPA 抗体、异常免疫球蛋白、免疫复合物等）以及内、外源性毒性物质（例如代谢性毒物、药物等）。

（二）采集原则

血液中含有能被去除的、明确的病理性成分，并且病理性成分去除后可有效地消除或减轻对靶组织、器官的致病作用。总之，在血液成分采集治疗中，病理性成分的去除是疗效的基础，消除或减轻病理成分对靶器官的直接作用是疗效的条件，相应疾病得到改善和恢复是疗效的要求，也是治疗目的。

二、血液成分采集治疗的方法

由于血液成分分离机的不断改进，自动化程度越来越高，血液成分采集治疗也已经日趋成熟，手工操作的血液成分采集治疗术临床应用逐渐减少。

（一）手工法

手工操作是采用多联袋采血系统。首先将患者血液采集到含有抗凝药的血袋里，然后将其放在低温高速离心机中分离，借助血液成分比重不同而分层。使用分浆夹将病理性的血液成分和其他血液成分分隔在多联袋的独立空袋中，然后把非病理性的血液成分回输给患者。该方法经常需要操作数次这样的循环，对患者造成一定的痛苦，且操作烦琐，所以逐渐被废弃。

（二）血液成分分离机法

目前，血液成分采集治疗，均采用血液成分分离机。血液成分分离机根据工作原理分为离心式、吸附式及滤膜式三类。

1.离心式血液成分分离机

该方法适用于血细胞单采术、血浆置换和体外光照单采术。离心式血液成分分离机分为连续流动离心式和间断流动离心式。连续流动离心式需要双重管道通路，去除并同时回输患者的血液。间断流动离心式是用单管道不连续的、间歇性液体流动进行，操作有效性相对较低。临床常用离心式血液成分分离机种类见表2-1。

表2-1　离心式血液成分分离机

分离机型号	功能
COBESpectra（CaridianBCT，Lakewood，CO）	血浆置换术、血细胞单采术
SpectraOptia（CaridianBCT，Lakewood，CO）	血浆置换术、血细胞单采术
AS₁₀₄（FreseniusKabi，BadHomburg，Germany）	血浆置换术、血细胞单采术
COM.TEC（FreseniusKabi，BadHomburg，Germany）	血浆置换术、血细胞单采术
UVARXT（Therakos，Exton，PA）	体外光照单采术
CELLEX（Therakos，Exton，PA）	体外光照单采术

2.吸附式血液成分分离机

该方法在临床治疗操作中不需使用置换液，可避免因输入置换液而引起的不良反应，方法简便、安全、有效。目前采用多聚糖硫酸脂共价键交联纤维素珠的免疫吸附和化学吸附相结合的方法，选择性地去除家族性高胆固醇血症患者的低密度脂蛋白等，已经取得了一定进展，将广泛应用于临床治疗。

3.滤膜式血液成分分离机

只能用于血浆置换，故又称膜滤式血浆分离机。该类血细胞单采机安装有特定孔径大小的滤膜，当血液进入分离机后利用该滤膜和两侧的压力差使血浆流出，滤膜大多为中空纤维，滤膜面具有排斥血液层中细胞成分的功能，具有血小板不活化和红细胞寿命不缩短的优点。

（三）置换液

运用血液成分分离机进行血液成分采集治疗时，给患者提供维持血容量动态平衡的溶液称为置换液。常用的置换液包括晶体溶液、人造胶体溶液和血液成分。选择置换液时需要考虑患者自身因素，例如血红蛋白浓度、HCT、PT、APTT、Fg等，以及采集治疗后所期望的水平。

1.晶体溶液

（1）平衡盐溶液：平衡盐溶液中钠和氯的含量与血浆成分近似，大剂量输注不会破坏机体的电解质平衡。该溶液不仅能有效补充血容量，还可补充细胞外液的丢失，保证有效的组织灌注，维持血液循环的稳定，为首选置换液。

（2）生理盐水：即0.9%NaCl等渗溶液，就电解质角度而言，生理盐水作为置换液不如平衡盐溶液。对于肾功能良好的患者可作为次选置换液，但是大剂量应用可能会发生组织水肿。另外肾功能不全患者用量较大时，有发生高氯性酸中毒的危险。

（3）5%葡萄糖NaCl溶液：该溶液的钠和氯的含量与生理盐水的相同，一般用作维持液，在缺乏平衡盐溶液和生理盐水的情况下亦可用作置换液。

（4）林格液：又称为复方NaCl溶液，氯的含量明显高于血浆含量。大量输入林格液将导致血氯过高，加重肾脏负担，甚至有引起高氯性酸中毒的危险。

2.人造胶体溶液

人造胶体溶液又称为血浆代用品、代血浆，是由人工合成的高分子物质制成的胶体溶液，包括右旋糖酐、HSE和明胶。人造胶体溶液为一种颗粒悬液，这些粒子的分子质量比晶体溶液大得多，不能穿过毛细血管壁从而会保留在血管内。在血液循环内这些粒子的作用类似于血浆蛋白，因而能维持或升高血浆胶体渗透压。

3.血液成分溶液

（1）清蛋白：目前血液成分采集治疗时多增加清蛋白为置换液。但清蛋白不含凝血因子、钙离子和钾离子，必要时需要相应补充。肝功能正常的患者，连续两次治疗需间隔48h，以便恢复凝血因子。

（2）新鲜冰冻血浆：除不稳定的凝血因子V和凝血因子Ⅷ还包含天然血型抗体、纤维蛋白原和其他凝血因子。使用时需要注意血浆ABO血型必须和受血者的红细胞相合。

（3）去冷沉淀凝血因子血浆：血小板减少性紫癜患者在进行血液成分采集治疗时，可用去冷沉淀凝血因子血浆作为置换液。

（4）浓缩血小板：当患者置换量较大时，可适当补充浓缩血小板。

（四）抗凝药

血液成分采集治疗时，通常采用枸橼酸、肝素作为抗凝药，以防止患者体内导出的血液在体外凝固。枸橼酸是通过螯合血液中的钙离子起到抗凝作用，并且回输后可以很快地被代谢。但需要注意的是在采集血液时，如果抗凝程度不足，可能会引起管道凝血。肝素是一种高分子酸性黏多糖，其作用主要是增强抗凝血酶Ⅲ的生物活性，阻止凝血酶的生成，从而达到抗凝目的。

三、血液成分采集治疗的适应证

血液成分采集治疗是一种特殊的治疗方式，能较快地改善患者的症状、缓解病情。随着分离机的不断改进和更新，治疗技术日趋完善，适应证也不断在拓宽。目前适应证覆盖了一系列疾病，包括血液系统疾病、神经系统疾病、泌尿系统疾病、免疫风湿性疾病等。

2010年美国血细胞分离协会（ASFA）对血液成分采集治疗适应证的病种、推荐级别均作了相应规定。

（一）ASFA规定的血液成分采集治疗适应证

血液成分采集治疗的应用越来越广泛，常见部分适应证见表2-2。

表2-2 血液成分采集治疗的适应证（ASFA，2010）

疾病系统及适应证	采集治疗方式	分类	级别
血液系统			
纯红细胞再生障碍性贫血	血浆置换术	Ⅲ	2C
重症冷球蛋白血症	血浆置换术	Ⅰ	1B
高白细胞血症并发白细胞梗阻	白细胞单采术	Ⅰ	1B
真性红细胞增多症	红细胞单采术	Ⅲ	2C
继发性红细胞增多症	红细胞单采术	Ⅲ	2B
血小板增多症（有症状）	血小板单采术	Ⅱ	2C
血栓性血小板减少性紫癜	血浆置换术	Ⅰ	1A
神经系统			
吉兰-巴雷综合征	血浆置换术	Ⅰ	1A
肌萎缩侧索硬化症	血浆置换术	Ⅳ	1B
慢性局灶性脑炎	血浆置换术	Ⅱ	2C
慢性炎症性脱髓鞘性多发性神经病	免疫吸附血浆置换术	Ⅰ	1B
肌无力综合征	血浆置换术	Ⅱ	2C
精神分裂症	血浆置换术	Ⅳ	1A
泌尿系统及免疫风湿性疾病			
ANCA急性肾小球肾炎（依赖透析）	免疫吸附血浆置换术	Ⅰ	1A
肺出血-肾炎综合征（非依赖透析）	免疫吸附血浆置换术	Ⅰ	1A
复发型局灶节段性肾小球硬化	免疫吸附血浆置换术	Ⅰ	1C
免疫复合物型急性肾小球肾炎	免疫吸附血浆置换术	Ⅲ	2B
银屑病	血浆置换术	Ⅳ	1B
难治性类风湿关节炎	免疫吸附血浆置换术	Ⅱ	2A
其他适应证			
ABO不相容造血干细胞移植（单采）	血浆置换术	Ⅱ	2B
ABO不相容实体器官移植（肾脏）	血浆置换术	Ⅱ	IB
心脏同种异体移植排斥反应预防	体外光照单采术	Ⅰ	1A
心脏同种异体移植排斥反应治疗	体外光照单采术	Ⅱ	IB
治疗抗体介导的排斥反应	血浆置换术	Ⅲ	2C
重症疟疾	红细胞置换术	Ⅱ	2B
家族性高胆固醇血症纯合子型	选择性清除	Ⅰ	1A
家族性高胆固醇血症杂合子型	选择性清除	Ⅱ	1A
甲状腺功能亢进合并危象	血浆置换术	Ⅲ	2C
肝豆状核变性（威尔逊氏病）	血浆置换术	Ⅰ	1C

（二）ASFA关于血液成分采集治疗适应证的分类说明

2010年版ASFA血液成分采集治疗术的适应证有四种分类，分别为Ⅰ类、Ⅱ类、Ⅲ类和Ⅳ类。

Ⅰ类，表明单采治疗具有首选治疗的价值。例如，吉兰-巴雷综合征，血浆置换术为有效的单独治疗方法；重症肌无力，血浆置换术为紧急时的有效急救治疗方法，同时结合免疫抑制剂和胆碱酯酶抑制剂治疗。

Ⅱ类，表明在临床治疗的同时，建议给予单采作为辅助手段的有效治疗方法。例如，静脉注射大剂量糖皮质激素仍发生弥散性脑脊髓膜炎，血浆置换术是应急治疗良好和有效的对策；严重的慢性移植物抗宿主病，在糖皮质激素治疗无效时，亦可推荐体外光照单采术作为辅助治疗。

Ⅲ类，代表单采治疗为选择性有效的手段。例如，体外光照单采术用于肾源性系统性硬化症；血浆置换术用于败血症和多器官功能衰竭。

Ⅳ类，代表非主管部门特别批准不得使用单采术。例如，AIDS患者的救治。

（三）ASFA关于血液成分采集治疗适应证的分级说明

2010年版ASFA在强化分类作用的基础上，推荐了临床指南版，便于临床治疗中具体的详细指导。ASFA建立了推荐级别评估系统。应用指引血液成分采集治疗术推荐级别，对提高ASFA的临床治疗安全系数非常重要。2010年ASFA关于血液成分采集治疗适应证的分级说明见表2-3。

表2-3　血液成分采集治疗适应证的分级说明（ASFA，2010）

级别	说明	依据	临床指引
1A	强烈推荐，疗效显著	随机临床试验未见明显不良反应或研究中未观察到有加重疾病风险的禁忌证	大多数患者治疗安全
1B	强烈推荐，疗效良好	随机临床试验未见有加重疾病风险的禁忌证	大多数患者治疗安全
1C	强烈推荐，具有疗效	通过观察性研究或较大病例分析	大多数患者治疗安全，可被更有效的治疗方法替代
2A	选择使用，疗效显著	随机临床试验出现不良反应，但是未观察到加重疾病风险的禁忌证	治疗有风险，需要依据临床和患者利益权衡
2B	选择使用，疗效良好	随机临床试验出现不良反应，观察到有加重疾病风险的临床特定的禁忌证	治疗有风险，规避临床禁忌证使用
2C	选择使用，具有疗效	随机临床试验出现不良反应，观察到有加重疾病风险的临床特定的禁忌证	治疗有风险，仅在其他替代治疗无效时选择

四、血液成分采集治疗的术前评估

进行血液成分采集治疗前，需要对患者病情进行评估并进行相应的术前准备，以保证血液成分采集治疗操作的顺利进行。

（一）临床症状和体格检查

对于准备采用血液成分采集治疗的患者都应该进行体格检查，并对疾病进程相关的症状和体征进行评估，确定操作的适应证以及患者承受这种操作的耐受情况。

（二）病史及治疗回顾

在血液成分采集治疗前，必须系统了解患者病史、疾病治疗情况和目前的一些伴随症状。

1.输血和妊娠史

采取询问患者或从患者病史和输血科（血库）记录中获得患者输血史（包括并发症）。此外，对于有过敏性输血反应的病例，应当采用抗过敏药物预防，特别是用血浆作为置换液时。妊娠史和输血史对估计可能发生的同种免疫反应很重要，因为患者可能产生红细胞、HLA或血小板的同种免疫抗体。

2.药物治疗

了解患者近期药物治疗的情况，尤其是抗生素药物，指引血液成分采集治疗与用药的时间。

3.低钙血症

低钙血症的患者在血液成分采集治疗过程中会出现唇周麻木或心律失常等状况，危及治疗的进行，或采集后会出现低钙血症。主要因为枸橼酸盐是钙离子拮抗药，导致血钙流失所致。通过减慢置换速率可缓解轻度低钙症状，对严重患者需预先或同时补钙（静脉缓慢注射葡萄糖酸钙）。

（三）实验室检查

血液成分采集治疗前和治疗后实验室检测结果提供了监测患者病情和制订治疗计划的主要依据。

1.血红蛋白、HCT以及全血细胞计数

可以帮助确立和评价患者耐受体外循环的容量。对于血小板减少性紫癜患者，血红蛋白或HCT和血小板计数可以帮助判断患者的恢复情况。对于白细胞增多症和血小板增多症患者，白细胞和血小板计数结果是确立诊断和评估单采效果的重要指标。

2.PT、APTT和纤维蛋白原

这都是采用清蛋白作为置换液的重要检测指标。在第一次血液成分采集治疗前，以及以后每次采集之前均应获取相应的实验室检查结果，尤其是两次连续采集间隔小于48h的情况下。如果这些结果超出参考范围，需要采取相关措施使凝血因子进一步恢复，或用血浆替换清蛋白，作为部分置换液。

3.其他检查

根据患者的临床情况，可能需要另外一些检查。例如，镰状细胞病患者进行红细胞置换术，需要对比置换前和置换后血红蛋白电泳以评估治疗效果；对于肺出血-肾炎综合征患者，需要检测操作前和操作后抗肾小球基膜抗体并进行定量，以帮助疾病的诊断和评估血浆置换的治疗效果；对于其他疾病需要根据具体情况增加相应的检查项目，以帮助评估、判断患者的情况，同时也对治疗效果加以客观的分析和评价。

（四）输血专业指引

（1）除对患者进行正确的评估之外，由于血液成分采集治疗术具有一定的风险性，所

以应该在进行治疗之前对患者例行知情同意。

（2）对临床护理提出维持患者良好静脉通路的指引和全程临床医师在场的指引，以维护医患双方的权益。

（3）保养和预调试全自动血细胞分离机，确认所有部件运行和功能正常，这将直接关系到成分采集治疗的成败。

（4）如有必要可运用输血实验室检查项目进行评估。

第二节　血液自然成分采集治疗技术

血液自然成分采集治疗技术包括治疗性血细胞单采术和治疗性血浆置换术。治疗性血细胞单采术（TCA）是指通过手工或血细胞分离机的方法去除患者血液中某些病理成分，收集其他正常血液成分，或者收集患者（或供血者）血液中某一成分，再回输给患者，以达到治疗疾病的目的。根据采集或去除的成分不同，TCA分为治疗性红细胞单采术、治疗性白细胞单采术和治疗性血小板单采术等。

一、治疗性红细胞单采术

治疗性红细胞单采术（TEA）是指采用血细胞分离机单采技术，选择性去除患者循环血液中病理性增多的红细胞，是病理性红细胞增多性疾病的重要辅助治疗手段。循环血液中的红细胞数量过多，可导致严重的高黏滞血症及系列病理损害，甚至危及患者的生命安全。快速去除这些病理性红细胞，是最有效的救治措施。

（一）适应证

TEA主要适用于真性红细胞增多症、遗传性红细胞增多症、血红蛋白病以及其他原因引起的红细胞增多症。

1.红细胞增多症

通过红细胞单采能够快速去除原发性或继发性增多的异常病理性红细胞，及时消除高黏滞血症和血栓形成所带来的风险，改善组织器官的供血、供氧，为原发病的治疗创造有利条件。对于原发性增多，外周血红细胞 $> 6 \times 10^{12}/L$、血红蛋白 $> 180g/L$，应考虑进行TEA，而继发性红细胞增多症，运用红细胞单采辅助治疗的同时还要积极根据病因治疗。

2.新生红细胞单采

可收集较多网织红细胞和丙酮酸激酶活力较高的血液，此种血液成分对于输血依赖的地中海贫血、骨髓增生异常综合征或再生障碍性贫血等可减少输血次数，延缓血色病发生。

3.特殊患者的自体输血

红细胞单采术也可以应用于特殊患者的自体输血，例如稀有血型患者、有特殊宗教信仰的患者和要求自体输血的患者等。在患者骨髓造血功能正常、符合自体输血条件时，可以通过红细胞单采，收获一定量的红细胞保存备用。

（二）方法

1.血细胞分离机单采红细胞

通过血细胞分离机采血，将患者血液动态离心分离成压积红细胞和其他血液成分，在密闭环境下动态将压积红细胞分流入红细胞保存袋，将其他有用的血液成分动态回输入患者体内。在实施红细胞去除的同时，以同样速率输入与压积红细胞等量的置换液。

治疗过程中测定患者的血红蛋白浓度、红细胞计数等指标的变化，作为去除红细胞的效果监测。一次红细胞去除总量需要根据患者具体病情和耐受能力调整，一般去除200ml压积的红细胞可减少血红蛋白8～12g/L。通常一次可去除压积红细胞800～1200ml，如果病情需要可在1～2周内重复。

2.手工放血去除红细胞

目前运用较少。主要是在患者一侧肢体采血，同时在另一侧肢体补充晶体或胶体溶液（也可体外离心后，将全血分离出血浆回输给患者），通过人工计算保障出入量平衡。每次放血量控制在300～500ml，间隔3～5d可重复，使血红蛋白、红细胞降至或接近参考范围。对红细胞增生情况异常严重的患者，宜多次少量进行，以逐步降低血红蛋白、红细胞水平。

（三）不良反应

1.血细胞分离机不良反应较少

偶有枸橼酸盐中毒，是由于输入较大量的血液时，抗凝药中的枸橼酸盐引起低钙血症，表现为口唇发麻、手足抽搐、不自主肌震颤、心动过速等。严重者可有心律不齐、心室纤颤、昏迷，甚至死亡。治疗时出现上述症状应减慢置换速度，迅速静脉注射葡萄糖酸钙，也可在置换前给予预防性口服钙剂。此外，还有少量由于全血处理流速过快导致患者不适，此时应适当调节速度。如果需要异体供血者的全血、红细胞、血浆等血液成分，还需要注意有可能发生相关输血不良反应。

2.手工换血出现不良反应较多

常见的有：由于出入量不平衡导致患者血容量下降或循环负荷加重；由于采血通路血流不畅，引起体外血液凝固和采血针口堵塞；由于去除病理性红细胞的同时，丢失大量血小板和凝血因子而出、凝血异常；由于多次穿刺和技术操作不当，引起静脉穿刺破裂、穿刺部位血肿、静脉炎等不良反应。

（四）注意事项

（1）TEA前，医生需要熟悉患者病情，完善必要的实验室检查，例如血常规、电解质等。

（2）治疗过程中注意观察患者的生命体征，如有不良反应发生，及时报告临床和输血科医师并处理。

（3）准备好适当的药品，以备治疗过程中出现不良反应和意外情况时使用。

（4）TEA通常只作为辅助治疗手段。对原发性红细胞增多症的患者，术后宜服用羟基脲维持治疗，以防出现"反跳"现象。

（5）对继发性红细胞增多症患者，应注意掌握治疗时机。例如子宫肌瘤继发性红细胞增多症患者，可在子宫肌瘤切除术前数天进行红细胞单采，并分离、保存红细胞，在患者术中出血时回输。

（6）运用血细胞分离机之前要调试好各项指标，确定仪器设备良好。同时还要在仪器运行过程中监测仪器运行情况。

二、治疗性红细胞置换术

治疗性红细胞置换术（TEE）是指输注健康献血者的红细胞的同时采集去除患者体内异常的病理性红细胞。

（一）适应证

主要适用于红细胞数量无异常，但功能异常或丧失的患者。

1.镰状细胞病

红细胞置换术可清除患者含血红蛋白S的病理性红细胞，并用含血红蛋白A的正常红细胞替代，使组织缺氧很快得到改善，症状也随之减轻或消失。

镰状细胞病发作早期并发急性脑卒中时，红细胞置换术是主要的标准治疗方法，属于Ⅰ类适应证，其余的镰状细胞病并发症（急性胸部综合征，预防原发性或继发性脑卒中，预防输血相关铁超负荷）属于Ⅱ类适应证，而多器官衰竭属于Ⅲ类适应证。临床上已有采用红细胞置换术治疗以下情况的镰状细胞病患者，例如阴茎异常勃起、妊娠、视网膜梗死形成、肝脏疾病等。

2.原虫感染

TEE可以减少寄生虫负荷，改善血液流变学、红细胞变形性和携氧能力，减少溶血相关细胞因子等毒性因子。在高风险患者，例如免疫功能不全患者、儿童或妊娠妇女，可以有效地减少寄生虫，挽救生命。2010年7月，ASFA指南分类指引TEE在严重疟疾为Ⅱ类适应证；在严重巴贝虫病为Ⅰ类适应证，高危人群为Ⅱ类适应证。因此，TEE既有利又有弊，应当由输血科医师和临床医师评估风险。

3.一氧化碳中毒

由于一氧化碳与血红蛋白的亲和力是氧与血红蛋白亲和力的200倍，一氧化碳中毒时红细胞中的血红蛋白与之不可逆性结合，导致红细胞运氧功能丧失，严重时需要进行置换，将患者体内已结合一氧化碳的红细胞去除，补充携氧功能正常的供血者红细胞。此时血气分析对于评估红细胞置换后组织供氧情况的改善具有重要意义。

（二）方法

（1）采用连续流动式血细胞分离机进行置换，可在分离出压积红细胞通路上截留患者红细胞，通过回输血浆及其他血液成分的通路动态补充供血者红细胞。

（2）采用间断式血细胞分离机进行置换，由于是单针间断采血和回输其他血液成分，因此最好在患者采血的另一侧建立输血通道，动态输注供血者红细胞。

（三）注意事项

（1）采用血细胞分离机之前要调试好各项指标，确定仪器设备良好。同时还要在仪器运行过程中监测仪器运行情况。

（2）依据患者心、肾功能状态，适当调整输液量的多少。心、肾功能正常，宜适当增加输液量，以减少因血浆蛋白丢失对血液胶体渗透压产生的影响；若患者存在心、肾功能不全，特别是严重肾功能不全，需要严格控制输液量。

（3）改善组织供氧是红细胞置换的主要目的，所以输入红细胞量应略少于或等于去除的红细胞量。对于需要同时改善贫血的患者，提高患者血红蛋白浓度一般不宜超过正常水平的下限。

（四）不良反应

同治疗性红细胞单采术的。

三、治疗性白细胞单采术

治疗性白细胞单采术（TLA）是指运用血细胞分离机单采技术，选择性地去除患者循环血液中异常增多的病理性白细胞。

病理性白细胞异常增高多见于各种高白细胞性的白血病，例如急性淋巴细胞白血病、急性髓细胞性白血病、慢性粒细胞性白血病、慢性淋巴细胞性白血病、多毛细胞性白血病等。此类疾病化疗后，肿瘤细胞大量被破坏，导致高钾血症、高尿酸血症、高磷酸盐血症和低钙血症等肿瘤细胞溶解综合征。因此，治疗性白细胞单采术特别是化疗前进行白细胞单采，有利于减少并发症，增强化疗、放疗的疗效，起到有效辅助治疗的作用。近年来，治疗性白细胞单采术已经被临床广泛应用于高白细胞性的急、慢性白血病的辅助治疗。

（一）适应证

1.高白细胞性的白血病

TLA应用于有症状的白细胞增多症属于Ⅰ类适应证，预防性的白细胞单采术属于Ⅲ类适应证。一般下列情况需要立即进行白细胞单采。

（1）外周血白细胞计数$\geq 50 \times 10^9/L$，伴有脑、肺等重要器官严重并发症者。

（2）外周血白细胞计数$\geq 100 \times 10^9/L$，有血液高黏滞综合征者。

（3）外周血白细胞计数$\geq 200 \times 10^9/L$，不论临床有无明显的并发症或其他情况。

2.减轻肿瘤细胞溶解综合征

对于外周血白细胞计数为$50 \times 10^9 \sim 100 \times 10^9/L$需要进行化疗的患者，化疗前白细胞单采可降低白细胞计数、减轻临床症状、改善化疗预后、提高缓解率，同时可以避免化疗所致肿瘤细胞溶解综合征。

3.炎症性肠病

目前，炎症性肠病在以化学药物治疗为首选方案的基础上，采用TLA清除炎症性肠病患者血液循环中活化的白细胞（粒细胞、单核细胞/巨噬细胞和部分淋巴细胞），可作为辅助治疗并取得了较好的疗效。

（二）方法

白细胞单采需要将红细胞沉淀剂（6%HSE）加入血液中，由于HSE可刺激缗钱状红细胞形成，离心时可加速红细胞和白细胞的分离，从而可更有效地增加白细胞去除量。

（三）注意事项

（1）治疗前，完善必要的检查，如血常规、肝肾功能、电解质等。

（2）单采过程中监测生命体征。

（3）单采时可损失一定量的红细胞或血小板，必要时应给予补充。尤其是血小板计数$< 50 \times 10^9/L$者，必须行白细胞去除治疗时，须备好血小板。

（4）治疗过程中，需要保证患者其他静脉药物的应用。

（5）急救药品准备，置换过程中发生不良反应和意外情况时使用。

（四）不良反应

1.低钙血症

白细胞单采时，需要在体外循环处理的血量较大，因此可能发生血液抗凝药中枸橼酸盐过量引起的低钙血症。

2.凝血功能障碍

实施治疗性白细胞单采术会丢失一定量的血小板。

3.输血相关不良反应

如患者需要补充血液成分，可发生输血相关不良反应。

4.其他

静脉穿刺破裂、穿刺部位血肿、静脉炎等。

四、治疗性血小板单采术

治疗性血小板单采术（TTA），就是指应用血细胞分离机单采技术，选择性去除患者循环血液中异常增多的病理性血小板。循环血液中的血小板数量异常增多，可导致血栓形成、微血管栓塞及心、脑、肺等重要组织器官梗死，危及患者的生命安全。快速有效地去除循环血液中病理性增多的血小板，就能及时、有效地降低上述病理损害带来的风险。

（一）适应证

有临床出凝血障碍的血小板增多症（血小板计数≥500×10^9/L），是TTA的Ⅱ类适应证，预防性治疗或治疗继发性血小板增多症属于单采治疗Ⅲ类适应证。

（1）原发性血小板增多症。在血小板数量异常增多的情况下，如仅采用药物抑制血小板生成，起效时间长，难以有效预防严重并发症的发生。TTA能迅速有效地降低循环血液中的血小板数量，降低血栓和微血栓形成的风险。

（2）其他伴血小板增多的骨髓增生性疾病。患者血小板计数≥1000×10^9/L，或者血小板<1000×10^9/L，但已有严重并发症时，也可进行TTA。

（3）TTA不适用于继发性血小板增多患者。

（二）方法

原发性血小板增多的患者，进行TTA可降低血小板计数并缓解症状。然而对血小板的降低量并没有确定的指标，通常处理全血量为患者容量的1.5倍时可减少约40％的血小板，必要时可短期内重复单采治疗。

（三）注意事项

（1）治疗前，完善必要的实验室检查，包括血常规和水、电解质平衡。

（2）治疗中、治疗后要严密观察生命体征。

（3）单采去除血小板后，应积极抑制血小板增生的化疗、生物治疗和其他治疗，否则，也会出现"反跳"现象。

（4）急救药品准备，置换过程中发生不良反应和意外情况时使用。

（四）不良反应

治疗性血小板单采患者出现的不良反应少。可能会出现枸橼酸盐中毒、静脉穿刺破裂、穿刺部位血肿等。

五、治疗性血浆置换术

治疗性血浆置换（TPE）术是指通过血细胞分离技术，用健康人血浆、晶体溶液、胶体溶液等置换液，将患者循环血液中含有的大量病理性血浆物质置换出来，从而减少患者血浆中的某些有害成分，达到减轻症状、缓解病情的目的。

（一）适应证

TPE治疗的疾病范围很广，可以用于血液系统疾病的治疗、神经系统疾病治疗、肾脏疾病治疗等。

1. 血液系统疾病

血液系统疾病中，部分是由于血浆中出现异常抗体导致血细胞破坏或是血浆中出现过多异常血浆蛋白，导致血液高黏滞或致其他器官损害。TPE可应用于清除致病抗体及异常血浆蛋白，减轻疾病症状，改善疾病预后。

（1）血栓性血小板减少性紫癜（TTP）：TTP一般治疗措施往往疗效不明显。而TPE治疗可明显改善TTP患者的预后。通过TPE清除了抗血管性血友病因子裂解酶（ADAMTS$_{13}$）抗体以及相对大分子质量的超大多聚体（ULvWF），并补充相对低分子质量的ULvWF或ADAMTS$_{13}$蛋白酶，从而达到治疗效果。置换液可选用新鲜冰冻血浆。通常连续多次进行TPE，每天一次，直到血小板计数和血清LDH正常，病情缓解。

（2）巨球蛋白血症：TPE用于处理循环血液中免疫球蛋白引起的症状可以获得最好的效果。通常，使用清蛋白或是清蛋白/生理盐水作为置换液，TPE每天1次，治疗1~3次后全身症状缓解。

（3）多发性骨髓瘤：TPE是多发性骨髓瘤化疗的辅助治疗，可快速降低血清中病理性蛋白。TPE治疗每天1次或是隔天1次，需要用清蛋白或是清蛋白/生理盐水作为置换液。腹膜透析也可以清除病理性蛋白，但是效果比TPE要差。

（4）特发性血小板减少性紫癜（ITP）：它是常见的自身免疫性疾病。大多数患者有针对血小板膜糖蛋白抗原的IgG自身抗体。在儿童，ITP呈急性发作，且病程是自限性的，不经治疗即可痊愈。成人多发于妇女，病程慢性迁延，不经治疗很少能痊愈。TPE通过去除患者自身血浆中部分血小板相关抗体和免疫复合物达到治疗效果。

（5）自身免疫性溶血性贫血（AIHA）：是常见的获得性溶血性贫血。TPE可清除患者体内冷抗体和温抗体，治疗效果较好。在传统药物治疗的基础上加用TPE，可降低抗体滴度并减少血液的输注。TPE时置换液应选择5%清蛋白，并注意保温，以防体外循环时血液受冷而发生不良治疗反应。

（6）伴有抑制物的血友病：部分血友病患者由于长期应用凝血因子浓缩剂治疗，血液循环中出现凝血因子Ⅷ或Ⅸ的抑制物，属IgG型抗体。选用含有各种凝血因子的FFP作为置换液，应用TPE清除患者血液循环中的凝血因子抑制物，效果显著。

（7）输血后紫癜（PTP）：常见于既往有多次妊娠经历或者反复输注全血、浓缩红细胞制剂后的患者，继发性出现血小板显著减少（≤10×10^9/L）。静脉注射免疫球蛋白可快速中和异常抗HPA同种抗体，改善临床病情，但输注ABO同型随机供体的浓缩血小板很难有效提高血小板计数。通常静脉注射免疫球蛋白及输注配型血小板的同时，辅助TPE治疗可取得良好的治疗效果。

（8）ABO血型不合移植的并发症：ABO血型不合的异体造血干细胞移植的突出并发症表现在红细胞溶血和红系造血延迟，其严重程度与供受者间ABO血型相合程度相关。可以通过TPE达到有效降低受者体内抗A或抗B凝集素的目的。TPE的最佳时间为骨髓预处理完成以后或者是在回输造血干细胞的前一天。

对于ABO血型不合的实体器官移植，通过移植前对受者进行TPE可以提高移植成功率，但是对生存率的影响有待研究。例如，肝脏移植中ABO血型不合可以引起超急性排异反应，立即进行连续的TPE治疗可有效地逆转排斥。但是，值得注意的是，来自美国分配网络中心的研究表明，TPE不能逆转肾移植后的排斥反应。

2.神经系统疾病

在神经系统疾病中，有些与自身免疫相关的病变，是TPE的适应证之一。这类疾病能够通过置换去除致病性体液因素之中的抗体以及炎性递质，从而达到治疗疾病、减轻症状的效果。

（1）重症肌无力：通过静脉注射免疫球蛋白，中和循环中的神经-肌接头处肌细胞抗乙酰胆碱受体的抗体，同时结合TPE治疗清除或减少此类抗体，通常可以取得满意的治疗效果。

（2）吉兰-巴雷综合征：TPE可改善临床症状和减少疾病反复发作的概率，宜在发病2周内进行。

（3）慢性炎症性脱髓鞘性多发性神经病：TPE治疗可以使患者的临床病情缓解、减轻、延迟复发时间和改善复发程度。

（4）多发性硬化：TPE通过清除自身抗体而缓解多发性硬化患者的临床病情，同时给予大剂量静脉注射免疫球蛋白治疗，能够达到较长时间改善病情的良好效果。

3.肾脏疾病

TPE治疗的肾脏疾病的机制主要是清除血液中的异常免疫球蛋白。尽管药物治疗可以控制抗体产生，但是，血液循环中存在的抗体仍会持续损伤肾小球基膜。TPE的目的是减少血液循环中的抗体，可应用于多种肾脏疾病的治疗。

（1）肺出血肾炎综合征：首选治疗为大剂量的泼尼松和环磷酰胺，可合并使用冲击性TPE，以快速降低抗肾小球基膜抗体水平并最大程度减慢组织破坏的进程。置换通常每天一次，持续超过两周。但需要注意自身抗体出现或消失不是开始或终止TPE治疗的依据，TPE应该持续到肾小球或肺脏进行性损伤已经消除为止。

（2）急进性肾小球肾炎：TPE联用免疫抑制剂治疗急进性肾小球肾炎的疗效显著高于单用免疫抑制剂，并可使病死率明显下降，但对透析依赖的肾功能衰竭患者TPE的作用尚有争议。

4.风湿性疾病

风湿性疾病是泛指影响骨、关节及其周围软组织的一组疾病。风湿性疾病大多属于自身免疫性疾病，病理表现为局部组织出现大量淋巴细胞、巨噬细胞、浆细胞的浸润和聚集。关节液及血液循环中可能存在大量自身抗体和补体。除药物治疗外，辅助治疗对减轻疾病症状和改善预后也有重要的作用。如TPE可以清除血液循环中的致病抗体，减轻其对组织的损害。

（1）重症系统性红斑狼疮（SLE）：TPE能去除SLE患者血浆中的自身抗体和免疫复合物，对常规药物治疗无效或严重不良反应者以及重症患者可获得显著疗效。

（2）类风湿性关节炎（RA）：RA是一种以周围关节滑膜炎为特征的慢性全身性自身免疫性疾病，病变呈持续、反复发作过程。传统治疗包括非甾体抗炎药、抗风湿药、糖皮质激素等。在美国，TPE治疗RA已获得美国FDA许可。

（3）系统性血管炎：与遗传相关的自身免疫性疾病，以血管壁炎症和缺血性组织破坏为主要临床表现和体征，患者体内可发现免疫复合物、自身抗体如中性粒细胞抗体等。TPE可用于药物治疗有效时的辅助治疗和药物治疗无效时的替代治疗。

（4）其他疾病：强直性脊柱炎、干燥综合征、系统性硬化症等都有应用TPE治疗的报道，并普遍认为TPE可以去除患者体内的自身抗体或免疫复合物，减少其对机体的损害，降低严重并发症的发生概率。

5.家族性高胆固醇血症

TPE可降低低密度脂蛋白和胆固醇水平，延缓大动脉和冠状动脉粥样硬化的进程。

6.急性肝功能衰竭

TPE可以广泛清除肝衰竭患者体内的内源性毒素（血氨）、与血浆蛋白结合的大分子物质（胆红素）、循环免疫复合物等，同时补充生物活性物质如凝血因子、清蛋白、调理素等。研究显示TPE可改善血压、脑血流和神经症状，但关键的预后指标——颅内压并没有下降。

近年，将血浆置换与连续性血液净化联合，应用于肝衰竭的治疗，成为较为理想的非生物人工肝治疗模式，对于改善肝衰竭伴有水、电解质、酸碱平衡紊乱及肝肾综合征患者的临床危象有一定的疗效。

7.药物中毒

对于已经吸收入血液的毒物采用相应药物解救的同时，可采用TPE，迅速清除血液中的药物、毒物以及毒物的代谢产物等异常物质，以提高抢救成功率。TPE能快速有效修复那他珠单抗治疗患者的中枢神经系统免疫效应器。TPE的置换液为等量新鲜冰冻血浆或5%人血清清蛋白。

（二）方法

1.准备

TPE之前应掌握患者病情，了解相关实验室检查结果，尤其是明确患者有无酸碱、电解质和水失衡，有无血小板减少，有无出血情况，有无凝血因子减少和肝功能异常。

2.确定TPE的量、速度、次数和频率

由于病因、病情、致病物质的血浆浓度以及血浆置换后该物质的复升速度均不相同，因此血浆置换的量、频率及总次数应因人而异：

（1）每次置换血浆量为一个血浆单位，计算公式：血浆（L）= 体重（kg）× 8% × (1-HCT)。按公式计算，置换一个血浆单位的血浆后可使患者血液中所含的异常物质浓度降至原浓度的30%，即降低了70%。但在TPE实际操作中，由于患者体内异常物质不断产生，血管内、外物质不断平衡进入血管，血容量因晶体溶液外渗而缩小，因此异常物质的清除率往往低于理论计算值。

（2）置换血浆血流流速为30~50ml/min。

（3）可每天1次连续置换或间隔1~2d置换1次，每1个疗程为3~5次。

3.选择置换液

小量TPE或高蛋白血症患者TPE中通常单独使用晶体溶液，而在较大量TPE中多配合5%清蛋白溶液使用。但因其不含凝血因子，所以在较短时间内不宜大量使用。往往在大量置换血浆的后期，需要增加新鲜冰冻血浆和浓缩血小板的输注，以提高凝血因子和改善凝血功能。

（三）注意事项

（1）采出血浆量应与回输置换液的量基本保持平衡，防止心血管功能衰竭。

（2）置换液应适当保温，以预防低温并发症，例如休克、心律失常等。

（3）准备好适当的急救药品，以备置换过程中发生不良反应和意外情况时使用。

（4）注意观察抗凝药的滴速，防止不良反应发生。特别是过敏性休克和喉头水肿，如有发生应及时处理。

（5）TPE后血中药物浓度也可随之下降，适当调整药物剂量，以维持治疗必须的药物浓度。

（6）TPE结束后根据情况适量补充钙剂，防止出血或抽搐，并且及时用药治疗原发病，以防病情"反跳"。

（四）不良反应

TPE治疗可能出现不良反应。据报道治疗性单采不良反应的发生率为4.3%～6.75%，其中严重不良反应的发生率为0.4%～0.9%。TPE治疗不良反应的发生率与患者的疾病种类、病情、置换强度、置换液种类密切相关。多数不良反应都比较轻微，但是值得注意的是采用TPE治疗的大多数患者的病情都比较严重，临床情况复杂，所以在操作过程中，如果患者出现任何料想不到的和无法解释的症状或体征时，操作应该暂停。常见的TPE不良反应有：枸橼酸盐毒性反应、循环超负荷、血浆蛋白过敏反应、病理性血液成分"反跳"现象、凝血功能紊乱、静脉穿刺部位血肿及病毒疾病的传播等。

第三节　药物诱导血液成分采集治疗技术

药物诱导血液成分采集治疗技术，是指在刺激血液有核细胞增生的化学药物治疗后采集外周血有核细胞，用于造血干细胞移植或抗肿瘤治疗的一种全新的输血治疗技术。药物诱导血液成分采集治疗技术是20世纪末逐渐发展起来的一种血液采集治疗技术，主要包括利用干细胞对已经受损或坏死的细胞进行修复或取代。例如造血干细胞采集治疗；通过向肿瘤患者输注具有抗肿瘤活性的免疫细胞，例如杀伤细胞、树突状细胞，直接杀伤或激活免疫反应的细胞免疫治疗。

一、造血干细胞采集治疗技术

干细胞（SC）是一类具有自我更新、高度增生和多向分化潜能的细胞群体。造血干细胞（HSC）主要用于造血干细胞移植（HSCT）。HSCT是采用超大剂量化疗，或联合放射治疗来清除患者体内的恶性肿瘤细胞，然后将经过处理的自体或健康的异体HSC经深静脉输注到患者体内，使患者重新建立正常造血功能和免疫功能，从而达到治疗目的的一种治疗技术。异基因骨髓和外周血造血干细胞移植是国家准入医疗技术项目。目前这种方法已广泛应用于白血病等恶性血液病、急性再生障碍性贫血等血液系统疾病、地中海贫血等遗传性疾病、假肥大性肌营养不良等神经肌肉疾病、淋巴瘤等实体肿瘤的治疗。

HSCT根据干细胞来源、免疫学属性、遗传学背景、移植预处理方案有以下分类方法，见表2-4。

（一）外周血造血干细胞采集

1.外周血造血干细胞动员

外周血造血干细胞（PBSC）源自骨髓HSC。由于能够将骨髓中造血干细胞动员到外周血，以及自动化干细胞采集设备的广泛应用，自体及异体的PBSC移植迅速发展起来，成为目前主要的干细胞移植技术。正常生理情况下外周血干细胞数量少，需要化学药物刺激骨髓生成大量的 HSC，并从骨髓向外周血大量释放，才能够通过血细胞分离机进行采集，获得足够数量的 HSC。刺激骨髓生成造血干细胞的药物又称为造血干细胞动员剂，常用的有 G-CSF 或 GM-CSF，可以显著提高 PBSC 的数量，药效持续时间较长。

表 2-4　造血干细胞移植分类

移植干细胞来源	免疫学	遗传学	预处理
骨髓	自体	同胞供体	清髓
	异基因	亲缘供体	非清髓
	同基因	无关供体	
外周血造血干细胞	自体	同胞供体	清髓
	异基因	亲缘供体	非清髓
	同基因	无关供体	
脐带血造血干细胞	自体	无关供体	清髓
	异基因		非清髓

2.采集前准备程序

（1）捐献者健康体检和心理辅导。

（2）移植方案和日期确认。

（3）患者移植前化疗和药浴入仓。

（4）捐献者入院再次健康体检。

3.采集方法

（1）捐献者接受 HSC 动员剂治疗，且每天一次血常规检查。

（2）捐献者注射动员剂第 5 天首次采集外周血造血干细胞，次日再次采集。

（3）使用全自动血细胞分离机操作。将采血管经肘静脉穿刺，再与血细胞分离机接口联通，启动全自动血细胞采集机标识的有核细胞采集程序进行血液的人机循环，首次采集 1～2 个循环，每个循环血量 8000～15000ml，采集所需的时间为 3～4h，每天只可采集 1 次。

（4）获取 PBSC150～200ml，单个核细胞数量 $\geqslant 3 \times 10^8$/kg。根据诊断和移植前缓解状态，可以建议单个核细胞数量最佳 $\geqslant 6 \times 10^8$/kg。

4.注意事项

（1）动员剂首次注射后需观察 15～30min，一旦捐献者有局部或全身性过敏反应，及时救治，并中止采集程序。

（2）再次注射动员剂前后都要求观察捐献者是否有不良反应体征，询问捐献者是否有不适感觉症状，一旦有严重不良状况应及时救治，并中止采集程序。

（3）严密观察血尿、腹痛、视觉改变等预示严重不良反应的情况。

（二）骨髓造血干细胞采集

1.采集前准备程序

（1）捐献者健康检查。

（2）血液科、肿瘤科或层流病房医师确定骨髓采集日期。

（3）临床移植医师制订移植日程。

（4）捐献者入院复查健康状态。

2.采集方法

（1）骨髓HSC采集术必须是在手术室、全身麻醉或硬膜外麻醉下，由临床医师实施。具有临床资质的输血科医师亦可承担该项采集术。

（2）骨髓穿刺位置多数选择双侧髂后上脊。采集方法遵循一个部位多方向、多层面的多点穿刺原则。

（3）所采集的骨髓是血液与骨髓的混合液，称为"骨髓血"。一般可采骨髓血的总量为$800 \sim 1000ml$。整个采集骨髓血的过程需$1 \sim 2h$。

（4）采集出来的骨髓血需要用特制金属滤网滤去脂肪颗粒，并注入血细胞保存袋。

（5）骨髓血采集量以其含的有核细胞数和患者的体重决定，一般异基因骨髓移植所需要的单个核细胞数$\geq 2 \times 10^{8}/kg$。

（6）捐献者无不良反应情况下，术后$1 \sim 2d$后可出院休息，$1 \sim 2$周后恢复正常工作。

3.注意事项

（1）异基因骨髓移植，通常适当处理后供体骨髓即可移植给患者，不需要特殊保存。如不能立即输注，可加入血液保存液，$4℃$保存$48h$。原则上，骨髓采集后需要在$24h$内输入到患者体内。

（2）抽取骨髓时，骨髓腔内的血液也会被抽取出来，为防止造成捐献者贫血或血压过低，可静脉滴注捐献者自体备血。并且采用生理监视器观察捐献者生理迹象，以确保捐献者的安全。

（3）采集出来的骨髓液，留取少量做各类实验室检测。

（三）脐带血造血干细胞采集

采集对象为足月正常分娩的产妇，在胎盘娩出前或胎盘娩出后迅速进行。

使用无菌的采血袋或一次性注射器，将针头刺入消毒部位的脐带，将脐带断端上举，使脐带血反流至近胎盘处的脐带中，在脐带血存留的部位以上夹住脐带。将夹住的脐带仔细消毒后，再次穿刺取血。如胎盘分娩后采血，需将胎盘表面用75%乙醇洗净擦干，悬挂在准备好的架子上，用采血袋或注射器穿刺入消毒的脐静脉，使脐带血缓慢地流入采血袋内。如果胎盘或脐带内仍有脐带血残留，在穿刺部位的上方固定，拔出针头，重复穿刺采血。采集的脐血在$4 \sim 25℃$保存，尽快在$24h$内进行处理。脐血进行单个核细胞（MNC）分离，然后冷冻保存，液氮（$-196℃$）可长期保存。

（四）造血干细胞计数

输入足够的HSC是重建造血和移植物抗肿瘤效应（GVL）的关键。移植后造血功能恢复或重建速度与输入的移植物质量密切相关。不同类型的HSCT需要输入不同数量的HSC。已证实CD34[+]细胞的绝对计数是决定HSC数量是否足够的最可靠和可行的方法。非血缘异基因外周血干细胞移植需要$MNC > 5 \times 10^{8}/kg$，且CD34[+]细胞$> 3 \times 10^{6}/kg$，而脐带血移植需$MNC > 2 \times 10^{7}/kg$。

1.干细胞标本抽样

标记取样前要将采集袋中的采集物与采集袋上小样管中的采集物混合5次以上，再封闭小样管，剪取小样管中的采集物送实验室立即检测。样本将被分为两份：一份做有核细胞计数，另一份做CD34[+]细胞计数。

2.有核细胞计数

用配套细胞稀释液将采集物分别稀释2倍、10倍，充分混匀后，用全自动血细胞分析仪进行检测。同时将采集产物涂片，常规瑞氏染色，进行细胞分类，计算MNC比例和绝对数，除以受血者的体重，即可得出单位体重的MNC绝对计数。

3.CD34+细胞计数

采用流式细胞仪来检测CD_{34}^{+}细胞的百分比或绝对值。目前有两种检测方案。方案一即用流式细胞仪直接检测出CD_{34}^{+}细胞在有核细胞中的绝对值。此方案为国际血液及移植工程协会推荐采用的方案。方案二则需先用全自动血细胞计数仪检测采集物的有核细胞计数，再用流式细胞仪检测其中的CD_{34}^{+}细胞比例，两者相乘可计算出CD_{34}^{+}细胞在采集物中的绝对值。

（五）适应证

经过30多年的临床研究和临床实践，HSCT已经成为重要的临床治疗手段。美国芝加哥大学医学院提出，依据诊断和疾病病程的不同阶段，将HSCT程序分为标准程序、推荐程序、不推荐程序和临床试验阶段的程序四个级别，见表2-5。

标准程序，表示为欧美国家普遍常规使用的程序。

推荐程序，表示欧美国家公认有效，正在等待进一步验证或政府批准程序。

不推荐程序，表示欧美国家经过大量临床实践证明效果不明显的、不再推荐使用的程序。

临床试验阶段，表示正在做临床评估的程序。

表2-5　造血干细胞移植适应证（成人）

疾病诊断	疾病病程	血缘关系异基因	无关供体异基因	自体移植
AML	CR₁、CR₂	S	CP	S
	CR₃、复发	S	CP	S
	M₃，分子指标持续阳性	S	CP	NR
	M₃，分子指标2次缓解	S	CP	S
	复发或难治性AML	CP	NR	NR
ALL	CR₁（高危险）、CR₂	S	S	CP
	复发或难治性ALL	CP	NR	NR
CML	慢性期	S	S	CP
	加速期	S	S	NR
	急变期	D	NR	NR
骨髓增生性疾病		CP	D	D
MDS	RA、RAEB	S	S	CP
	RAEBt	S	CP	CP
CLL		S	D	CP

疾病诊断	疾病病程	血缘关系异基因	无关供体异基因	自体移植
NHL	第1次临床缓解期	NR	NR	S
（中、高度）	第2～3次临床缓解期	CP	CP	S
	难治性NHL	CP	NR	NR
NHL	第1次临床缓解期	NR	NR	CP
（低度）	第2～3次临床缓解期	CP	D	S
HD	第1次临床缓解期	NR	NR	CP
	第2～3次临床缓解期	CP	NR	S
	难治性HD	CP	NR	CP
骨髓瘤		CP	D	S
AA（高危型）	年龄≥45岁	S	D	NR
淀粉样病变		D	NR	D
ITP	出血	—	—	D
系统性硬化		—	—	D
RA		—	—	D
多发性硬化病		—	—	D
SLE		—	—	D
1型糖尿病	确诊早期	—	—	CP
实质性肿瘤	乳腺癌	NR	NR	CP
	生殖细胞肿瘤	NR	NR	S

二、间充质干细胞采集治疗技术

间充质干细胞（MSC）是干细胞家族的重要成员，源于发育早期的中胚层和外胚层。MSC是一种具有自我复制能力和多向分化潜能的成体干细胞，属于非终末分化细胞，它既有间质细胞，又有内皮细胞及上皮细胞的特征。MSC在体外特定的诱导条件下，可分化为脂肪、软骨、骨、肌肉、肌腱、神经、肝、心肌、胰岛β细胞和内皮等多种组织细胞，连续传代培养和冷冻保存后仍具有多向分化潜能，可作为理想的种子细胞用于衰老和病变引起的组织器官损伤的修复。

（一）间充质干细胞生物学特性

（1）强大的增生能力和多向分化潜能，在适宜的体内或体外环境下可分化为造血细胞、肌细胞、肝细胞、成骨细胞、软骨细胞、基质细胞等多种细胞。

（2）具有免疫调节功能，通过细胞间的相互作用及产生细胞因子抑制T淋巴细胞的增生及其免疫反应，从而发挥免疫重建的功能。

（3）易于获得，易于分离培养、扩增和纯化，传代扩增后保持干细胞特性，没有免疫排斥特性。

（二）间充质干细胞来源

MSC最早在骨髓中发现，随后还发现存在于人体发生、发育过程的许多种组织中。

MSC能够从骨髓、脂肪、滑膜、骨骼、肌肉、肺、肝、胰腺等组织以及羊水、脐带血中分离和制备。其中以骨髓组织中含量最为丰富，并且用得最多的是骨髓来源的MSC，因此也称为骨髓MSC。从脐带组织中得到的MSC称为脐带间充质干细胞（UC-MSC）。UC-MSC具有类似胚胎干细胞的增生能力和多向分化潜能，并且来源丰富、取材方便、低病毒感染率、无伦理障碍，更为重要的是没有胚胎干细胞产生畸胎瘤的问题，具有HLA抗原性微弱、不产生免疫排斥反应、异体使用可以忽视HLA配型等优点。

（三）移植过程

MSC移植是指采集MSC，然后进行培养、纯化，再回输患者体内。

（1）对患者的整体状况进行评估，如果没有禁忌证，例如，感染、肾危象、心包大量积液等的情况下，进行细胞动员4~5d。

（2）MSC的采集，采用多功能细胞分离机分离MSC细胞。

（3）MSC的体外培养及扩增，20d左右。

（4）MSC的移植，移植途径有两种形式，一种是直接在皮损部位多靶点注射，另外一种是静脉移植，将扩增的MSC从静脉输入，使之通过血液循环到达病变部位。

（四）临床应用

MSC是干细胞的一个研究分支。MSC临床应用于治疗多种疾病，例如血液系统疾病、心血管疾病、肝硬化、神经系统疾病、膝关节半月板部分切除损伤修复、自身免疫性疾病等，对这些疾病的治疗取得了重大突破，挽救了许多患者的生命。此外，MSC在神经系统修复方面具有长远的发展前景。

2004年，LeBlanc等报道了首例半相合异基因MSC输注治疗GVHD获得成功，发现和证明MSC输注治疗GVHD和促进造血重建的有效性，其MSC来源涉及骨髓、脂肪、牙周等。美国FDA关于MSC的临床应用已批准了近60项临床试验，主要包括以下几个方面：

1.辅助造血干细胞移植

增强造血功能；促使造血干细胞移植物的植入；治疗GVHD。

2.组织损伤的修复

有骨、软骨和关节组织损伤，心肌损伤，肝细胞损伤，肾实质损伤，糖尿病足，脊髓神经细胞损伤。

3.自身免疫性疾病

有系统性红斑狼疮、硬皮病等。

4.基因治疗的载体

其中GVHD、克隆氏病的治疗在美国已经进入到三期临床阶段。我国也已开始用MSC治疗一些难治性疾病，例如脊髓损伤、脑瘫、肌萎缩侧索硬化症、系统性红斑狼疮、系统性硬化症、克隆氏病、脑卒中、糖尿病、糖尿病足、肝硬化等，根据初步的临床报告，MSC输注治疗都取得明显的疗效。

迄今为止，干细胞的研究还有许多问题仍未解决。例如是否增加肿瘤发生率、是否会增加基因突变风险等问题尚待评估。移植干细胞的数量与功能的关系，移植干细胞在受体组织转归和长期效应，其合适的生存微环境以及如何大规模培养质量稳定、均一的干细胞等问题，都有待深入研究。尽管如此，由于MSC具有多向分化潜能的特征和易于体外扩增等特征，已被认为是一种理想的细胞采集治疗方式。

三、免疫细胞采集治疗技术

免疫细胞采集治疗技术，是指通过向肿瘤患者输注具有抗肿瘤活性的（特异性或非特异性的）免疫细胞，直接杀伤或激发机体免疫反应杀伤肿瘤细胞，达到治疗肿瘤的目的，也称为细胞免疫治疗，20世纪70年代免疫监视概念的提出，认为机体系统能够识别并通过细胞免疫机制破坏肿瘤，使人们开始从免疫学角度考虑肿瘤的治疗方法，免疫细胞采集治疗技术逐渐成为肿瘤治疗的新策略。

免疫细胞采集治疗技术包括细胞的体外分选、刺激诱导、扩增、确定抗原特异性和免疫表型并将效应细胞回输给肿瘤患者等过程。目前主要应用的免疫治疗的细胞有：自然杀伤（NK）细胞、淋巴因子激活的杀伤（LAK）细胞、细胞因子诱导的杀伤（CIK）细胞、树突状细胞（DC）等。

（一）LAK细胞

1.LAK细胞治疗机制

LAK细胞即淋巴因子激活的杀伤细胞。LAK细胞在体内广泛存在，具有广谱高效的杀瘤效应。LAK细胞的最大特点是无须抗原刺激即具有杀伤活性，而且是非特异、不受MHC限制的，它不仅能杀伤对NK细胞敏感的肿瘤细胞，而且对NK细胞不敏感的各种自体和异体新鲜实体瘤细胞也有杀伤作用，对正常细胞却没有损伤作用。因此，LAK细胞具有NK细胞和T淋巴细胞无可比拟的杀伤效应，在肿瘤免疫治疗中具有重要作用。

2.LAK细胞治疗方法

LAK细胞在体外依靠IL-2的激活，在体内的抗肿瘤活性也依赖于IL-2的存在，因此，目前LAK细胞治疗多与IL-2联合应用。LAK细胞治疗是通过采集、分离患者自体循环血液中的MNC，进行体外培养、扩增后，再用IL-2等细胞因子进行激活，制备成具有杀伤肿瘤细胞特性的LAK细胞悬液，回输给患者进行抗肿瘤治疗。目前，LAK细胞疗法主要有两种。

（1）自身疗法：患者肌内注射IL-2，100000U/次，每天1次，3~5d后，采集患者外周血MNC，在IL-2培养液中体外培养3~5d诱导成LAK细胞，与IL-2注射液混合回输给患者。每次输入LAK细胞数 >10^8个，维持IL-2注射以促进LAK细胞的杀伤肿瘤细胞的活性。

（2）同种异体单采治疗：抽取健康供血者的外周血，经抗凝处理后分离出外周血单个核细胞，以IL-2刺激5~10d后，与IL-2同时输给患者。每次输入LAK细胞数 >10^8个，且每个疗程中不断输入IL-2，以维持LAK细胞的活性。

3.LAK细胞治疗临床应用

LAK细胞疗法多与化疗、造血干细胞移植等联合应用。IL-2/LAK疗法也存在一些毒副作用，主要与IL-2剂量累积有关。多数患者可出现发热、头晕、寒战、乏力、恶心、呕吐、腹泻等不适，最严重的毒副作用主要是毛细血管渗漏综合征（CLS），停用IL-2即可恢复。目前研究证实LAK细胞联合IL-2治疗可以提高有效率，但生存期没有明显改善。伴随新的免疫活性细胞抗肿瘤作用的研究，LAK细胞已被CIK细胞、DC等更高效的细胞取代。

（二）CIK细胞

1.CIK细胞治疗机制

CIK细胞即细胞因子诱导的杀伤细胞。CIK细胞是将人的外周血MNC在体外用多种细胞因子共同培养一段时间后获得的一群异质细胞。由于这种细胞同时表达CD_3和CD_{56}两种膜蛋白分子，故又被称为NK细胞样T淋巴细胞，其同时具有T淋巴细胞的强大抗肿瘤活性和NK细胞的非MHC限制性杀瘤的特点。与其他免疫活性细胞相比，CIK细胞具有增生速度快、杀瘤活性高、抗凋亡特性及杀瘤效应不受肿瘤细胞多重耐药的影响等独特优势。

2.CIK细胞治疗方法

CD_3和CD_{56}细胞是CIK细胞中的主要效应细胞，在正常人外周血中占1%～5%。CIK细胞治疗具体是通过采集、分离人的外周血MNC，在体外加入IFN-γ、IL-2、CD_3-mAb、IL-1等多种细胞因子进行激活，一般培养20～30d后，CD_3和CD_{56}阳性细胞数量扩大1000倍。经过培养、扩增后，获取足量以CD_3、CD_{56}表达阳性为主的免疫效应细胞回输给患者，用于抗肿瘤治疗。

3.CIK细胞治疗临床应用

21世纪初，CIK细胞治疗具有比LAK细胞更强的增生能力和杀瘤活性，所以CIK细胞已经成为肿瘤细胞免疫治疗的热点，国内外很多医院已经开展了CIK细胞治疗中心，开始初步的临床试验。CIK细胞的应用主要在以下几个方面：

（1）恶性血液系统肿瘤。

（2）晚期实体瘤。

（3）慢性病毒性肝炎。

CIK细胞治疗在体内、外研究及目前的临床应用中均呈现出巨大的优势。如何提高CIK细胞数量和活力是决定CIK治疗效果的关键。目前对CIK与DC细胞共培养、CIK与NK细胞共培养、转基因CIK细胞等方面的研究已积极展开。

（三）DC

1.DC治疗机制

DC是体内功能最强的专职抗原递呈细胞（APC），在肿瘤免疫应答中起关键作用，其主要功能是捕获、加工、处理抗原，并将抗原信息递呈给T、B淋巴细胞，进而引发一系列免疫应答反应。DC最早是在皮肤组织中首次发现，并命名为朗格汉斯细胞，后因其形态具有树突样突起而得名。

肿瘤患者体内存在广泛的免疫逃逸现象。免疫逃逸机制中重要的是树突状细胞分化成熟异常导致的功能障碍。因此，人们开始将机体的DC提取出来，经过体外各种免疫调节剂激活，再用各种形式的抗原修饰DC（肿瘤抗原肽、细胞性抗原、DNA或RNA等），然后回输体内，激活T淋巴细胞，产生强大的抗肿瘤免疫反应，从而解决因DC功能障碍造成的肿瘤免疫逃逸。

2.DC治疗方法

用于肿瘤免疫治疗的DC主要来源于骨髓或外周血CD_{34}^+细胞、外周血DC及单个核细胞，其中以单个核细胞来源的DC应用最为广泛。目前体外培养DC比较成熟的方案是细胞在联合应用GM-CSF、IL-4条件下诱导分化为不成熟DC，在TNF-α刺激下分化为成熟DC。治疗方法中备受关注的是DC肿瘤疫苗的研制。DC肿瘤疫苗的制备和应用：是通过采集、分离患者的 MNC，再经流式细胞分离技术筛选出 CD_{34}^+ 造血干细胞，经体外培养成 DC 后，负载肿瘤抗原，制备成 DC 肿瘤疫苗后，注入患者体内，诱导激发自身特异性抗肿瘤细胞免疫应答，产生杀瘤效应，杀伤肿瘤细胞，并产生免疫记忆，起到抗肿瘤免疫的作用。DC 也被用于与 CIK 细胞联合培养，制备杀瘤活性更强的 DC–CIK 细胞。

3.DC 治疗临床应用

DC 治疗以其独特的抗肿瘤地位及优势，已经广泛用于 AML、ALL、CLL 等血液病以及黑色素瘤、前列腺癌的治疗中，并取得了很好的效果。但是仍然存在很多需要解决的问题，例如肿瘤相关抗原的负载、DC 的培养、DC 治疗的毒副作用及远期疗效等。除上述细胞外，还有目前用于自体造血干细胞移植后肿瘤复发预防的 NK 细胞，也是常用的细胞免疫治疗方法。目前免疫细胞治疗具有如下优点：

（1）免疫细胞在体外处理，可以绕过体内免疫障碍的种种机制，从而选择性地操作抗肿瘤免疫反应。

（2）免疫细胞的体外活化扩增可避免一些制剂在体内大量应用引起的严重毒副作用。

（3）多种免疫细胞各具不同的抗肿瘤作用，可以根据不同的病情，选择不同的治疗方法。总之，细胞免疫治疗作为一种新的治疗方法，仅仅是生物治疗领域的新开始，因此存在着一些难以突破的障碍，但是其优势和目前已有的临床研究决定了其具有良好的前景。

第三章 蛋白质检验

第一节 概 述

蛋白质是人体中含量和种类最多的物质，目前估计有10多万种，在所有的生理过程中，蛋白质几乎都起着关键作用。在许多疾病情况下都可以表现出蛋白质的代谢紊乱，并且可以在血浆蛋白质中表现出来，因而检测血浆中某种蛋白质的浓度对诊断疾病和病情监测有一定意义。

血浆蛋白的主要生理功能概括为：

（1）维持正常的胶体渗透压。

（2）作为离子、脂类、维生素、代谢产物，药物等物质的载体，运输体内物质。

（3）作为pH缓冲体系的一部分，缓冲pH。

（4）调节体内某些物质。

（5）参与凝血和抗凝等。

（6）免疫球蛋白和补体等成分组成免疫防御系统。

蛋白质是由氨基酸组成的，其理化性质必定有一部分与氨基酸相同或相关，但蛋白质又是由许多氨基酸组成的高分子化合物，从而表现出单个氨基酸分子所未有的性质。蛋白质的理化性质概括起来主要有如下几点：

一、蛋白质的两性游离及等电点

蛋白质由氨基酸组成，其分子末端有自由的αNH^+和αCOO^-，其侧链还含有可游离的基团，由于这些基团的存在，使蛋白质在酸性溶液中可游离成阳离子，在碱性溶液中可游离成阴离子，即蛋白质的两性游离。似在某一pH溶液中，有些蛋白质不游离或游离成阳离子或阴离子的数量相等，该pH即为该蛋白质的等电点。不同的蛋白质有不同的等电点。酸性蛋白质中由于含有较多的酸性氨基酸（分子中含有较多的自由羧基），而使蛋白质偏酸性。碱性蛋白质中由于含有较多的碱性氨基酸（分子中含有较多的自由羧基），故其等电点偏碱性，但大多数蛋白质的等电点pH接近5.0，而人体体液的pH为7.4，因此，人体中的蛋白质大多数以阴离子的形式存在。利用蛋白质两性游离和等电点的特性，可以通过多种方法从一混合蛋白质溶液中分离出来。例如：

（1）根据蛋白质在其等电点pH附近溶解度最小、容易析出沉淀的特性和各种蛋白质等电点的差异用等电点沉淀法分离提取蛋白质。

（2）根据各种蛋白质的等电点不同的性质，在同一pH缓冲液中，各种蛋白质所带的电荷多少不同，在电场中泳动的速度和方向也不相同的性质，利用蛋白质电泳分离技术将蛋白质分成几个区带。

（3）利用蛋白质两性游离和等电点的特性，通过离子交换层析技术可将+同的蛋白质分离出来：离子交换层析技术是利用阴离子（或阳离子）交换剂在pH7.0时稳定的负电荷或正电荷，可与蛋白质的正电荷或负电荷结合，当被分离的蛋白质流经离子交换剂柱时，带有相反电荷的蛋白质可因离子交换而吸附于柱上，随后又可被带同样性质电荷的离子所置换而被洗脱，由于蛋白质的等电点不同，在某一pH时所带的电荷多少不同，与离子交换剂结合的紧密程度也不同，所以用一系列pH递增或递减的缓冲液洗脱或者提高洗脱液的离子浓度，可以降低蛋白质与离子交换剂的亲和力，将不同的蛋白质逐步由柱上洗脱下来。

二、蛋白质的高分子性质

蛋白质是由氨基酸借肽键连接成的大分子物质，大多数蛋白质分子量在1万~100万，胶粒在1~100nm，又因为蛋白质分子表面有亲水基团，其分子表面有层水化膜，故有亲水胶体的特性。水化膜和蛋白质颗粒本身所带有的电荷对维持蛋白质胶体的稳定起了决定性的作用，若去掉这两个因素，蛋白质就会从溶液中沉淀。根据蛋白质的高分子这一性质，可以用多种方法将蛋白质分离。

（一）透析法

利用蛋白质胶体颗粒大不能透过半透膜的性质，把含有杂质的蛋白质溶液放在透析袋内，再将袋放入流动的水或缓冲液中，小分子物质便从袋中析出，大分子的蛋白质留在袋内，使蛋白质得到纯化。

（二）超滤法

在一定的压力下，超滤膜可使含有杂质的蛋白质溶液中的小分子物质和溶剂滤过，而使大分子的蛋白质滞留，根据欲截留蛋白质分子量的大小选择不同孔径的超滤膜即可达到在短时间内进行大体积稀溶液浓缩的目的，欲分离的蛋白质滞留在超滤膜内。

（三）盐析

在蛋白质溶液中加入大量中性盐如硫酸铵、硫酸钠和氧化钠等，蛋白质胶粒的水化膜即被破坏，其所带的电荷也被中和，蛋白质胶粒因失去这两种稳定因素而沉淀。若调节盐析所用的盐浓度，常可将某一液体中所含的几种混合蛋白质分离。

（四）重金属盐沉淀蛋白质

重金属离子如Ag^+、Hg、Cu^{2+}等可与蛋白质的负离子结合，形成不溶性的盐沉淀，达到分离蛋白质的目的。

（五）生物碱试剂和某些酸沉淀蛋白质

苦味酸、鞣酸、钨酸等生物碱试剂和某些酸如三氯醋酸、磺基水杨酸等可与蛋白质的正离子结合形成不溶性的盐沉淀，达到分离蛋白质的目的。

（六）有机溶剂沉淀蛋白质

乙醇、甲醇、丙酮等可与水混合的有机溶剂能与蛋白质争夺水分子，从而破坏蛋白质的水化膜，使蛋白质析出，达到分离蛋白质的目的。

三、蛋白质的变性

由于蛋白质的结构决定了它的性质和功能，在某些物理或化学因素作用下，使蛋白质的空间构象被破坏，导致蛋白质变性，导致蛋白质变性的因素很多，如紫外线、超声波、剧烈震荡、高温、高压等物理因素，强酸、强碱、重金属盐、有机溶剂、浓尿素等化学因素。

四、蛋白质的呈色反应

蛋白质由氨基酸组成，某些氨基酸由于具有特殊的R基团，能够与某种试剂产生独特的颜色反应，如酪氨酸与浓硝酸反应成黄色，组氨酸与偶氮磺氨酸碱性溶液反应呈橘红色等，氨基酸的这些呈色反应必然会在蛋白质高分子上表现出来，因此蛋白质也能呈多种颜色反应，但由于蛋白质又是由氨基酸组成的大分子物质，其呈色反应于氨基酸又有许多不同之处，利用蛋白质的这些呈色反应可以测定蛋白质的含量。

第二节 血清总蛋白检验

一、双缩脲常规法

（一）原理

凡分子中含有两个氨基甲酰基（–CONH$_2$）的化合物都能与碱性铜溶液作用，形成紫色复合物，这种反应称双缩脲反应。蛋白质分子中有许多肽键都能起此反应，而且各种血浆蛋白显色程度基本相同，因此，在严格控制条件下，双缩脲反应可作为血浆蛋白总量测定的理想方法，从测定的吸光度值计算出蛋白含量。

（二）试剂

1.6mol/L氢氧化钠

溶解240g优质纯氢氧化钠于新鲜制备的蒸馏水或刚煮沸冷却的去离子水中，稀释至1L。置聚乙烯瓶内盖紧保存。

2.双缩脲试剂

称取未风化没有丢失结晶水的硫酸铜（CuSO$_4$·5H$_2$O）3g，溶于500ml新鲜制备的蒸馏水或刚煮沸冷却的去离子水中，加酒石酸钾钠9g，碘化钾5g，待完全溶解后，加入6mol/L氢氧化钠100ml，并用蒸馏水稀释至1L。置聚乙烯瓶内盖紧保存。

3.双缩脲空白试剂

溶解酒石酸钾钠9g，碘化钾5g，于新鲜制备的蒸馏水中。加6mol/L氢氧化钠100ml，再加蒸馏水稀释至1L。

4.蛋白标准液

收集混合血清，用凯氏定氮法测定蛋白含量，亦可用定值参考血清或清蛋白标准血清。

（三）操作见表3-1。

表3-1 血清总蛋白测定

加入物	测定管	标准管	空白管
待测血清	0.1	—	—
蛋白标准	—	0.1	—
蒸馏水	—	—	0.1
双缩脲试剂	5.0	5.0	5.0

混匀，置25℃水浴中30min（或37℃10min），在波长540nm处，以空白调零，读取各

管的吸光度。高脂血症、高胆红素血症及溶血标本，应做"标本空白管"，即血清0.1ml加双缩脲空白试剂5ml，以测定管吸光度减去标本空白管吸光度为测定管的标准吸光度。

$$血清总蛋白（g/L）= \frac{测定管(或校正)吸光度}{标准管吸光度} \times 标准蛋白液浓度(g/L)$$

（四）参考值

健康成人走动后血清总蛋白浓度为64~83g/L，静卧时血清总蛋白浓度为60~78g/L。

（五）附注

（1）血清蛋白质的含量一般用g/L表示，因为各种蛋白质的分子量不同，不能用mol/L表示。

（2）酚酞、溴磺酞钠在碱性溶液中呈色，影响双缩脲测定的结果，右旋糖酐可使测定管浑浊影响结果，理论上这些干扰均可用相应的标本空白管来消除，但如标本空白管吸光度太高，可影响结果准确度。

（3）含脂类极多的血清，呈色后浑浊不清，可用乙醚3ml抽提后再进行比色。

二、双缩脲比吸光度法

（一）原理

按照Doumas方法所规定的配方配制双缩脲试剂、在控制反应条件和校准分光光度计的情况下，双缩脲反应的呈色强度是稳定的，可以根据蛋白质双缩脲复合物的比吸光度，直接计算血清总蛋白质浓度。

（二）试剂

同双缩脲法。

（三）操作

（1）取试管2支，标明"测定管"及"试剂空白管"，各管准确加入双缩脲试剂5.0ml。

（2）于"测定管"中准确加100μL血清，于"试剂空白管"中加入蒸馏水100μL。

（3）另取第3支试管做"标本空白"管，加入双缩脲空白试剂5.0ml及血清100μL。

（4）各管立即充分混匀后，置25±1℃水浴中保温30min。

（5）用经过校准的高级分光光度计，在波长540nm、比色杯光径1.0cm处读取各管吸光度。读"测定管"及"试剂空白管"吸光度时，用蒸馏水调零点。读"标本空白管"吸光度时，用双缩脲空白试剂调零点。

（四）计算

校正吸光度$(Ac) = A_t - (A_r + A_s)$ 式中，A_t为测定管吸光度；A_r为试剂空白管吸光度；A_s为标本空白管吸光度。

如测定所用的分光光度计波长准确，带宽≤2nm、比色杯光径准确为1.0cm时，血清总蛋白含量可以根据比吸光度直接计算：

$$血清总蛋白(g/L) = \frac{AC}{0.298} \times \frac{5.1}{0.1} = \frac{AC}{0.298} \times 51$$

式中0.298为蛋白质双缩脲复合物的比吸光系数，是指按Doumas双缩脲试剂的标准配方，在上述规定的测定条件下，双缩脲反应溶液中蛋白质浓度为1.0g/L时的吸光度。

检查比色杯的实际光径可按下述方法进行：

（1）每升含（NH$_4$）$_2$Co（SO$_4$）$_2$·6H$_2$O 43g的水溶液，在比色杯光径1.0cm、波长510nm

处，吸光度应为 0.556。

（2）每升含量重铬酸钾 0.050g 的水溶液（溶液中含数滴浓硫酸）在比色杯光径 1.0cm、波长 350nm 处，吸光度应为 0.535。

（3）如测出的吸光度与上述不符，表示比色杯光径并非 1.0cm，计算结果时需进行校正。校正系数 $F = A_s/A_m$，A_s 为钴盐的吸光度（0.556）或重铬酸钾的吸光度（0.535），A_m 为实测的吸光度。F 可取两个校正系数的均值，用下式计算蛋白的含量：

$$血清总蛋白(g/L) = \frac{AC}{0.298} \times 51 \times F$$

三、临床意义

（一）血清总蛋白浓度增高

（1）血清中水分减少，而使总蛋白浓度相对增高。凡体内水分排出大于水分的摄入时，均可引起血液浓缩，尤其是急性失水时（如呕吐、腹泻、高热等）变化更为显著，血清总蛋白浓度有时可达 100～150g/L。又如休克时，由于毛细血管通透性的变化，血液也可发生浓缩。慢性肾上腺皮质功能减退患者，由于钠的丢失而致继发性水分丢失，血浆也可出现浓缩现象。

（2）血清蛋白合成增加，大多数发生在多发性骨髓瘤患者，此时主要是球蛋白增加，其量可超过 50g/L，总蛋白可超过 100g/L。

（二）血清总蛋白浓度降低

1.合成障碍

主要为肝功能障碍。肝脏是合成蛋白质的唯一场所，肝功能严重损害时，蛋白质的合成减少，以清蛋白的下降最为显著。

2.蛋白质丢失

如严重烧伤时，大量血浆渗出；或大出血时，大量血液的丢失；肾病综合征时，尿液中长期丢失蛋白质；溃疡性结肠炎可从粪便中长期丢失一定量的蛋白质，这些可使血清总蛋白浓度降低。

第三节 血清清蛋白检验

一、溴甲酚绿法

（一）原理

在 pH4.2 的缓冲液中，清蛋白分子带正电荷，与带负电荷的溴甲酚绿（BCG）生成蓝绿色复合物，在波长 628nm 处有吸收峰。复合物的吸光度与清蛋白浓度成正比，与同样处理的清蛋白标准比较，可求得血清中清蛋白的浓度。

（二）试剂

（1）BCG 试剂：向约 950ml 蒸馏水中加入 0.105gBCG（或 0.108gBCG 钠盐），8.85g 琥珀酸 0.100g 叠氮钠和 4ml Brij–35（聚氧化乙烯月桂醚），300g/L。待完全溶解后，用 6mol/L 氢氧化钠溶液调节至 pH4.15～4.25。最后，用蒸馏水加至 1L。贮存于聚乙烯塑料瓶中，密塞。该试剂置室温中至少可稳定6个月。

BCG试剂配成后，分光光度计波长628nm蒸馏水调节零点，测定BCG试剂的吸光度，应在0.150A左右。

（2）BCG空白试剂：除不加入BCG外，其余成分和配制程序完全同BCG试剂的配制方法。

（3）40g/L清蛋白标准液，也可用定值参考血清作清蛋白标准，均需置冰箱保存。以上试剂建议应用批准文号的优质商品试剂盒。

（三）操作

按表3-2进行操作。

分光光度计波长628nm，用空白管调零，然后逐管定量地加入BCG试剂，并立即混匀。每份血清标本或标准液与BCG试剂混合后30 ± 3s，读取吸光度。

如遇脂血标本，可加做标本空白管：血清0.02ml，加入BCG空白试剂5.0ml，分光光度计波长628nm，用BCG空白试剂调节零点，读取标本空白管吸光度，用测定管吸光度减去标本空白管吸光度后的净吸光度，计算血清清蛋白浓度。

表3-2　血清清蛋白测定操作步骤

加入物	测定管	标准管	空白管
待测血清	0.02	–	–
清蛋白标准液	–	0.02	–
蒸馏水	–	–	0.02
BCG试剂	5.0	5.0	5.0

（四）计算

$$血清总蛋白(g/L) = \frac{测定管吸光度}{标准管吸光度} \times 清蛋白标准液的浓度(g/L)$$

目前，生化自动分析仪同时测定血清总蛋白（双缩脲法）和清蛋白（BCG法），并自动计算出球蛋白浓度和白/球蛋白比值。

（五）参考值

4～14岁儿童，血清清蛋白浓度为：38～54g/L，健康成人血清清蛋白浓度为34～48g/L。清蛋白/球蛋白（A/G）= 1.5：1～2.5：1。

（六）附注

（1）BCG染料结合法测定血清清蛋白，用什么蛋白质作标准是一个复杂的问题。实验证明：BCG不但与清蛋白呈色，而且与血清中多种蛋白成分呈色，其中以α球蛋白、转铁蛋白、触珠蛋白更为显著，但其反应速度较清蛋白稍慢。实际上，当血清与BCG混合时，"慢反应"已经发生，不过实验证明，"慢反应"持续1h才完成。因此，有人主张用定值参考血清作标准比较理想。BCG与血清混合后，在30s读取吸光度，可明显减少非特异性结合反应。

（2）当60g/L白蛋白标准液与BCG结合后，比色杯光径1.0cm，在628nm测定的吸光度应为0.811 ± 0.035，如达不到比值，表示灵敏度较差。

（3）此法测定正常血清标本的批间变异系数为6.3％左右。

（4）试剂中的聚氧化乙烯月桂醚也可用其他表面活性剂代替，如吐温-20等，用量为2ml/L。

（七）临床意义

（1）血清清蛋白在肝脏合成。血清清蛋白浓度增高常见于严重失水，血浆浓缩，此时并非蛋白绝对量增多。临床上，尚未发现单纯清蛋白浓度增高的疾病，而以清蛋白浓度降低为多见。

（2）清蛋白浓度降低与总蛋白浓度降低的原因相同。但有时总蛋白浓度接近正常，而清蛋白浓度降低，同时又伴有球蛋白浓度增高。急性清蛋白浓度降低主要由于急性大量出血或严重烧伤时血浆大量丢失。慢性清蛋白浓度降低主要由于肝脏合成清蛋白功能障碍、腹水形成时清蛋白的丢失和肾病时尿液中的丢失，严重时清蛋白浓度可低于10g/L。清蛋白浓度低于20g/L时，由于胶体渗透压的下降，常可见到水肿等现象。

（3）妊娠，尤其是妊娠晚期，由于体内对蛋白质需要量增加，又同时伴有血浆容量增高，血清清蛋白可明昆下降，但分娩后可迅速恢复正常。

（4）球蛋白浓度增高。临床上常以γ球蛋白增高为主。球蛋白增高的原因，除水分缺失的间接原因外，主要有下列因素：

1）炎症反应：如结核病，疟疾，黑热病，血吸虫病，麻风病等。

2）自身免疫性疾病：如弥散性红斑狼疮，硬皮病、风湿热、类风湿性关节炎、肝硬化等。

3）骨髓瘤和淋巴瘤：此时γ球蛋白可增至20～50g/L。

（5）球蛋白浓度降低主要是合成减少。正常婴儿出生后至3岁内，由于肝脏和免疫系统尚未发育完全，球蛋白浓度较低，此属于生理性低球蛋白血症。肾上腺皮质激素和其他免疫抑制剂有抑制免疫功能的作用，会导致球蛋白合成减少。

第四节　血清蛋白电泳

一、原理

利用不同蛋白质的分子大小和表面电荷的差别，在直流电场中泳动速度不同将蛋白质进行分离。蛋白电泳的速度与蛋白质分子的电荷多少、分子量的大小、分子的形态及等电点有关。带电荷越多泳动越快；分子量和体积越大的蛋白分子泳动速度越慢；等电点低的蛋白分子泳动快，等电点高的泳动慢。按其泳动速度可从正极端起，依次分离出清蛋白，α_1、α_2、β和γ球蛋白五个组分，它们的分子量及等电点见表3-3。

表3-3　血清蛋白各组分的分子量及等电点

蛋白组分	分子量	等电点
内蛋白	66248	4.8
α_1球蛋白	130000	5.0
α_2球蛋白	200000	5.0
β球蛋白	1300000	5.12
γ球蛋白	1500000	6.8～7.3

电泳过程中电渗流从阳极向阴极流动，与蛋白电泳的方向相反，因此泳动最慢的γ-球蛋白常位于原点，甚至移向负极。

蛋白电泳支持递质的种类近年来发展很多，如琼脂糖、聚丙烯酰胺、乙酸纤维素等，而以后者临床检验多用。乙酸纤维素薄膜分辨力较好，即使通电时间较短（一般0.5～1h），区带界限也很清楚；其另一优点为对蛋白质的吸附很少，拖尾现象轻微，洗脱后几乎可得到无色的背景，便于扫描或洗脱定量。

二、仪器

（1）电泳仪：选用电子管或晶体管整流的稳压直流电源，电压0～600V，电流0～300mA。

（2）电泳槽：选购或自制适合乙酸纤维素薄膜（以下简称醋纤膜）的电泳槽，电泳槽的膜面空间与醋纤膜面积之比应为5cm³/cm²，电极用铂（白金）丝。

（3）血清加样器：可用微量吸管（10μL，分度0.5μL）或专用的电泳血清加样器。

（4）光密度计：国产或进口的各种型号均可。

（5）分光光度计。

三、材料

醋纤膜的质量要求应是质匀、孔细、吸水性强、染料吸附量少、蛋白区带分离鲜明、对蛋白染色稳定和电渗"拖尾"轻微者为佳品，规格为2cm×8cm。各实验室可根据自己的需要选购。

四、试剂

（一）巴比妥-巴比妥钠缓冲液（pH8.6±0.1，离子强度0.06）

称取巴比妥2.21g，巴比妥钠12.36g放入500ml蒸馏水中，加热溶解，待冷至室温后，再用蒸馏水补足至1L。

（二）染色液

1.丽春红S染色液

称取丽春红S0.4g及三氯醋酸6g，用蒸馏水溶解，并稀释至100ml。

2.氨基黑10B染色液

称取氨基黑10B0.1g，溶于无水乙醇20ml中，加冰醋酸5ml，甘油0.5ml，使溶解。另取磺基水杨酸2.5g，溶于74.5ml蒸馏水中，再将两液混合摇匀。

（三）漂洗液

（1）5%（V/V）醋酸溶液：适用于丽春红染色的漂洗。

（2）甲醇45ml、冰醋酸5ml和蒸馏水50ml，混匀，适用于氨基黑10B染色的漂洗。

（四）透明液

称枸橼酸（$C_6H_5Na_3O7.2H_2O$）21g和N-甲基-2-吡咯烷酮150g，以蒸馏水溶解，并稀释至500ml。亦可选用十氢萘或液状石蜡透明。

（五）其他

0.4mol/L氢氧化钠溶液。

五、操作

（1）将缓冲液加入电泳槽内，调节两侧槽内的缓冲液，使其在同一水平面。

（2）醋纤膜的准备：取醋纤膜（2cm×8cm）一张，在毛面的一端（负极侧）1.5cm处用铅笔轻划一横线，作点样标记，编号后将醋纤膜置于巴比妥-巴比妥钠缓冲液中浸泡，待充分浸透后取出（一般约20min），夹于洁净滤纸中间，吸去多余的缓冲液。

（3）将醋纤膜毛面向上贴于电泳槽的支架上拉直，用微量吸管吸取无溶血血清在横线处沿横线加3~5样品应与膜的边缘保持一定距离，以免电泳图谱中蛋白区带变形，加待血清渗入膜后，反转醋纤膜，使光面朝上平直地贴于电泳槽的支架上，用双层滤纸或4层纱布将膜的两端与缓冲液连通，稍待片刻。

（4）接通电源，注意醋纤膜上的正、负极，切勿接错。电压90~150V，电流0.4~0.6mA/cm宽（不同的电泳仪所需电压、电流可能不同，应灵活掌握夏季通电45min，冬季通电60min，待电泳区带展开约25~35mm，即可关闭电源。

（5）染色：通电完毕，取下薄膜直接浸于丽春红S或氨基黑10B染色液中，染色5~10min（以清蛋白带染透为止），然后在漂洗液中漂去剩余染料，直到背景无色为止。

（6）洗脱定量：将漂洗净的薄膜吸干，剪下各染色的蛋白区带放入相应的试管内，在清蛋白管内加0.4mol/L氢氧化钠6ml（计算时吸光度乘2），其余各加3ml，振摇数次，置37℃水箱20min，使其染料浸出。

氨基黑10B染色，用分光光度计，在600~620nm处读取各管吸光度，然后计算出各自的含量（在醋纤膜的无蛋白质区带部分，剪一条与清蛋白区带同宽度的膜条，作为空白对照）。

丽春红S染色，浸出液用0.1mol/L氢氧化钠，加入量同上，10min后，向清蛋白管内加40%（V/V）醋酸0.6ml（计算时吸光度乘2）其余各加0.3ml，以中和部分氢氧化钠，使色泽加深。必要时离心沉淀，取上清液，用分光光度计，在520nm处，读取各管吸光度，然后计算出各自的含量（同上法做空白对照）。

（7）光密度计扫描定量

1）透明：吸去薄膜上的漂洗液（为防止透明液被稀释影响透明效果），将薄膜浸入透明液中2~3min（延长一些时间亦无碍）。然后取出，以滚动方式平贴于洁净无划痕的载物玻璃上（勿产生气泡），将此玻璃片竖立片刻，除去一定量透明液后，置已恒温至90~100℃烘箱内，烘烤10~15mim取出冷至室温。用此法透明的各蛋白区带鲜明，薄膜平整，可供直接扫描和永久保存（用十氢萘或液状石蜡透明，应将漂洗过的薄膜烘干后进行透明，此法透明的薄膜不能久藏，且易发生皱褶）。

2）扫描定量：将已透明的薄膜放入全自动光密度计暗箱内，进行扫描分析。

六、计算

$$各组分蛋白(\%) = \frac{A_X}{A_\gamma} \times 100\%$$

$$各组分蛋白(g/L) = \frac{各组分蛋百分数\%}{100} \times 血清总蛋白(g/L)$$

式中A_γ表示各组分蛋白吸光度总和；A_γ表示各个组分蛋白（清蛋白和α_1、α_2、β、γ球蛋白）吸光度。

七、参考值

由于各实验室采用的电泳条件（包括电泳仪、支持体、缓冲液和染料等）不同，故参考值可能有差异，各实验室宜根据自己的条件定出参考值。可用各组分蛋白的百分率或实际浓度（绝对值）两种方式报告。用百分率报告时，如遇一个主要组分含量有增减，而其他组分虽然绝对含量正常亦会引起相应的增、减。反之，在脱水或水分过多的情况下，血清蛋白浓度已改变，但其百分比仍正常。因此，报告时若有可能，最好同时报告两种结果。各种方法的参考值见表3-4~表3-6。

表3-4 丽春红S染色，直接扫描计算结果

蛋白质组分	含量/（g·L⁻¹）	占总蛋白百分比/%
清蛋白	35~52	0.57~0.68
α₁球蛋白	1.0~4.0	0.01~0.057
α₂球蛋白	4.0~8.0	0.049~0.112
β球蛋白	5.0~10.0	0.07~0.13
γ球蛋白	6.0~13.0	0.098~0.182

表3-5 氨基黑10B染色，直接扫描计算结果

蛋白质组分	含量/（g·L⁻¹）	占总蛋白百分比/%
清蛋白	48.48±5.1	0.666+0.066
α₁球蛋白	1.5±1.1	0，02±0.01
α₂球蛋白	3.9±1.4	0.053±0.02
β球蛋白	6.1±2.1	0.083±0.016
γ球蛋白	13.1±5.5	0.177±0.058

表3-6 氨基黑10B染色，洗脱比色法结果

蛋白质组分	占总蛋白百分比/%
清蛋白	0.662±0.076
α₁球蛋白	0.042±0.017
α₂球蛋白	0.066±0.021
β球蛋白	0.102±0.031
γ球蛋白	0.173±0.042

八、附注

（1）每次电泳时应交换电极，可使两侧电泳槽内缓冲液的pH值维持在一定水平。然而，每次使用薄膜的数量可能不等，所以其缓冲液经多次使用后，应将缓冲液弃去。

（2）电泳槽缓冲液的液面要保持一定高度，过低可能会增加γ-球蛋白的电渗现象（向阴极移动）。同时电泳槽两侧的液面应保持同一水平面，否则，通过薄膜时有虹吸现象，将会影响蛋白分子的泳动速度。

（3）电泳失败的原因

1）电泳图谱不整齐：点样不均匀、薄膜未完全浸透或温度过高致使膜面局部干燥或水分蒸发、缓冲液变质；电泳时薄膜放置不正确，使电流方向不平行。

2）蛋白各组分分离不佳：点样过多、电流过低、薄膜结构过分细密、透水性差、导电差等。

3）染色后清蛋白中间着色浅：由于染色时间不足或染色液陈旧所致。若因蛋白含量高引起，可减少血清用量或延长染色时间，一般以延长2min为宜。若时间过长，球蛋白

百分比上升，A/G比值会下降。

4）薄膜透明不完全：将标本放入烘箱，温度未达到90℃以上，透明液陈旧和浸泡时间不足等。

5）透明膜上有气泡，玻璃片上有油脂，使薄膜部分脱开或贴膜时滚动不佳。

九、临床意义

血清蛋白醋纤膜电泳-通常可分离出五个组分，即白蛋（ALb）、α_1、α_2、β、γ球蛋白，正常人血清中各种蛋白质有一定差别，在许多疾病仅表现轻微蛋白量改变时，电泳结果没有特异的临床诊断意义。因此，大部分电泳图形是非特异性的。一般常见的是由蛋白降低，某种球蛋白升高。在各种疾病时血清蛋白电泳结果的主要变化如下：

（一）肝脏疾患

肝脏是合成血浆蛋白的主要器官，正常成人每天约合成清蛋白18g，伴有肝功能损害的疾患往往导致血清清蛋白降低，而由肝外合成的球蛋白尤其γ-球蛋白增高。在肝硬化时，可有典型的肝病血清蛋白电泳图形，γ-球蛋白明显增加。由于快γ-球蛋白的出现，使γ与β球蛋白连成一片不易分开，称为β-连桥，常见于肝硬化。

（二）肾脏疾患

肾病综合征患者血清蛋白电泳图形特点为清蛋白减低，球蛋白显著增高，γ-球蛋白减低或正常。慢性肾炎常可见γ-球蛋白中度增高。

（三）M蛋白血症与骨髓瘤

M蛋白在α_2-γ球蛋白区形成浓密区带，有时呈锯齿状。扫描时可画出基底较窄，高而尖锐的蛋白峰，其标准为在了一球蛋白区蛋白峰的高与宽之比应 >2：1；在β-球蛋白区和α_2球蛋白区应 >1：1。另血清总蛋白量90％的患者含量增高（70％ >100g/L），10％的患者正常或甚至偏低。

（四）炎症

在炎症反应时，有许多球蛋白都可以增加，如α_1和α_2球蛋白增高，但γ-球蛋白正常。常见于链球菌感染、急性肺炎及上呼吸道感染等。

在慢性炎症或感染时，由于网状内皮系统增生，产生抗体，可出现γ-球蛋白增高。以上各疾病的蛋白电泳变化情况归纳如下（表3-7）。

表3-7 几种疾病的蛋白电泳变化

病名	清蛋白	α_1球蛋白	α_2球蛋白	β-球蛋白	γ-球蛋白
肾病	↓↓	N	↑↑	↑	N
弥漫性肝损害	↓↓	↓	N		↑
肝硬化	↓↓	N	N	β-γ桥	
原发性肝癌	↓↓	AFP			↑
M蛋白血症					↑↑
慢性炎症	↓	↑	↑		↑
无丙种球蛋白血症					↑↑
双清蛋白血症	双峰				

第五节　血清黏蛋白检验

血清黏蛋白占血清总蛋白量的1%~2%，是体内一种黏多糖与蛋白质分子结合成的耐热复合蛋白质，属于体内糖蛋白的一种，电泳时与α球蛋白一起泳动，主要存在于α_1和α_2球蛋白部分。其黏多糖往往是由氨基葡萄糖、氨基半乳糖、甘露糖、岩藻糖及涎酸等组成。黏蛋白成分复杂，分类和命名尚未一致。Meyer将糖与蛋白质的复合物以氨基己糖的含量进行分类，氨基己糖含量>40%的称黏蛋白，<4%的称糖蛋白。

黏蛋白不易发生热变性，也不易被通常的蛋白沉淀剂（如高氯酸、磺基水杨酸等）沉淀，便可被磷钨酸沉淀。临床检验中利用此特性将它与其他蛋白质分离后，再用蛋白试剂或糖试剂进行测定。目前测定黏蛋白的方法很多，其结果有以氨基己糖、己糖、酪氨酸及蛋白质四种类型的表示方法，无论以何种方式表示结果，均需说明所采用的方法及参考值。

一、原理

以0.6mmol/L过氯酸沉淀血清中蛋白质时；黏蛋白不被沉淀，而存留在滤液中，再加磷钨酸使黏蛋白沉淀，然后以酚试剂沉淀其中蛋白质的含量。

二、试剂

（1）154mmol/L氯化钠溶液。

（2）1.8mmol/L过氯酸：取含量为70%~72%过氯酸28ml，加蒸馏水稀释至200ml，并标定。

（3）17.74mmol/L磷钨酸溶液：称取磷钨酸5g溶于2mmol/L盐酸中，并加至100ml。

（4）酚试剂：于1500ml球形烧瓶中加入钨酸钠（$Na_2MoO_4\cdot2H_2O$）25g，水700ml，浓磷酸50ml，浓盐酸100ml.缓缓回流蒸馏10h取下冷凝管，加硫酸锂75g，蒸馏水50ml，并加溴水2~3滴，再煮沸15min，以除去多余的溴，冷却后稀释至1000ml，制成的酚试剂应为鲜亮黄色，置棕色瓶保存，用前取出一部分，以等量蒸馏水稀释。

（5）1.88mmol/L碳酸钠溶液。

（6）标准酪氨酸溶液（0.05mg/ml）：精确称取酪氨酸5mg，以0.1mol/L盐酸溶解并稀释至100ml。

三、操作

血清0.5ml，加154mmol/L氯化钠4.5ml，混匀，滴加1.8mol/L过氯酸溶液2.5ml，静止10min，用定量滤纸过滤或离心。取滤液2.5ml，加17.74mmol/L磷钨酸0.5ml混匀，静止10min.以3000r/min，离心10min。倾去上清液并沥干，再加磷钨酸溶液2ml悬浮沉淀物，同法离心后弃去上清液，沥干，取沉淀物备用。按表3-8测定。

表3-8 血清黏蛋白测定（ml）

加入物	测定管	标准管	空白管
蒸馏水	1.75*	1.5	1.75
酪氨酸杯准液	—	0.25	—
碳酸钠溶液	0.5	0.5	0.5
酚试剂	0.25	0.25	0.25

注：*为熔解蛋白沉淀物

混匀，放置37℃水浴15mim取出，用分光光度计650nm，比色杯光径1.0cm，以空白调零，读取各管吸光度。

四、计算

（一）血清黏蛋白[以蛋白计（g/L）]

$$血清黏蛋白(g/L)=\frac{测定管吸光度}{标准管吸光度}\times0.0125\times\frac{7.5}{2.5}\times\frac{1000}{0.5}\times\frac{23.8}{1000}=\frac{测定管吸光度}{标准管吸光度}\times1.785$$

式中23.8为酪氨酸转换成黏蛋白的系数。

（二）血清黏蛋白[以酪氨酸计（mg/L）]

$$血清黏蛋白(g/L)=\frac{测定管吸光度}{标准管吸光度}\times0.0125\times\frac{7.5}{2.5}\times\frac{1000}{0.5}=\frac{测定管吸光度}{标准管吸光度}\times75$$

五、参考值

（1）以蛋白计为0.75~0.87g/L。

（2）以酪氨酸计为31.5~56.7mg/L。

六、附注

（1）黏蛋白是一种糖蛋白，其蛋白质分子中酪氨酸含量为4.2%，因此两种报告方式可互相换算。

（2）加过氯酸沉淀蛋白后，需放置10min后进行过滤。加磷钨酸后，也需放置10min后再离心。弃去上清液时，须细心操作，不能使沉淀丢失否则结果偏低。

七、临床意义

血清黏蛋增高常见于肿瘤（尤其是女性生殖器肿瘤）、结核、肺炎、系统性红斑狼疮、风湿热、风湿性关节炎等。血清黏蛋白减少常见于广泛性肝实质性病变。血清黏蛋白的连续测定对于同一病例的病程转归（病变的扩大或缩小、肿瘤有无转移、肿瘤手术切除或其他治疗效果）的判断有一定的参考价值。

第六节　脑脊液总蛋白检验

脑脊液（CSF）蛋白质主要由经脉络膜丛上的毛细血管壁的过滤作用而生成的，超滤过程已除去大部分血浆蛋白，还有一些蛋白质是脑脊液特有的蛋白，由中枢神经系统合成。脑脊液中总蛋白测定以前常用比浊法。由于清蛋白产生的浊度大于球蛋白产生的浊度，使其方法灵敏度低，且重复性稍差，渐渐被少用。双缩脲法测定脑脊液蛋白，产生的颜色很浅，只有用非常灵敏的仪器方可达到要求。酚试剂法在欧洲常用，但费时，线性关系差，且利眠宁、水杨酸类、四环素和磺胺类药物对测定有干扰。染料结合法的标准化尚存在一些问题，但样本用量少，也有采用。本节介绍以下两种方法：

一、浊度法

（一）原理

脑脊液中蛋白质与磺基水杨酸-硫酸钠试剂作用产生沉淀，形成的浊度用比浊法测定，与同样处理的校准液比较，测得其蛋白含量。

（二）试剂

（1）磺基水杨酸-硫酸钠试剂称取磺基水杨酸3.0g，无水硫酸钠7.0g，以蒸馏水溶解并稀释至100ml，必要时过滤后使用。

（2）叠氮钠生理盐水称取氯化钠0.9g，叠氮钠0.1g，用蒸馏水溶解并稀释至100ml。

（3）蛋白标准液将总蛋白测定用的标准液用叠氮钠生理盐水稀释成500mg/L后使用，冰箱保存。

（三）操作

按表3-9进行。

表3-9　脑脊液蛋白测定　　　　　　　　　　　　　　　　　　　单位：mL

加入物	测定管	标准管	空白管
脑脊液	0.5	–	–
蛋白标准液	–	0.5	–
生理盐水	–	–	0.5
硫酸钠试剂	4.0	4.0	4.0

混匀后室温下放置10min，用分光光度计波长530nm，比色杯光径1.0cm，空白管调零，读取各管吸光度。

（四）计算

$$脑脊液蛋白(mg/L)=\frac{测定管吸光度}{标准管吸光度}\times 500$$

（五）参考值

150～450mg/L。

（六）附注

（1）磺基水杨酸-硫酸钠试剂放置日久会产生颜色或微细沉淀，应弃去重新配制。

（2）如脑脊液蛋白浓度过高，超过线性范围，一定要稀释后进行测定，否则影响结果。

（3）本法加试剂后10min内浊度进行性增加，到10min时到顶点，如遇絮状发生，应颠倒混合后进行比浊。

（4）常规使用时可绘制校正曲线。

二、染料结合法

（一）原理

在柠檬酸存在的酸性条件下，伊红 Y 染料离解成阴离子型，染料的黄色消退，使试剂空白吸光度降低；另外，蛋白质多肽链中的精氨酸、组氨酸、赖氨酸和色氨酸残基，离解生成带 $-NH_3^+$ 基团，与染料阴离子的羧基和酚基藉静电吸引而结合成红色蛋白染料复合物，其吸光度大小与蛋白质浓度呈比例。

（二）试剂

（1）0.1% 伊红 Y 贮存液。

（2）10% Brij-35 溶液。

（3）显色剂：取 0.1% 伊红 Y 贮存液 3.75ml 于 50ml 容量瓶内，加 10% Brij-35 溶液 0.4ml，加蒸馏水至 50ml 刻度，混匀，每次宜少量配制。

（4）10% 枸橼酸溶液。

（5）蛋白标准应用液（700mg/L）：取 70g/L 总蛋白标准液 1.0ml 于 100ml 容量瓶中，用叠氮钠生理盐水稀释至 100ml。

（三）操作

按表 3-10 进行。

表 3-10　脑脊液蛋白测定操作步骤　　　　　　单位：mL

加入物	测定管	标准管	空白管
脑脊液	50		
蛋白标准应用液	–	50	–
生理盐水	–	–	50
10% 枸橼酸	100	1.00	300
显色剂（ml）	3.0	3.0	3.0

漩涡混匀。置室温 10min，分光光度计波长 540nm，比色杯光径 1cm，以空白管调"0"，记录各管吸光度，30min 内比色完毕。

（四）计算

$$脑脊液蛋白(mg/L) = \frac{测定管吸光度}{标准管吸光度} \times 700$$

（五）附注

（1）本法线性范围可达 1000mg/L，若 CSF 中蛋白含量过高，常规检查时潘迪试验达（＋＋）者，测定时 CSF 用量应适当减少，计算时相应修正。

（2）相同浓度的蛋白质，清蛋白呈色稍强，球蛋白稍低。

（3）本法呈色液在 1～5min 期间呈进行性缓慢下降，10～30min 趋于平稳，可稳定 2h。

（4）该法是两步法，枸橼酸是一个非常关键的试剂，其加入量必须准确，边加边摇匀，过多过少都会影响结果，用加样器定量加入，条件比较容易控制，试验的重复性也比较好。

（六）参考值

健康成年人脑脊液蛋白 150～450mg/L。

（七）临床意义

测定脑脊液总蛋白主要用于检查血/脑屏障对血浆蛋白质的通透性增加或检查鞘内分泌免疫球蛋白增加。血/脑屏障对血浆蛋白质通透性增加可由颅内压增高（由于脑肿瘤或脑内出血）引起，或由于炎症（细菌性或病毒性脑膜炎）、脑炎或脊髓灰质炎所引起。脑脊液总蛋白显著升高见于细菌性脑膜炎；少量升高发生于其他炎性疾病及肿瘤或出血。关于脑脊液蛋白测定的临床意义（表3-11）。

表3-11 脑脊液蛋白测定的临床意义　　　　　　　　　　单位：mL

临床情况	脑脊液蛋白含量（mg/L）
正常	150～450
球菌性脑膜炎	1000～30000
结核性脑膜炎	500～3000，偶可达10000
浆膜性脑膜炎	300～1000
脑炎	500～3000
癫痫	500～3000
神经梅毒	500～1500
多发性硬化症	250～800
脊髓肿瘤	1000～20000
脑瘤	150～2000
脑脓肿	300～3000
脑出血	300～1500

第七节　血清前清蛋白检验

前清蛋白（PA），分子量54000，由肝细胞合成，PA除了作为组织修补的材料外，可视为一种运载蛋白，它可结合T_4与T_3，而对T_3的亲和力更大。PA还可与视黄醇结合蛋白形成复合物，具有运载维生素A的作用。在电泳分离时，PA常显示在清蛋白的前方，其半衰期很短，约12h。因此，测定其在血浆中的浓度对于了解蛋白质的营养状况、肝脏功能，比清蛋白和转铁蛋白具有更高的灵敏度。

测定血清前清蛋白大都用免疫化学技术，常用的方法有免疫扩散法、散射比浊法和透射比浊法。其中免疫扩散法简单、方便，不需特殊设备，适合所有单位使用，但精密度和准确性均较差。散射比浊法灵敏度较高，但需要专用免疫分析仪（如特种蛋白分析仪）和配套的试剂盒。透射比浊法的灵敏度可满足常规工作的要求，且可在340nm波长的任何生化分析仪上进行，适用性较广。

一、方法

透射比浊法。

二、原理

血清中的PA与抗PA抗体在液相中反应生成抗原抗体复合物，使反应液呈现浊度。当一定量抗体存在时，浊度与血清中PA（抗原）的含量成正比。利用散射比浊或透射比浊技术，与同样处理的PA标准比较，求得样品中的PA含量。

三、试剂

（1）抗PA抗体血清工作液。

（2）PA标准血清（冻干品）根据说明书指定的量，加蒸馏水复溶。以上试剂均需置2~8℃冰箱保存，在有效期内使用。

四、操作

（1）手工、半自动生化分析仪。混匀，置37℃保温10min，波长340nm，以空白管调零，读取各管吸光度。

（2）如用全自动生化分析仪测定，必须按照仪器说明书设定参数和操作程序进行测定（表3-12）。

表3-12　血清PA测定操作程序

加入物	测定管	标准管	空白管
待检血清/μL	20	—	—
PA标准液/μL	—	20	—
生理盐水/μL	—	—	20
PA抗体工作液/ml	1.0	1.0	1.0

五、计算

$$血清PA(mg/L) = \frac{测定管吸光度}{标准管吸光度} \times PA标准液浓度$$

六、参考值

健康成人血清PA浓度为250~400mg/L，儿童水平约为成人水平的一半，青春期则急剧增加达成人水平。散射比浊法结果稍低，为160~350mg/L。也可根据本单位条件建立本实验室的参考值。

七、临床意义

（一）血清前清蛋白浓度降低

（1）血清前清蛋白是一种负急性时相反应蛋白，在炎症和恶性疾病时其血清水平下降。据报告，手术创伤后24h即可见血清前清蛋白水平下降，2~3d时达高峰，其下降可持续1周。

（2）前清蛋白在肝脏合成，各类肝炎、肝硬化致肝功能损害时，由于合成减少，血清前清蛋白水平降低，是肝功能障碍的一个敏感指标，对肝病的早期诊断有一定的价值。

（3）前清蛋白和视黄醇结合蛋白可作为蛋白质营养状况的指征。由于它们的半衰期短，对蛋白摄入量的改变很敏感，一旦体内出现营养不良，血清前清蛋白即迅速下降，严重营养不良时可完全缺如。其他营养素的状况也影响血清前清蛋白浓度，如缺锌时前清蛋白可降低，短期补锌后，其值即升高。

（4）蛋白消耗性疾病或肾病时，血清前清蛋白浓度下降。

（5）妊娠或高雌激素血症时，血清前清蛋白浓度也下降。

（二）血清前清蛋白浓度增高

可见于Hodgkin病。肾病综合征患者在蛋白食物充足时血清前清蛋白可轻度升高。

第八节　血清肌红蛋白检验

血清肌红蛋白（Mb）存在于心肌与其他肌肉组织中，其分子量为17500，血清肌红蛋白是急性心肌梗死（AMI）患者升高的最早标志物之一。血清肌红蛋白测定方法有很多，由于分光光度法、电泳法及层析法不能测定低于微克水平的Mb，现已不使用。免疫化学法较灵敏，但抗血清必须是对Mb特异的。放射免疫试验灵敏度高，对流免疫电泳是一种定性方法，且灵敏度较低，不适宜检测心肌梗死。乳胶凝集试验是个半定量试验，是用肉眼判断终点，具有一定的主观性，而且一些含有高浓度类风湿因子的血清会产生干扰。放射免疫试验灵敏度高，特异性强，但使用放射性核素，现已少用。胶乳增强透射比浊法灵敏度高，特异性好，测定速度快，适用于各型生化自动分析仪，现已在临床上普遍采用。

一、原理

Mb致敏胶乳颗粒是大小均一的聚苯丙烯乳胶颗粒悬液，颗粒表面包被有兔抗人Mb抗体。样本中的Mb与胶乳颗粒表面的抗体结合后，使相邻的胶乳颗粒彼此交联，发生凝集反应产生浊度。该浊度与样本中的Mh浓度成正比，在570nm处测定吸光度，可计算样本中Mb的浓度。

二、试剂

（1）试剂 I：甘氨酸缓冲液（pH9.0），$NaNa_3$ 1.0g/L。
（2）试剂 II：致敏胶乳悬液，兔抗人MbIgG致敏胶乳颗粒，$NaNa_3$ 1.0g/L。
（3）Mb校准品。

三、操作

（一）测定条件

温度：37℃。
波长：570nm。
比色杯光径：1.0cm。
反应时间：5min。

（二）进行操作

按表3-13进行操作。

四、计算

$A = A_2 - A_1$ 采用非线性多点定标模式，以不同浓度标准品的A，绘制校正曲线，测定管A从校正曲线上查出测定结果。

五、参考值

（1）健康成年人肌红蛋白≤70μL/L。

（2）建议各实验室根据自己的条件，建立本地的参考值。

表3-13　血清Mb测定　　　　　　　　　　　　　　单位：mL

测定管	标准管		空白管	
试剂 I	200	200		200
待检血清	20	—		—
Mb校准品	—	20		—
蒸馏水	—	—		20
	混匀，保温5min，以空白管调零，		测得各管吸光度为A₁	
试剂 II	150	150		150
混匀，	保温5min，以空白管调零，		测得各管吸光度为A₂	

六、附注

（1）本法适用于各种类型的半自动、全自动生化分析仪，严格按照仪器说明书设定参数进行操作。

（2）本法试剂应避光，于2～8℃可保存12个月，−20℃可保存更长时间，但不宜反复冻融。

七、临床意义

（1）血清肌红蛋白是早期诊断AMI的敏感指标，在AMI发作后1～2h，在患者血清中的浓度即迅速增加。6～9h几乎所有的AMI患者Mb都升高。Mb在血液中清除的速度很快，在发病24h内可恢复到正常，所以连续检测血清中的Mb对评价患者在治疗期间是否有心肌梗死再次发生具有很重要的意义。患者在发作后第1d内血清肌红蛋白即可返回到基线浓度，当有再梗死时，则又迅速上升，形成"多峰"现象，可以反映局部缺血心肌周期性自发的冠脉再梗死和再灌注。

（2）心脏外科手术患者血清肌红蛋白升高，可以作为判断心肌损伤程度及愈合情况的一个重要客观指标。

（3）在临床肌病研究中发现假性肥大型肌营养不良患者血清肌红蛋白也升高。

第九节　血清肌钙蛋白检验

肌钙蛋白是肌肉收缩的调节蛋白，由三个结构不同的亚基组成，即肌钙蛋白T（TnT），肌钙蛋白I（TnI）和肌钙蛋白C（TnC），它附在收缩的横纹肌细微组织上，TnI是一种结构蛋白，它与肌动蛋白及原肌球蛋白互相作用。TnI与肌动球蛋白在静止状态时相结合，抑制肌动球蛋白的ATP酶活性。TnC有四个能结合钙离子的结合点，当它与细胞内的钙离子结合时，能导致整个肌钙蛋白构造上的变化。肌钙蛋白放松了肌动球蛋白，让肌动球蛋白与肌浆球蛋白互起作用，而造成肌肉收缩。肌钙蛋白具有的三种同分异构体，其中两种同分异构体是骨骼肌所特有的，一种同分异构体是心肌所特有的，这三种肌钙蛋白的同分异构体存在着结构上的差异。心肌中的T和I亚基结构不同于其他肌肉组织，心肌钙蛋白T、1（CTNI、CTNI）由于分子量小，分别为37000和24000，所以发病后血中浓度迅速升高。

应用免疫层析与酶免技术可进行快速检测与定量测定，具有快速、灵敏、特异的特点。但对于单个标本检查有不便之处。胶乳增强透射比浊法，目前已有试剂盒供应，可在各型动生化分析仪上使用，通用性强，已在临床上使用，不同型号的生化分析仪应严格按照说明书设定参数和进行操作。

一、心肌钙蛋白T、I的快速检测

（一）原理

应用免疫层析方法测定样品中的特异抗原（CTnI、CTnI）。测试时滴加血清样品于样品槽，样品通过毛细管效应沿试纸膜运动，如果样品中含有特异抗原，试验部位就出现色带，在对照区域内应该有另一颜色条带作为实验对照。

（二）试剂

（1）CTnT免疫层析试纸条。

（2）CTnI免疫层析试纸条。

（三）操作

（1）将包装纸打开，标记上样品编号。

（2）加5~6滴血清样品到样品槽中。

（3）在10~15min内观察色带出现情况。

（四）结果判断

1.阳性

在试验区和对照区均有色带出现。

2.阴性

仅在对照区有色带出现。

3.无效

试验区和对照区都没有色带出现。

（五）附注

（1）试纸条只能用1次，重复使有无效。

（2）试纸条试验区和对照区均不出现色带，取另一试纸条重复检测仍无结果，则表示试纸条失效。

（3）免疫层析技术测定CTnT、CTnI适合床边快速试验，但只是定性或半定量，要真正了解病情严重程度及治疗措施的选择还需定量测定。

二、心肌钙蛋白T的ELISA法测定

（一）原理

生物素与亲和素作用下的双抗体夹心ELISA，用链霉亲和素-生物素化的抗TnT单克隆抗体作包被物，依次于样品中TnT抗原和酶标TnT单克隆的抗体反应，然后加入底物色原。酶催化底物显色，由系列TnT标准制定的校正曲线，定量测定CTnT含量。

（二）试剂

（1）生物素-亲和素CTnT单克隆抗体包被板。

（2）孵育缓冲液。

（3）浓缩洗涤液。

（4）酶标结合物。

（5）CTnT标准品。

（6）底物色原：ABTS（二氨2.2叠氮）。

（三）操作

（1）在包被板中分别加入标准血清、对照血清和患者标本于相应的孔内各50ml。

（2）每孔各加孵育缓冲液50μL，并轻轻混匀。

（3）室温下孵育60min后洗涤3次，10min内完成在吸水纸上用力拍打微孔。以除去残留水滴。

（4）每孔各加入酶结合物100μL，轻轻混匀。

（5）倒空微孔板中的孵育液，用洗涤液将微孔洗3次，在吸光纸上用力拍打微孔，以除去残留水滴。

（6）将200μL色原底物溶液加入相应的孔中，避光直射，轻轻混匀，静置30min。

（7）用酶标仪在10min内，于405nm和630nm双波长下测定吸光度值（OD值）。

（四）计算

（1）计算每一标准品、对照血清和患者标本的平均OD值。

（2）以标准品OD值对CTnT浓度绘制校正曲线。

（3）根据校正曲线计算未知样品中CTnT浓度。

（五）附注

（1）CTnT待测标本最好用血清，不要用抗凝血浆，因为抗凝药如：肝素、EDTA等对CTnT有影响。

（2）由于CTnT是心肌细胞损伤释放出来的指标，所以尽量避免标本溶血，如果标本溶血很可能造成检测结果增高。

（3）配制好孵育液不要冷冻保存，应放在2~8℃冷藏。

（4）实验前应注意试剂有无失效，比如底物色原液如变质，其颜色加深。

（5）为了提高CTnT检测的可靠性，应注意加样及其他操作过程，比色最好选用双波长。

（六）参考值

≤0.1μg/L。

三、心肌钙蛋白I的ELISA法测定

（一）原理

双抗体夹心ELISA法。先将抗CTnI单抗包被于微孔板上，加入标准品，患者血清和孵育缓冲液，如果血清中有CTnI，则将与孔中的抗体结合，然后将孔中剩余的样品洗去，加入辣根过氧化物酶标记的CTnI抗体，让酶联抗体与孔中的CTnI结合。这样，CTnI分子就被固相抗体和酶联抗体夹在中间。孵育和洗涤之后，酶反应显色，吸光度OD值与血清

CTnI浓度成正比。

（二）试剂

（1）抗CTnI抗体包被板。

（2）孵育缓冲液。

（3）浓缩洗液。

（4）抗体和酶结合物。

（5）CTnT标准品。

（6）显色剂A、显色剂B。

（7）2N HCl终止剂。

（三）操作

（1）将50μL标准品、对照血清和患者标本加入相应孔内。

（2）将50μL孵育液加入相应的孔中，轻轻混合30s，此步混匀是关键。

（3）将微孔板放在室温孵育30min。

（4）倒空微孔中的孵育混合液，用洗液将微孔洗5次，在吸水纸上用力拍打，以除去残留水滴。

（5）将100μL酶结合物加入相应的孔中，轻摇混匀。

（6）将微孔板放在室温孵育30min。

（7）倒空微孔中的孵育液，用洗液将微孔洗5次，在吸水纸上用力拍打微孔，以除去残留水滴。

（8）将20μLTMB底物溶液加入相应的孔中，轻轻混合5s，在室温避光条件下静置20min。

（9）每孔加入50μL 2mol/L NHCl，终止反应，轻轻混合5～30s以保证蓝色转变成黄色。

（10）用酶标仪在10min内，于450nm波长下测定吸光度OD值。

（四）计算

（1）计算每一对标准品，对照血清和患者标本的平均OD值。

（2）在坐标纸上绘制吸光度（OD）与CTnI浓度的校正曲线（查看试剂盒内说明书注明的实际CTnI浓度）。

（3）根据校正曲线计算未知样品中CTnI浓度。

（五）附注

（1）一套试剂盒最多可做4次检测。

（2）本试剂盒可用于检测血清样品，但不能使用出现肉眼可见的溶血、脂血或浑浊的血清标本。

（3）利用血清标本，应在采集标本后6h内进行检测，也可将血清冷冻保存于−20℃或更低温度，这样至少可保存3个月，应注意切勿进行反复冻融。

（4）将浓缩的洗液稀释后备用，稀释的洗液可在4℃下贮存两周。

（5）在孵育缓冲液中稀释具有预期浓度的心肌钙蛋白I的血清进行检测。

（6）用10个孔建立标准品的校准曲线。

（7）全部试剂包括启封的微孔都必须在使用前恢复至室温，未使用的试剂必须贮存于4℃。

（六）参考值

$1.5 \sim 3.1 \mu g/L$。

（七）临床意义

（1）急性心肌梗死（AMI）：发病后血中浓度很快增高，CTnT和CTnI3～6h超过参考值上限值，CTnT10～24h达峰值，10～15d恢复正常。CTnI14～20h达峰值，5～7d恢复正常，据报道CTnT在诊断AMI时比CK-MB更为灵敏，但有报导在肾脏疾病患者血样中发现CTnT，所以特异性较差。而CTnI在诊断AMI中更为灵敏，且在肾病及其他疾病患者血液中未发现CTnI，所以CTnI是心脏受损的特异性标志物，可用于评价不稳定心绞痛。另外，CTnI水平升高可预示有较高的短期死亡危险性，连续监测CTnI有助于判断血栓溶解和心肌再灌注。由于CTnT和CTnI消失慢，所以，可作为心肌梗死后期标志物。

（2）CTnT和CTnI：可作为心脏手术中的心肌梗死症状出现的指示物，当患者接受动脉搭桥手术时，若CTnT和CTnI含量增加，表明出现心肌梗死，而此时CK-MB含量并无变化。

第十节　血清铁蛋白检验

铁蛋白（Ft）是一种分子量较大的含铁蛋白质。分子量19kD。其主要作用是贮存铁和在需要合成含铁物质时供应。其测定的主要用途是作为衡量体内有无严重铁代谢失调和体内铁贮存水平的一项重要指标，当铁代谢失衡时，即可引起Ft发生相应的变化。

一、原理

吸附于聚苯乙烯上的铁蛋白抗体与样品中的铁蛋白结合，形成铁蛋白-抗铁蛋白抗体复合物，再与酶标记铁蛋白抗体结合形成铁蛋白抗体铁蛋白-酶标铁蛋白抗体复合物，其复合物中的辣根过氧化物酶作用于邻苯二胺-H_2O_2底物产生有色物质，与标准铁蛋白比较求得血清中铁蛋白含量。

二、试剂

（1）9g/LNaCl溶液。

（2）洗涤液：0.05mol/LPB（pH7.2），内含0.05％Tween20。

（3）稀释液：上洗涤液中含5g/L牛血清蛋白。

（4）系列铁蛋白标准液：铁蛋白标准品（可购买）用稀释液配成5，15，25，35，45ng/ml。

（5）抗铁蛋白血清：用铁蛋白标准物免疫动物制成，有商品供应。

（6）酶标记抗体：辣根过氧化物酶（HRP）与抗铁蛋白抗体的结合物，有商品供应。

（7）底物溶液：取0.1mol/L$Na_2HPO_4$5.14ml，加0.05mol/L枸橼酸4.86ml和邻苯二胺（OPD）4mg混匀溶解，临用前加3％$H_2O_2$0.05ml。

三、操作

取清洁干燥过的聚苯乙烯微孔反应板，按以下进行操作：

（1）测定、标准、空白各孔均加 10μL 抗铁蛋白血清，放置 4℃ 过夜，各孔用洗涤液洗 3 次，每次放室温 3min。

（2）标准和测定孔内分别加 100 系列铁蛋白标准液和样品（用稀释液稀释 10 倍），置 37℃50min，各孔用 9g/LNaCl 洗 3 次，洗法同上。

（3）各孔均加 100μL 酶标记抗体，置 37℃50min，再用 9g/LNaCl 洗 3 次。

（4）每孔加 100μL 底物溶液，置 37℃30min 显色。

（5）最后每孔加 50μL2mol/LH$_2$SO$_4$ 以终止反应，492nm 比色，读取各孔吸光度。

四、计算

用每块板上的系列标准孔吸光度和相应浓度制备校正曲线，测定孔吸光度在标本曲线上求得相应铁蛋白含量，再乘以样品稀释倍数即得样品中铁蛋白含量。

五、附注

（1）洗涤过程中避免用力过猛，以防将吸附于聚苯乙烯上的结合物冲洗掉。

（2）可改用聚乙烯试管法，此时试剂的用量要适当加大，最后用分光光度计比色。

六、参考值

（1）成年男性：12～245μL/L。

（2）成年女性：5～130μL/L。

（3）男性高于女性，成人高于儿童，个体群体差异较大。

七、临床意义

（1）血清铁蛋白是体内含铁量最丰富的一种蛋白质。肝、脾、红骨髓及肠黏膜是铁储备的主要场所，约占全身的 66%，测定血清铁蛋白是判断体内铁贮存量的重要指标：

1）在诊断缺铁性贫血时，铁蛋白值减少。

2）铁负荷过重、溶血性贫血、铁粒幼细胞性贫血、原发性血色病等，铁蛋白值升高。

（2）铁蛋白作为一种肿瘤标志物，对临床某些恶性肿瘤的诊断具有一定参考价值：

1）血清铁蛋白含量升高的程度与肿瘤的活动度及临床分期有关，肿瘤越到晚期，病情越重，Ft 值越高，见于鼻咽癌、卵巢癌、肝癌、肾细胞癌等。

2）尿液铁蛋白测定对鉴别泌尿系统恶性肿瘤有一定价值。

3）胸腹水铁蛋白测定有助于良恶性积液的鉴别。铁蛋白 >500μg/L 时考虑恶性，>1000μg/L 则高度怀疑恶性积液。

第十一节　血清转铁蛋白检验

血清转铁蛋白（Tf）是一种重要的 β$_1$-球蛋白，分子量为 77000，含 6% 糖类的化合物，具有运输铁的功能，每个分子的转铁蛋白可运载 2 个铁原子，每毫克转铁蛋白能结合 1.25μg 的铁。

一、免疫散射比浊法

（一）原理

以聚乙烯二醇（PEG）与兔抗人 Tf 血清结合后，再与待测血清中的 Tf 发生特异性抗原抗体反应。所形成极细的乳白色抗原抗体复合物颗粒，悬浮于溶液中，利用散射比浊原理，与标准浓度管相比较，求得未知血清中 Tf 含量。

（二）试剂

（1）4％PEG 盐水溶液：称取 PEG（6000）40g，NaCl 9g，溶于去离子水 1000ml 中，调 pH 至 4.5。

（2）工作抗血清溶液：用 4％PEG 盐水溶液稀释商品化抗血清。一般以 1：60 稀释，可根据抗血清效价而定。配制后静置 30min，经直径 450nm 微孔膜过滤。

（3）Tf 标准液（52.5mg/L）取商品标化 Tf（42g/L）液 1μL，用生理盐水稀释至 800μL（可根据商品化 Tf 的浓度酌情稀释）。

（三）操作

待测血清用生理盐水稀释 100 倍，以表 3-14 操作。

表 3-14　Tf 比浊法操作步骤　　　　　　　　　　　　　　　单位：mL

加入物（ml）	稀释空白管	抗体空白管	标准管	测定管
工作抗血清	—	2.0	2.0	2.0
4％PEG 盐水溶液	2.0	—	—	—
Tf 标准液	—	—	0.04	—
1：100 待测血清	—	—	—	0.04
生理盐水	0.04	0.04	—	—

混匀，置室温 30min，激发光和散射光均为 450nm，以稀释空白校正荧光度为零，分别读取各管荧光读数。

（四）计算

$$血清转铁蛋白(mg/L) = \frac{测定管读数 - 抗体空白管读数}{标准管读数 - 抗体空白管读数} \times 52.2 \times 100$$

（五）参考值

2～4g/L。

（六）附注

（1）本法用血量少，可用末梢血测定，标本溶血、黄疸、脂血无干扰。

（2）形成浊度后 0.5～1h 内读取荧光读数，否则会影响结果。

（3）在 20g/L 内线性良好，回收率为 92％～102％。

二、血清总铁结合量计算

（一）原理

先测血清总铁结合量，再根据 Tf 分子量和 Tf 中铁原子量（56×2）求得 Tf 含量。

（二）试剂

见总铁结合量测定。

（三）操作

按血清总铁结合量测定操作，最后换算成Tf含量。

（四）计算

血清总铁结合量（mg/L）＝血清总结合量（mg/L）×687.5。

（五）临床意义

蛋白丢失性疾患如肾病综合征，随血清清蛋白的下降血清转铁蛋白也下降（可降至0.4g/L），严重肝病（如肝硬化）可显著下降，严重缺铁性贫血时血清转铁蛋白明显升高，提示血清铁缺乏。

第十二节　尿液蛋白检验

肾小球是血浆蛋白的超滤器。各种不同蛋白质正常通过膜的滤过率是其血浆中浓度和分子大小的函数。通常通过肾小球膜的蛋白质随其分子量的增大而进行性减少。在正常情况下肾小球滤液中仅有微量或无大分子蛋白，如IgM（90万）。由于清蛋白（6.6万）在血浆中浓度高和分子量相对小，出现在滤液中。分子量1.5万～4万的蛋白能较快地滤过，但其血浆中浓度低，所以滤液中的量也少。各种蛋白质在尿中排出的比值取决于它被肾小管吸收的程度；清蛋白在尿中排出量约为原尿总蛋白量的60%，因为它未能被肾小管完全吸收。低分子蛋白被重吸收后在近曲小管进行分解代谢。肾小管重吸收过程中，首先由肾小管上皮细胞的特殊受体与蛋白质结合，再由细胞吞噬，然后经溶酶体作用和最后被溶菌酶类水解成氨基酸，返回体内代谢库。

健康人尿中大约排出20～150mg/24h，其中主要为清蛋白，其余为Tamm-Honsfall蛋白，它可能是一种肾脏远曲小管分泌的一种蛋白质。提示肾小球通透性增加首先尿中清蛋白含量增多，如果尿中蛋白质的分子逐渐增大，则证明肾小球通透性有进行性增加。尿中低分子量蛋白质增多则显示肾小管重吸收功能减退。

一、双缩脲法

（一）原理

同血清总蛋白双缩脲试剂比色法。

（二）试剂

同血清总蛋白双缩脲试剂比色法。

（三）操作

（1）留取24h尿液标本，混合后记总量，取少量尿液离心后取上清尿液检验。

（2）先做蛋白定性试验，记录阳性程度，若定性试验阴性，则报告尿蛋白阴性，不再做定量试验。

（3）如蛋白定性为＋～＋＋，在10ml刻度离心管中加尿液5ml；如为＋＋＋～＋＋＋＋，则在管中加尿液1ml及蒸馏水4ml。

（4）0.075mol/L硫酸2.5ml混合。

（5）加15g/L钨酸钠溶液2.5ml，充分混匀，静置10min。

（6）离心沉淀5min，弃去上清液，将试管倒置于滤纸上，沥干液体，保留沉淀。加生理盐水至1ml刻度，混合，使沉淀的蛋白溶解，即为测定管。

（7）按表3-15操作。

表3-15　双缩脲比色法操作　　　　　　　　　　　　　　　　单位：mL

加入物（ml）	测定管	标准管	空白管
生理盐水	1.0 （溶解沉淀）	—	—
蛋白标准液	—	1.0	—
双缩脲试剂	4.0	4.0	4.0

充分混合，37℃水浴30min，用540nm波长进行比色，以空白管调零，读取标准管和测定管吸光度。

（四）计算

$$24h尿蛋白总量(g)=\frac{测定管吸光度}{标准管吸光度}\times 2.5\times\frac{1}{测定管尿量(ml)}\times\frac{24h总量(ml)}{100}$$

（五）参考值

0～120mg/24h尿量。

二、丽春红S法

（一）原理

在尿液标本中，加入蛋白沉淀三氯乙酸和丽春红-S染料后离心沉淀，蛋白-染料结合物被沉淀出来，将沉淀物加碱液溶解后，比色测定，计算蛋白含量。

（二）试剂

（1）三氯乙酸-丽春红-S试剂原液：称取丽春红-S1.0g，溶解在1000ml300g/L三氯乙酸液中。

（2）三氯乙酸-丽春红-S试剂应用液：原液100ml用蒸馏水稀释至1000ml，在室温下数月稳定。

（3）蛋白定性试剂。

（4）0.2mol/L氢氧化钠溶液。

（5）蛋白校正曲线：蛋白标准液（50g/L）用盐水稀释成每升含蛋白200、400、600、800、1000、1200、1600mg的标准液，各取100μL，与测定标本操作相同，用560nm波长比色，制成曲线。

（三）操作

（1）先做蛋白定性检查，测定标本中含量蛋白质的概量，依蛋白浓度调整标本用量：

1）1g/L以下时，标本用量为50μL（测得值×2）。

2）1～3g/L时，标本用量为50μL（测得值×2）。

3）3～10g/L时，标本用量为10（测得值×10）。

（2）取12mm×10mm的试管1支，按上述要求量加入标本，再加三氯乙酸-丽春红S试剂1.0ml，混匀后以3500r/min，离心10min，将上清液缓缓倒出后，倒置于滤纸上数分钟，并用小滤纸条吸去附着于管壁的多余试剂（注意勿触及管底沉淀物）。

（3）加0.2mol/L氢氧化钠溶液2.0ml于沉淀物中，混合使沉淀溶解，用560nm波长测定吸光度，查校正曲线的蛋白含量。

（四）参考值

$46.5 + 18.1$mg/L。

（五）附注

（1）本法较比浊法误差小，胆红素在4mg/L以下时对结果无影响，也不受室温的影响。

（2）离心沉淀后上清液必须全部倾去，但不能损失沉淀物，否则可影响比色结果。

（六）临床意义

1.生理性蛋白尿

可由剧烈运动、发热、高温和受寒等因素引起，多为一过性，定量不超过500mg/24h。

2.病理性蛋白尿

多因泌尿系统有器质性病变，尿内持续出现蛋白，可见于急性肾小球性肾炎、隐匿形肾小球肾炎、慢性肾小球肾炎、肾病综合征、肾盂肾炎、系统性红斑狼疮的肾脏损害、妊娠和妊娠高血压综合征、肾结核、肾肿瘤等。此外，病理性蛋白尿可起因于肾血管因素和异常蛋白质的排泄。其尿蛋白量多少不一，依病种、病情及病程而有较大差别。

第四章 糖代谢紊乱的生物化学检验

糖作为机体中重要的能源和结构物质，在体内多种因素的调节下，维持着相对稳定的状态。血中葡萄糖（血糖）水平是反映体内糖含量的一个重要指标。糖代谢紊乱主要表现为血糖浓度过高（高血糖症）和血糖浓度过低（低血糖症），一些糖代谢过程中的酶先天性缺陷导致的单糖或糖原在体内的累积，也属于糖代谢紊乱的范畴。引起高血糖症的最常见和最主要原因是糖尿病（DM）。本章重点阐述由糖尿病引起的高血糖症及其相关的实验室检测指标。

第一节 血糖及糖代谢紊乱

血糖是指血液中的葡萄糖。正常情况下空腹血糖浓度相对恒定在 3.89 ~ 6.11mmol/L（70 ~ 110mg/dL）范围内，这是在激素、神经以及肝、肾等多种因素调节下，血糖的来源和去路保持动态平衡的结果，也是肝、肌肉、脂肪组织等各组织器官代谢协调的结果，对维持组织器官的正常生理活动具有重要意义。在各种病理因素的作用下，糖代谢紊乱，导致血糖水平异常，引起一系列临床症状。

一、血糖及血糖调节

在机体的糖代谢中，葡萄糖居于主要地位，其他单糖所占比例小，且主要进入葡萄糖途径进行代谢。血糖浓度的维持取决于血糖的来源和去路的平衡。

由于机体的能量需求，血糖处于不断地变化和调节中，但在多种激素的精细调节下，血糖的来源和去路仍保持动态平衡，使血糖浓度维持在较窄的范围内。其中降低血糖的激素主要是胰岛素，另外胰岛素样生长因子（IGF）也能使血糖降低；升高血糖的激素有胰高血糖素、肾上腺素、皮质醇和生长激素等。此外，甲状腺素、生长抑素等激素也能间接地影响糖的代谢，从而影响血糖水平。除激素外，血糖的浓度也会受到其他各种生理因素（如饮食、运动、睡眠、月经周期、黎明现象、妊娠、药物），以及多种病理因素（如颅脑损伤、呕吐、腹泻、高热、麻醉、感染、毒血症、胰腺炎、胰腺癌）等的影响。

二、糖尿病及其代谢紊乱

空腹血糖浓度超过 7.0mmol/L 时称为高血糖症，若超过肾糖阈值（8.9 ~ 10mmol/L）时则出现尿糖。高血糖症有生理性和病理性之分，病理性高血糖症主要表现为空腹血糖受损、糖耐量减低或糖尿病。糖尿病是糖代谢紊乱的最常见、最重要的表现形式。空腹血糖受损和糖耐量减退是正常糖代谢与糖尿病之间的中间状态，是发展为糖尿病及心血管病变的危险因子和标志。

（一）糖尿病的定义与分型

糖尿病是一组由于胰岛素分泌不足或（和）胰岛素作用低下而引起的代谢性疾病，其特征是高血糖症。

糖尿病是一组复杂的代谢紊乱疾病，主要是由于葡萄糖的利用减少导致血糖水平升高而引起，其发病率呈逐年上升趋势，并随年龄而增长。

糖尿病的典型症状为多食、多饮、多尿和体重减轻，有时伴随视力下降，并容易继发感染，青少年患者可出现生长发育迟缓现象。长期的高血糖症将导致多种器官损害、功能紊乱和衰竭，尤其是眼、肾、神经、心血管系统。糖尿病可并发危及生命的糖尿病酮症酸中毒昏迷和非酮症高渗性昏迷。

根据病因糖尿病可分为四大类型，即1型糖尿病（T_1DM）、2型糖尿病（T_2DM）、其他特殊类型糖尿病和妊娠糖尿病（GDM）。其病因与分型见表4-1。在糖尿病患者中，90%～95%为T_2DM，5%～10%为T_1DM，其他类型仅占较小的比例。

表4-1 糖尿病的分型及其病因

类型	病因
1型糖尿病	胰岛β细胞破坏，导致胰岛素绝对不足
免疫介导性糖尿病	
特发性糖尿病	
2型糖尿病	病因不明确，包括胰岛素抵抗伴胰岛素相对不足、胰岛素分泌不足伴胰岛素抵抗等
其他特殊类型糖尿病	
β细胞功能遗传缺陷糖尿病	①成人型糖尿病：12号染色体HNF-1α（MODY$_3$）基因突变、7号染色体葡萄糖激酶（MODY$_2$）基因突变、20号染色体HNF-4α（MODY$_1$）基因突变等；②线粒体糖尿病：线粒体基因突变引起
胰岛素作用遗传性缺陷糖尿病	A型胰岛素抵抗、矮妖精貌综合征、脂肪萎缩性糖尿病、Rabson-Mendenhall综合征、假性肢端肥大等
胰腺外分泌性疾病所致糖尿病	胰腺炎、外伤及胰腺切除、肿瘤、囊性纤维化病、血色病、纤维钙化性胰腺病变等
内分泌疾病所致糖尿病	肢端肥大症、库欣综合征、胰高血糖素瘤、嗜铬细胞瘤、甲状腺功能亢进、生长抑素瘤、醛固酮瘤等
药物和化学品所致糖尿病	吡甲硝苯脲、喷他脒、烟酸、糖皮质激素、甲状腺素、二氮嗪、β肾上腺素受体激动剂、噻嗪类利尿剂、苯妥英钠、α-干扰素等
感染所致糖尿病	风疹病毒、巨细胞病毒、柯萨奇病毒感染等
少见的免疫介导性糖尿病	抗胰岛素受体抗体、Stiffman综合征等
其他可能伴有糖尿病的遗传综合征	唐氏综合征、Turner综合征、Klinfelter综合征、Wolfram综合征、Friedreich共济失调症、Huntington舞蹈病、Laurence-Moon-BiedL综合征、强直性肌营养不良、Prader-Willi综合征、卟啉病等
妊娠糖尿病	

空腹血糖受损（IFG）反映了基础状态下糖代谢稳态的轻度异常，糖耐量减低（IGT）反映了负荷状态下机体对葡萄糖处理能力的减弱。两者作为正常糖代谢与糖尿病之间的中间状态，是发展为糖尿病及心血管病变的危险因子和标志。它们作为糖尿病的前期阶段，统称为糖调节受损（IGR），可单独或合并存在。

（二）糖尿病的病因及发病机制

糖尿病的发病机制有两种：一是机体对胰岛素的作用产生抵抗，最后引起胰腺功能受损；二是胰腺β细胞的自身免疫性损伤。多种因素共同作用共同参与，引起胰岛素分泌的绝对和（或）相对不足，导致糖尿病的发生。

1.1 型糖尿病

T_1DM 作为一种多基因遗传病，已确认的相关易感基因约有 20 多个，目前认为与 6 号染色体上的人类白细胞抗原（HLA）有很强的关联性。发病风险是由 HLA 的 DRB_1、DQA_1 和 DQB_1 三位点间复杂的相互作用决定的，不同民族、不同地区报道的与 T_1DM 易感性相关联的 HLA 单体型不尽相同。除 HLA 外，其他的易感基因还包括 INS、$CTLA_4$、$PTPN_{22}$ 等。T_1DM 存在着遗传异质性，遗传背景不同的亚型在病因和临床表现上也不尽相同。

T_1DM 也是一种 T 细胞介导的自身免疫性疾病，涉及体液免疫与细胞免疫异常。60% ~80% 新确诊的 T_1DM 患者体内会发现多种自身抗体（表4-2）。

风疹病毒、腮腺炎病毒、柯萨奇病毒、脑心肌炎病毒和巨细胞病毒、肝炎病毒等都与 T_1DM 有关。病毒感染可直接破坏胰岛β细胞，激发自身免疫反应，诱导多种抗原及细胞因子的表达，最终引起胰岛β细胞的损伤，导致 T_1DM 的发生。此外，动物实验还发现链佐星、四氧嘧啶、锌螯合物以及灭鼠剂 N-1-吡啶甲基 N-P-硝基苯脲可造成胰岛β细胞自身（或非自身）免疫性破坏，但在人类，这类物质诱发糖尿病的重要性不是十分明显。流行病学研究发现，儿童食用亚硝基盐（亚硝基化合物）会导致 T_1DM 发病率增高。

2.2 型糖尿病

T_2DM 是遗传和环境因素共同作用而形成的多基因遗传性复杂疾病。T_2DM 具有明显的遗传倾向和家族聚集性。研究表明，本病与一些特异性遗传标志物有关，如印第安人、瑙鲁人的 T_2DM 与 HLA 型相关，墨西哥裔美国人 T_2DM 与 Rh 血型相关，但由于 98% 以上的 T_2DM 具有极大的异质性，并且其遗传因素和环境因素差别极大，虽然对本病的候选基因进行了大量研究，但其遗传基因仍不明确。

环境因素是 T_2DM 的另一类致病因子，可促使和（或）加速疾病的显现，主要包括年龄、营养因素、肥胖、缺乏体力活动、宫内发育不良、不良生活习惯（如吸烟和饮酒）和精神压力等。同时随年龄增加，周围组织对胰岛素的敏感性减弱，胰岛β细胞的功能缺陷亦加重，故 40 岁以上 T_2DM 的发病率显著上升。

食物热量和结构会影响血浆脂肪酸水平，其水平升高会加重胰岛素抵抗和β细胞功能损害。肥胖常是 T_2DM 的伴随和前导因素，目前认为，肥胖患者是否发生 T_2DM 取决于胰岛素抵抗的程度和β细胞的功能。多采用体重指数（BMI）、腰/臀围比值（WHR）、内脏脂肪容积、腹内脂肪层等指标预测发病的危险性。伴有其他危险因子（如高血压、高 BMI、糖尿病家族史）的人，其体力活动不足会促进 T_2DM 的发展。

目前普遍认为，胰岛素抵抗（IR）和β细胞分泌缺陷是 T_2DM 发病机制的两个主要环节。胰岛素抵抗是 T_2DM 和肥胖等多种疾病发生的主要诱因之一，也是 T_2DM 病理生理的基本组成部分，其特征性表现是：降低胰岛素刺激肌肉和脂肪组织摄取葡萄糖的能力，同时也抑制肝脏合成糖原的能力。其发生机制为：体内一定数量的生物化学组成成分（如 α-2-HS-糖蛋白、PC-1、RAD、TNF-α 等）能降低胰岛素在靶细胞上刺激胰岛素受体的生化功能，细胞内糖原、脂肪、蛋白质合成降低，导致葡萄糖转运体（GLUT）向细胞表面的转运不足。简单而言，IR 是指单位浓度的胰岛素细胞效应减弱，即机体对正常浓度胰岛素的生物反应性降低的现象。在IR状态下，为维持血糖稳定，迫使胰岛β细胞分泌更多的胰岛素进行代偿，导致高胰岛素血症，引发一系列代谢紊乱。IR是T_2DM早期的缺陷，约90％的患者存在胰岛素抵抗，患者对胰岛素生物反应性降低了40％。

（三）各型糖尿病的主要特点

1.1型糖尿病

指因胰岛β细胞破坏导致胰岛素绝对缺乏所引起的糖尿病，按病因和发病机制分为免疫介导性糖尿病和特发性糖尿病。

（1）免疫介导性1型糖尿病：主要是由于胰岛β细胞的自身免疫性损害导致胰岛素分泌绝对不足引起，大多数损害是由T细胞介导的，多数患者体内存在自身抗体，在高血糖症出现的数年前，患者血清中存在的自身抗体就可检出。这些抗体见表4-2。

表4-2 免疫介导性糖尿病患者血清中的自身抗体

自身抗体	检出率
胰岛细胞抗体（ICA）	在70％~90％新诊断的T_1DM患者中可检出
胰岛素自身抗体（IAA）	T_1DM患者阳性率为50％~70％
抗65kD谷氨酸脱羧酶抗体（anti-GAD$_{65}$）	在T_1DM患者中检出率达90％，多见于女性
胰岛素瘤相关抗原ⅠA-2和IA-2β（IA-2andIA-2β）	60％~80％以上新诊断的T_1DM患者中可检出
胰岛细胞表面抗体（ICSA）	在新诊断的T_1DM患者中阳性率为30％~60％

特点：

1）任何年龄均可发病，典型病例常见于青少年。

2）起病较急。

3）血浆胰岛素及C肽含量低，糖耐量曲线呈低平状态。

4）β细胞自身免疫性损伤是重要的发病机制，多数患者可检出自身抗体。

5）治疗依赖胰岛素为主。

6）易发生酮症酸中毒。

7）遗传因素在发病中起重要作用，与HLA某些基因型有很强的关联。

（2）特发性1型糖尿病：其显著特点是具有T_1DM的表现，如易发生酮症酸中毒、依赖胰岛素生存等，但没有明显的自身免疫反应的证据，也没有HLA基因型的相关特点，这一类患者极少，主要见于非裔及亚裔人。

2.2型糖尿病

是一组以空腹及餐后高血糖为主要特征的代谢异常综合征，主要表现为胰岛素抵抗和胰岛β细胞功能减退。胰岛素抵抗干扰了胰岛β细胞的分泌，导致胰岛β细胞功能减退，不能产生足量的胰岛素，表现为早期胰岛素相对不足和后期胰岛素绝对不足。

特点：

（1）典型病例常见于40岁以上肥胖的中老年成人，偶见于幼儿。

（2）起病较慢。

（3）血浆中胰岛素含量绝对值并不降低，但在糖刺激后呈延迟释放。

（4）胰岛细胞胞质抗体（ICA）等自身抗体呈阴性。

（5）初发患者单用口服降糖药一般可以控制血糖。

（6）发生酮症酸中毒的比例不如 T_1DM。

（7）有遗传倾向，但与 HLA 基因型无关。

3. 特殊类型糖尿病

往往继发于其他疾病，病因众多，但患者较少，此处仅介绍几种：

（1）β细胞功能缺陷性糖尿病：包括成人型糖尿病和线粒体糖尿病。

成人型糖尿病的高血糖症出现较早，常在 25 岁之前发病，称为青年人成年发病型糖尿病（MODY），表现为胰岛素分泌的轻度受损和胰岛素作用缺陷。为常染色体显性遗传，目前已发现多个基因位点突变，已明确第一型（$MODY_3$）主要是 12 号染色体上肝细胞核转录因子（HNF-1α）基因发生点突变，第二型（$MODY_2$）主要是 7 号染色体葡萄糖激酶基因发生变异，第三型（$MODY_1$）变异发生在 20 号染色体的转录因子 HNF-4α 上。其他几型虽然具有相同的临床表现，但尚不清楚特定的缺陷基因。

1997 年，美国糖尿病协会（ADA）将线粒体糖尿病列为特殊类型糖尿病。本病属于母系遗传，也可散发，人群中发病率为 0.5%～1.5%，发病年龄多在 30～40 岁。临床上可表现为从正常糖耐量到胰岛素依赖糖尿病的各种类型，最常见的是 2 型糖尿病，常伴有轻度至中度的神经性耳聋，患者无肥胖，无酮症倾向。目前已发现 20 余种线粒体的基因突变与发病有关，如线粒体 $tRNA_{3243}A{\rightarrow}G$ 突变、基因 3316G→A 突变等，这些基因的突变导致胰腺β细胞能量产生不足，引起胰岛素分泌障碍而致糖尿病的发生。

（2）胰岛素作用遗传性缺陷糖尿病：主要因胰岛素受体变异所致，较少见，一些患者可伴有黑棘皮病，女性患者可有男性化表现和卵巢囊肿。若为儿童患者，胰岛素受体基因的变异可致严重的胰岛素抵抗，称为矮妖精貌综合征。

（3）胰腺外分泌性疾病所致糖尿病：包括胰腺炎症、肿瘤、感染、纤维钙化性病变、损伤和胰切除、囊性纤维化病、血色病等均可引起继发性糖尿病。

（4）内分泌疾病所致糖尿病：当拮抗胰岛素作用的激素（如生长激素、皮质醇、胰高血糖素和肾上腺素）在体内过量产生时可引发糖尿病，如肢端肥大症、库欣综合征、胰高血糖素瘤、嗜铬细胞瘤、甲状腺功能亢进症、生长抑素瘤、醛固酮瘤等。去除导致激素过度分泌的因素后，血糖可恢复正常。

4. 妊娠糖尿病

指在妊娠期间发现的糖尿病，包括任何程度的糖耐量减低或糖尿病发作，不排除妊娠前存在糖耐量异常而未被确认者，无论是否使用胰岛素或饮食治疗，也无论分娩后这一情况是否持续。但已知糖尿病伴妊娠者不属此型。分娩 6 周后，按复查的血糖水平和糖尿病的诊断标准重新确定为：

（1）糖尿病。

（2）空腹血糖受损（IFG）。

（3）糖耐量减低（IGT）。

（4）正常血糖。妊娠糖尿病的发生与很多因素有关，多数患者在分娩后血糖将恢复正常水平。

（四）糖尿病的主要代谢紊乱

正常情况下，人体细胞内能量代谢主要由血糖供给，多余的血糖可转化为糖原、脂肪和蛋白质贮存起来。患糖尿病后，由于胰岛素的绝对或（和）相对不足，机体组织不能有效地摄取和利用血糖，不仅造成血糖浓度增高，而且组织细胞内三大营养物质的消耗增加，以满足机体的供能需要。

1.糖尿病时体内的主要代谢紊乱

在糖代谢上，肝、肌肉和脂肪组织对葡萄糖的利用减少，糖原合成减少，而肝糖原分解和糖异生增多，导致血糖升高。

在脂肪代谢上，脂肪组织摄取葡萄糖及从血浆清除三酰甘油减少，脂肪合成减少；脂蛋白脂肪酶活性增加，脂肪分解加速，血浆游离脂肪酸和三酰甘油浓度升高；当胰岛素极度不足时，脂肪组织大量动员分解产生大量酮体，当超过机体对酮体的氧化利用能力时，酮体堆积形成酮症，进一步发展为酮症酸中毒。

在蛋白质代谢上，蛋白质合成减弱，分解代谢加速，可导致机体出现负氮平衡、体重减轻、生长发育迟缓等现象。

2.糖尿病并发症时体内的主要代谢紊乱

长期的高血糖可导致多种并发症的产生，尤其是病程长、病情控制较差的糖尿病患者。按并发症的起病快慢，可分为急性并发症和慢性并发症两大类。急性并发症除常见的感染外，还有糖尿病酮症酸中毒昏迷、糖尿病非酮症高渗性昏迷、糖尿病乳酸性酸中毒昏迷等；慢性病变主要是微血管病变（如肾脏病变、眼底病变、神经病变）、大血管病变（如动脉粥样硬化）以及心、脑、肾等的病变和高血压等。

（1）糖尿病酮症酸中毒昏迷：是糖尿病的严重急性并发症。常见于1型糖尿病患者伴应激时。诱发因素为感染、手术、外伤和各种拮抗胰岛素的激素分泌增加。当机体代谢紊乱发展到脂肪分解加速、酮体生成增多、血浆中酮体积累超过2.0mmol/L时称为酮血症。酮体进一步积聚，发生代谢性酸中毒时称为酮症酸中毒，表现为严重失水、代谢性酸中毒、电解质紊乱和广泛的功能紊乱。除尿酮呈强阳性外，血酮体常 $> 5mmol/L$、HCO_3^- 降低、血 $pH < 7.35$，病情严重时可致昏迷，称为糖尿病酮症酸中毒昏迷。

糖尿病酮症酸中毒的发病机制主要是由于胰岛素的绝对或相对不足，拮抗胰岛素的激素（如胰高血糖素、皮质醇、儿茶酚胺及生长激素）分泌增多，肝糖原分解加速，糖异生加强，导致血糖增加，但机体不能很好地利用血糖，各组织细胞反而处于血糖饥饿状态，于是脂肪分解加速，血浆中游离脂肪酸增加，导致酮体生成增加而利用减慢，血酮体累积引起酮症。

（2）糖尿病非酮症高渗性昏迷：多见于60岁以上2型糖尿病病情较轻者及少数1型糖尿病患者。常见的发病诱因有：口服噻嗪类利尿剂、糖皮质激素、苯妥英钠，腹膜透析或血液透析，甲亢，颅内压增高使用脱水剂治疗，降温疗法，急性胰腺炎，严重呕吐、腹泻、烧伤、尿崩症、高浓度葡萄糖治疗等各种原因引起的失水、脱水等。

发病机制复杂，未完全阐明。血浆渗透压升高程度远比糖尿病酮症酸中毒明显，加上本症患者有一定量的内源性胰岛素，故在血糖极高的情况下，一般不易发生酮症酸中毒。而且脂肪分解和胰岛素拮抗激素增高不及酮症酸中毒突出。

（3）糖尿病乳酸性酸中毒昏迷：乳酸是糖代谢的中间产物，由丙酮酸还原而成，正常人乳酸/丙酮酸比值为10:1，处于平衡状态。患糖尿病后，由于胰岛素的绝对和相对不足，机体组织不能有效地利用血糖，丙酮酸大量还原为乳酸，使体内乳酸堆积增多。

（4）糖尿病慢性并发症：长期的高血糖会使蛋白质发生非酶促糖基化反应，糖基化蛋白质分子与未被糖基化的分子互相结合交联，使分子不断加大，进一步形成大分子的糖化产物。这种反应多发生在那些半衰期较长的蛋白质分子上，如胶原蛋白、晶状体蛋白、髓鞘蛋白和弹性硬蛋白等，引起血管基膜增厚、晶状体混浊变性和神经病变等病理变化。由此引起的大血管、微血管和神经病变，是导致眼、肾、神经、心脏和血管等多器官损害的基础。

三、低血糖症

低血糖指血糖浓度低于空腹血糖的参考水平下限，目前无统一的界定标准，多数学者建议空腹血糖浓度参考下限为2.78mmol/L（50mg/dL）。

低血糖的临床症状因人而异，缺乏特异性，主要是与交感神经和中枢神经系统的功能异常相关。主要临床表现为战栗、多汗、恶心、心跳加速、轻度头昏头痛、饥饿和上腹不适等非特异性症状。除某些疾病外，血糖快速下降（即使未降至低血糖水平）也可出现上述症状，但血糖缓慢下降至低血糖水平者却不一定有上述症状。

当血糖低于1.11mmol/L或1.67mmol/L（20mg/dL或30mg/dL）时，会引起严重的中枢神经系统功能障碍，出现头痛、意识错乱、视力模糊、眩晕以至于癫痫发作，严重者可出现意识丧失等症状甚至死亡。这些症状又称神经低血糖症。血糖恢复至正常水平可以迅速改善或纠正上述症状，但长时间的低血糖可导致脑功能不可逆的损伤。

（一）新生儿与婴幼儿低血糖

新生儿血糖浓度远低于成人，平均约1.94mmol/L（35mg/dL），并在出生后由于肝糖原耗尽而迅速下降。因此，在无任何低血糖临床表现的情况下，足月新生儿的血糖可低至1.67mmol/L（30mg/dL），早产儿可低至1.1mmol/L（20mg/dL）。

新生儿期低血糖往往是短暂的，较常见的原因包括早产、母体糖尿病、GDM和妊娠子痫等。而婴幼儿早期发生的低血糖很少是短暂的，可能是遗传性代谢缺陷或酮性低血糖所致，多因禁食或发热性疾病而进一步降低。

（二）成人空腹低血糖

成人低血糖可能是由于肝脏生成葡萄糖的速率下降或机体对葡萄糖的利用增加所致。低血糖相当普遍，而真性低血糖（低血糖紊乱）并不多见。真性低血糖常提示有严重的疾病并可能危及生命。通常血糖浓度＜3.0mmol/L（55mg/dL）时，开始出现低血糖有关症状，血糖浓度＜2.78mmol/L（50mg/dL）时，开始出现脑功能损伤。

诊断低血糖紊乱的经典诊断试验是72小时禁食试验。血糖浓度降低合并低血糖的体征或症状，就可诊断为低血糖紊乱，仅有血糖降低不能确诊。如果禁食期间未出现有关低血糖的体征或症状，则可以排除低血糖紊乱。

（三）餐后低血糖

餐后低血糖可由多种因素引发。这些因素包括药物、胰岛素抗体、胰岛素受体抗体和先天性缺陷（如果糖-1，6-二磷酸酶缺乏）等，也包括反应性低血糖，又称功能性低血糖。

在第三届国际低血糖专题讨论会上，反应性低血糖被定义为一种临床病症，患者在日常生活中有餐后低血糖症状，并且血糖浓度低于2.5～2.8mmol/L（45～50mg/dL）。其血糖标本的要求比较特殊，需要使用动脉化的静脉血或毛细血管血。

患者在餐后约1～3小时有疲乏、肌痉挛、心悸等自觉症状，通过进食可缓解30～45min。这类患者有时也可无症状但有低血糖，或血糖浓度正常却有自觉症状的情况。餐后低血糖比较少见，要确诊餐后低血糖必须要在餐后出现症状的同时出现低血糖，若怀疑本病，可进行5小时进餐耐量试验或5小时葡萄糖耐量试验。

（四）糖尿病性低血糖

T_1DM 和 T_2DM 患者在药物治疗期间经常发生低血糖，称糖尿病性低血糖。使用胰岛素治疗的 T_1DM 患者，每周出现 1~2 次症状性低血糖，每年约 10% 的患者受严重低血糖的影响。而住院患者，由于胰岛素的强化治疗，其发生低血糖的概率高 2~6 倍。由于口服降糖药或使用胰岛素，T_2DM 患者亦可发生低血糖，但其发生率低于 T_1DM 患者。

糖尿病患者发生低血糖的病理生理机制包括：

1. 血糖反馈调节机制受损

T_1DM 患者胰高血糖素对低血糖的反应下降，而后肾上腺素分泌不足，增加了低血糖发生的风险。其他能刺激胰高血糖素和肾上腺素分泌的因素可以纠正这类低血糖。T_2DM 患者在该方面的缺陷不明显。

2. 无症状低血糖

50% 的长期糖尿病患者在低血糖时没有神经性低血糖症状的出现，由于血糖降低而无症状，因此容易发生严重的低血糖，这可能与肾上腺素对低血糖的反应降低有关，尤其是经胰岛素强化治疗的 T_1DM 患者。

（五）甲苯磺丁脲耐置试验

降糖药甲苯磺丁脲又称甲糖宁，静脉注射后可刺激胰腺释放胰岛素。通过测定注射甲苯磺丁脲后血糖浓度和胰岛素浓度的变化，可以用于空腹低血糖、胰岛细胞瘤的研究和鉴别糖尿病类型。

甲苯磺丁脲耐量试验：静脉注射 1mg 甲苯磺丁脲前和注射之后的 2、15、30、60、90、120min 分别取血，测定葡萄糖和胰岛素浓度。结果：

（1）健康人在 30min 后，血糖浓度较空腹时下降 50%，120min 时恢复到基础值（注射前）。

（2）空腹低血糖患者的最低血糖浓度显著下降，且 2h 血糖浓度不能恢复到基础值。

该试验还可用于鉴别糖尿病：如果 20min 时的血糖浓度仍维持在基础水平的 80%~84%，则其患糖尿病的可能性有 50%。但该试验不能用于糖尿病的诊断。

测定胰岛素浓度能提供进一步的诊断：正常人 2min 时胰岛素峰值低于 $150\mu IU/ml$；胰岛细胞瘤患者其峰值增高，并且 60min 时胰岛素的浓度仍高，这是胰岛细胞瘤最重要的诊断依据。

四、糖代谢的先天异常

糖代谢的先天性障碍是由于糖代谢相关酶类发生先天性异常或缺陷，导致某些单糖或糖原在体内贮积。多数为常染色体隐性遗传，患者症状轻重不等，可伴有血糖水平降低。

第二节 糖代谢紊乱的主要检测项目

糖代谢紊乱相关疾病检测指标是实验诊断的重要技术措施，血糖水平和临床症状相结合能对糖尿病进行诊断。临床实验室检测血糖以及血糖调节物、糖化蛋白以及并发症相关的其他代谢产物等，有利于糖尿病及其并发症的早期诊断、鉴别诊断、指导治疗和评估预后。

一、空腹血糖

空腹血糖（FPG）是指至少8h内不摄入含热量食物后测定的血浆葡萄糖，是糖尿病最常用的检测项目。

（一）检测方法

血糖的测定方法主要分为三大类：氧化还原法、缩合法及酶法。前两类已被淘汰，国际推荐的参考方法是己糖激酶法，目前国内多采用卫生部临检中心推荐的葡萄糖氧化酶法，另外还可以采用葡萄糖脱氢酶法。利用分光光度法测定酶促反应中生成的产物，或检测酶促反应中产生的电流，产物的生成量与电流强度及葡萄糖浓度成正比。

（二）参考区间

成人空腹血清葡萄糖为3.9～6.1mmol/L（70～110mg/dL）。不同样本的葡萄糖浓度参考范围见表4-3。

表4-3　体液空腹葡萄糖浓度参考值

标本	葡萄糖浓度/(mg·dL^{-1})	葡萄糖浓度（mg/dL）
血浆/血清		
成人	3，9～6.1	70～110
儿童	3.5～5.6	60～100
早产新生儿	1.1～3.3	20～60
足月新生儿	1.7～3.3	30～60
全血（成人）	3.5～5.3	65～95

（三）临床意义

血糖浓度受神经系统和激素的调节，保持一个相对平衡的状态，当各种因素导致这些调节失去原有的相对平衡后，会出现血糖值异常。空腹血糖水平反映了胰岛素分泌能力，其增高与葡萄糖耐量减低是相平行的：若胰岛素分泌能力不低于正常的25%，空腹血糖多是正常或只轻度升高，一般人全血血糖不超过6.1mmol/L（110mg/dL），血浆血糖不超过6.9mmol/L（125mg/dL）；当胰岛素分泌进一步降低，但不低于正常的40%，则空腹血糖在5.8～11.1mmol/L（104～200mg/dL）；空腹血糖超过11.1mmol/L（200mg/dL）时，提示胰岛素分泌极少或缺乏。

空腹血糖水平是诊断糖尿病最主要的依据。若空腹全血血糖不止一次超过6.7mmol/L（120mg/dL），血浆血糖等于或超过7.8mmol/L（140mg/dL），即可确诊为糖尿病。一般应2次重复测定，以防误差。同时还要注意精神、饮食及药物等因素的影响。凡空腹全血血糖在6.1mmol/L（110mg/dL）以上，血浆血糖在6.9mmol/L（125mg/dL）以上，而又低于上述诊断标准时，应做葡萄糖耐量试验。若有明确的糖尿病症状，应先做餐后2小时血糖测定。一般糖尿病患者的空腹血糖，在失去控制时可高达10～16.7mmol/L（180～300mg/dL）；在重型及长期控制不好的患者，空腹血糖也可高达22.2mmol/L（400mg/dL）。

当血糖水平很高时，空腹血糖水平是首先要关注的，有低血糖风险者（老年人，血糖控制较好者）也应测定餐前血糖。糖尿病患者的空腹血糖也可能正常。

(四) 评价

1. 样本的处理

血糖测定一般可以测血浆、血清和全血葡萄糖。推荐以血浆葡萄糖浓度为诊断糖尿病的指标。由于葡萄糖溶于自由水,而红细胞中所含的自由水较少,所以全血葡萄糖浓度比血浆或血清低12%~15%,且受血细胞比容影响。一般来说用血浆或血清测定结果更为可靠。除与标本的性质有关外,血糖测定还受饮食、取血部位和测定方法的影响。餐后血糖升高,静脉血糖 < 毛细血管血糖 < 动脉血糖。所以如果不是特殊试验,血糖测定必须为清晨空腹静脉取血。

取血后如全血在室温下放置,由于血细胞中的糖酵解会使血糖浓度每小时下降5%~7%(0.4mmol/L或10mg/dL),当有白细胞增多或细菌污染时,葡萄糖的损失会增加,若标本采集后立即分离血浆或血清,则可使血糖在室温下稳定24h。如不能立即检测而又不能立即分离血浆或血清,就必须将血液加入含氟化钠的抗凝瓶,以抑制糖酵解途径中的酶,保证测定准确:标本中加入碘乙酸钠或氟化钠可抑制糖酵解作用,使血糖在室温下稳定3天。氟化钠通过抑制烯醇化酶而防止糖酵解。氟化物也是一种弱的抗凝药,但在几个小时后可有血液凝集出现。因此建议使用氟化物–草酸盐混合物,如每毫升血液加2mg草酸钾和2mg氟化钠以阻止后期凝集现象。但高浓度氟离子会抑制脲酶和某些酶活性,因而标本不宜用脲酶法测定尿素,也不适用于某些酶的直接测定。草酸钾会使细胞水分外渗,血浆稀释,这种标本不能用于测定其他物质。

床旁检查用的是便携式血糖仪,采用毛细血管全血标本测定,由于受到血细胞比容以及其他非糖还原物质的影响,空腹全血葡萄糖浓度比血浆葡萄糖浓度低12%~15%。而在有葡萄糖负荷时,毛细血管的葡萄糖浓度却比静脉血高2~4mmol/L,因此,使用不同的标本应采用不同的参考值(表4-3)。

2. 应用的评价

FPG是糖尿病的常用检测项目,但应注意在2型糖尿病中,高血糖是相对较晚才产生的,因此仅用FPG这个标准将延误诊断,并对糖尿病人群的流行估计过低。在临床已诊断的2型糖尿病患者中,有30%已有糖尿病并发症(如视网膜病、蛋白尿和神经肌肉疾病),说明2型糖尿病可能至少在临床诊断前10年就发生了。

3. 检测方法的评价

己糖激酶(HK)法准确度和精密度高,特异性高于葡萄糖氧化酶法,适用于自动化分析,为葡萄糖测定的参考方法。

葡萄糖氧化酶–过氧化物酶(GOD-POD)法中,葡萄糖氧化酶(GOD)高特异性催化β-D-葡萄糖,过氧化物酶(POD)的特异性远低于GOD。尿酸、维生素C、胆红素、血红蛋白、四环素和谷胱甘肽等可抑制呈色反应(通过与H_2O_2竞争色素原受体),用离子交换树脂过滤可以除去大部分干扰物质。本法准确度和精密度都能达到临床要求,操作简便,适用于常规检验。本法也适用于测定脑脊液葡萄糖浓度。尿中含较高浓度可干扰过氧化反应的物质(如尿酸),使测定值出现负偏差,因而本法不能直接用于尿标本测定,可使用离子交换树脂除去尿中干扰物再测定。

采用氧电极直接测定葡萄糖氧化酶法第一步反应消耗的氧来进行定量,摒弃特异性不高的第二步反应。结合过氧化氢酶的使用,能有效防止H_2O_2转变为O_2而影响测定结果。该法可用于血浆、血清、脑脊液及尿标本的测定,但由于血细胞会消耗氧气,故不能用于全血标本。

葡萄糖脱氢酶（GD）法高度特异，不受各种抗凝药和血浆中其他物质的干扰，商品试剂中含有变旋酶，以加速β-D-葡萄糖的变旋过程。制成固相酶，可用于连续流动分析，也可用于离心沉淀物的分析。

二、餐后2小时血糖

（一）检测方法

监测餐后2小时血糖有两种方法：一种是口服75g无水葡萄糖后做葡萄糖耐量试验；另一种是吃100g面粉制成的馒头或方便面（含糖量相当于75g无水葡萄糖，也叫馒头餐试验）。从吃第一口饭的时间开始计算，然后测量2小时后的血糖值。

（二）参考区间

餐后2小时血糖＜7.8mmol/L。

（三）临床意义

影响餐后血糖的因素有很多，餐后胰岛素第一时相的分泌，胰高血糖素的分泌，肌肉、肝脏和脂肪组织对胰岛素的敏感性，餐前血糖水平，进食的种类和时间，胃肠道的消化和吸收功能，餐后运动，情绪等都会对餐后血糖有影响。很多2型糖尿病患者空腹血糖不高，而餐后血糖很高，若只查空腹血糖，很容易误诊，当餐后血糖＞11.1mmol/L（200mg/dL）时，诊断糖尿病敏感性更高、漏诊率更低。

餐后2小时血糖监测适用于空腹血糖已获良好控制但仍不能达到治疗目标者。对于糖尿病患者，餐后2小时血糖是一个非常有价值的监测指标：

（1）反映胰岛β细胞的储备功能，即进食后胰岛β细胞分泌胰岛素的能力。若胰岛β细胞的储备功能良好，周围组织对胰岛素作用敏感，则餐后2小时血糖值应降到7.8mmol/L（140mg/dL）以下。如果胰岛β细胞的储备功能良好，甚至高于正常水平，但存在明显的胰岛素抵抗；或胰岛素抵抗不明显，但胰岛β细胞功能已较差，则餐后2小时血糖可明显升高。

（2）若餐后2小时血糖＞11.1mmol/L（200mg/dL），则易发生糖尿病眼、肾、神经等慢性并发症。对于中年以下和病情不重者，要严格控制餐后2小时血糖值在7.8mmol/L（140mg/dL）以下；对于老年糖尿病患者或并发症较重者，餐后2小时血糖可适当放宽至7.8～11.1mmol/L（140～200mg/dL）。

（3）餐后2小时血糖能较好地反映进食量及使用的降糖药是否合适，这是仅查空腹血糖所不能替代的。

餐后血糖升高是心血管疾病死亡的独立危险因素，当餐后血糖值在7.8～11.1mmol/L（140～200mg/dL）时已经存在大血管病变，血糖值越高，大血管病变的危险性越高。餐后血糖值是HbAlc的主要决定者，两者高度相关，严格控制餐后血糖将更有利于HbAlc控制达标，使血管内皮细胞的结构和功能得到更好的保护，降低心血管并发症的病死率。

（四）评价

餐后2小时血糖测定是诊断糖尿病的另一种重要方法。临床上有不少患者，空腹血糖不高，但餐后2小时血糖明显增高。

餐后2小时血糖实际上是一种简化的葡萄糖耐量试验。由于这种方法较口服葡萄糖耐量试验抽血次数少，简单易行，易为患者接受，所以是临床上用于筛选和发现空腹血糖正常的糖尿病患者的最常用方法。

餐后2小时血糖检查的缺点是，有些糖尿病患者服糖后血糖高峰不在2小时，而是在1小时后，到2小时的时候血糖高峰已下降，这样的患者易被漏诊。所以，对餐后2小时血糖可疑升高的患者，宜在餐后1小时和2小时各抽血一次为好，或者直接做糖耐量试验。

三、葡萄糖耐量试验

（一）检测方法

葡萄糖耐量试验包括口服葡萄糖耐量试验（OGTT）和静脉葡萄糖耐量试验（IGTT），是在口服或静脉注射一定量葡萄糖后2小时内做系列血糖测定，以评价个体的血糖调节能力的标准方法，对确定健康和疾病个体也有价值。常用的是OGTT。

WHO推荐的标准化OGTT：试验前3天，受试者每日食物中含糖量不低于150g，且维持正常活动，影响试验的药物应在3天前停用。试验前应空腹10～16h，坐位取血后5min内饮入250ml含75g无水葡萄糖的糖水（妊娠妇女用量为100g；儿童按1.75g/kg计算，总量不超过75g）。之后，每隔30min取血1次，共4次，历时2h（必要时可延长血标本的收集时间，可长达服糖后6h）。采血同时，每隔1小时留取尿液做尿糖测定。整个试验过程中不可吸烟、喝咖啡、喝茶或进食。根据5次血糖水平（空腹时为0时间）绘制糖耐量曲线。

（二）参考区间

不同人群OGTT试验结果。

OGTT结合FPG可协助诊断糖尿病及相关状态：

（1）FPG正常（<6.1mmol/L），并且2小时PG<7.8mmol/L为正常糖耐量。

（2）FPG介于6.1～7.0mmol/L之间，2小时PG<7.8mmol/L为IFG。

（3）FPG<7.0mmol/L，2小时PG介于7.8～11.1mmol/L为IGT。

（4）血浆FPG≥7.0mmol/L，2小时PG≥11.1mmol/L为糖尿病性糖耐量。

（三）临床意义

OGTT主要用于下列情况：

（1）诊断GDM。

（2）诊断IGT。

（3）有无法解释的肾病、神经病变或视网膜病变，其随机血糖<7.8mmol/L，可用OGTT了解糖代谢状况。此时如OGTT异常，不代表有肯定因果关系，还应该排除其他疾病。

（4）人群筛查，以获取流行病学数据。

（四）评价

OGTT在糖尿病的诊断中并非必须，因此不推荐临床常规应用。大多数糖尿病患者会出现FPG水平增加，除GDM外，FPG<5.6mmol/L（100mg/dL）或随机血糖<7.8mmol/L（140mg/dL）足可排除糖尿病的诊断，所以临床上首先推荐测定FPG。

虽然OGTT比FPG更灵敏，但它受多种因素影响且重复性差。除非第一次OGTT结果明显异常，否则应该在不同时间做2次OGTT测定以判断是否异常。

IGTT的适应证与OGTT相同，对某些不宜做OGTT的患者（如不能承受大剂量口服葡萄糖、胃切除后及其他可致口服葡萄糖吸收不良的患者），为排除葡萄糖吸收因素的影响，应按WHO的方法进行IGTT。

四、糖化血红蛋白

成人血红蛋白（Hb）通常由HbA（97%）、HbA$_2$（2.5%）和HbF（0.5%）组成。HbA由4条肽链组成，包括2条α链和2条β链。对HbA进行色谱分析发现了几种次要的血红蛋白，即HbA$_{1a}$、HbA$_{1b}$和HbA1c，统称为HbA。或快速血红蛋白（因它在电泳时迁移比HbA快得多）或糖化血红蛋白（GHb）。GHb是血红蛋白与血糖进行非酶促反应结合的产物，它们的糖基化位点是血红蛋白β链N末端的缬氨酸残基，其生成是一个缓慢的、不可逆的过程，生成量与血糖的浓度和高血糖存在的时间相关。糖基化也可以发生在血红蛋白β链的其他位点，如赖氨酸残基或α链上，所生成的糖化蛋白称为HBAO，不能用根据电荷不同的方法而将其与普通血红蛋白分离（表4-4）。

表4-4　糖化血红蛋白的命名

名称	组成
HBAO	糖基化发生在β链的其他位点，如赖氨酸残基或α链上
HbA1a1	1，6-二磷酸果糖结合在HbA的β链N末端上
HbA1a2	6-磷酸葡萄糖结合在HbA的β链N末端上
HbA1a	由组成
HbA1b	丙酮酸结合在HbA的β链N末端上
HbA1c	葡萄糖结合在HbA的β链N末端的缬氨酸残基上
Pre-HbA1c	HbA1c中存在不稳定的希夫碱
HbA1	由HbA1a、HbA1b、HbA1c组成
总的糖化血红蛋白	HbA1c及其他所有的血红蛋白-碳水化合物复合物

其中，HbA1c是由葡萄糖与HbA的β链氨基末端缬氨酸残基缩合而成，先形成一种不稳定的希夫碱（前HbA1c），希夫碱解离或经Amadori分子重排而形成HbA1c。HbA$_1$的主要成分是HbA1c，约占80%，且浓度相对稳定。为简便实用，临床上常以HbA1c代表总的糖化血红蛋白水平。

（一）检测方法

GHb的测定方法有多种：

1.根据电荷差异

可采用离子交换层析、高效液相色谱分析（HPLC）、常规电泳和等电聚焦电泳等方法。

2.根据结构差异

可采用亲和层析和免疫测定法.

3.化学分析技术

可采用比色法、分光光度法。目前临床使用的糖化血红蛋白自动分析仪多采用离子交换柱高效液相色谱法，不管什么方法，结果都表示为糖化血红蛋白占总血红蛋白的百分比。化学分析技术已经很少使用。如果操作正确，大多数方法都有很好的精密度，但不同方法在测定组分上存在差异。

（二）参考区间

糖化血红蛋白参考范围见表4-5。

表4-5　糖化血红蛋白参考范围　　　　　　　　　　单位：%

糖化血红蛋白种类	平均值（%）	参考范围（%）
HbA1（A1a＋b＋c）	6.5	5.0～8.0
仅HbA1c	4.5	3.6～6.0
总糖化血红蛋白（A1＋A0）	5.5	4.5～7.0

（三）临床意义

GHb的形成是不可逆的，其浓度与红细胞寿命（平均120天）和该时期内血糖的平均浓度有关，不受每天葡萄糖波动的影响，也不受运动或食物的影响，所以以GHb反映的是过去6～8周的平均血糖浓度，这可为评估血糖的控制情况提供可靠的实验室指标。而血糖血浓度急剧变化后，在起初2个月HbA1c的变化速度很快，在3个月之后则进入一个动态的稳定状态。

2010年，美国糖尿病协会（ADA）在最新修订的《糖尿病治疗指南》中首次将HbA1c作为新的糖尿病诊断指标，诊断标准定为6.5%（但这个标准还未被广泛接受）。根据该指南，HbA1c水平在5%左右表示未患糖尿病，HbA1c水平在5.7%～6.4%预示进展至糖尿病前期阶段，HbA1c≥6.5%则表明已患糖尿病。但对于患有糖尿病的孕妇或有贫血等血红蛋白异常的患者，不主张做糖化血红蛋白检查，因为异常的血红蛋白可干扰糖化血红蛋白的测定。

为达到理想的糖尿病控制，ADA推荐大多数糖尿病患者的目标为HbA1c水平≤7%（一些组织建议降为＜6.5%），希望这一目标可以有效预防糖尿病相关严重并发症，如肾病、神经病变、视网膜病变和牙龈病变。对经治疗后血糖控制稳定的糖尿病患者，应将糖化血红蛋白作为常规检测指标，至少每6个月一次。在某些临床状态下（如糖尿病妊娠、未接受治疗或调整治疗时），应增加检测次数（每3个月一次），及时提供有价值的信息。

一些研究提示HbA1c为糖尿病患者心血管事件的独立预测危险因素，HbA1c水平每增高1%，对T_1DM患者而言发生冠心病的相对危险增加32%；对T_2DM患者而言，危险性增加18%。

（四）评价

离子交换柱高效液相色谱法对全血直接测定HbA1c，其批内和批间变异系数CV均可以小于1%，结果精确，HbA1c检测结果不受存在的变异型血红蛋白及其衍生物的影响。

GHb测定标本采用静脉血，用EDTA、草酸盐和氟化物抗凝，患者无须空腹。全血标本可于4℃储存1周以上。高于4℃，HbA1a和HbA1b会随时间和温度而上升，而HbA1c仅轻微变化，−70℃则可保存18周以上，一般不推荐−20℃保存。肝素抗凝标本需在2天内完成测定，且不适用于某些方法，故不推荐使用。

由于GHb的形成与红细胞的寿命有关，在有溶血性疾病或其他原因引起红细胞寿命缩短时，GHb明显减少。同样，如果近期有大量失血，新生红细胞大量产生，会使GHb结果偏低，然而仍可用于监测上述患者，但其测定值必须与自身以前测定值做比较而不是与参考值做比较。高浓度GHb也可见于缺铁性贫血患者，这可能与较多的衰老红细胞有关。

HbF、HbS和HbC等异常血红蛋白则因血红蛋白病和测定方法的不同，可引起GHb的假性升高或降低。

GHb参考范围（表4-5）的个体差异很小，且不受急性疾病的影响，年龄的影响目前尚无定论。对于控制不良的糖尿病患者，测定值可达参考范围上限的2倍或更多，但很少再超过15%，若超过应考虑是否存在HbF干扰。

与FPG和餐后2小时血糖水平相比，HbA1c的检测方法已标准化，与糖尿病长期并发症的相关性更强，生物变异性小，无须空腹或特定时间采血，不易受急性（如应激、疾病相关）血糖波动的影响，检测结果可以作为血糖管理或治疗的指导。

五、糖化血清蛋白与糖化清蛋白

除了血红蛋白，血液中的葡萄糖也可与血清蛋白的N末端发生非酶促的糖基化反应，形成高分子酮胺化合物，其结构类似果糖胺，总称为糖化血清蛋白。由于90%以上的糖化血清蛋白是糖化清蛋白（GA），葡萄糖与血清清蛋白链内第189位赖氨酸结合，因此GA可以反映糖化血清蛋白的总体水平。

（一）检测方法

果糖胺的测定方法有多种，目前应用最广的方法是利用碱性条件下果糖胺的Amadori重排产物具有还原性而设计的，它可与硝基四氮唑蓝（NBT）起呈色反应，其颜色深浅与果糖胺含量成正比。

还可采用ELISA法、HPLC法、酮胺氧化酶（KAOD）法等多种方法测定糖化清蛋白，临床多用KAOD法，可结合血清清蛋白含量，计算出糖化清蛋白占血清清蛋白的比例。

（二）参考区间

非糖尿病人群果糖胺参考范围为205～285mmol/L。

健康成年人糖化血清蛋白（1.9±0.25）mmol/L。

糖化清蛋白正常参考范围为10.8%～17.1%。

（三）临床意义

由于清蛋白的半衰期比血红蛋白短，转换率快，为17～19天，故可通过测定血清糖基化蛋白水平来反映2～3周前的血糖控制情况，在反映血糖控制效果上比GHb更敏感、更及时。在一些特殊情况下，如透析性的贫血、急性全身性疾病期、肝病、糖尿病合并妊娠、降糖药物调整期等，糖化清蛋白更准确地反映短期内的平均血糖变化。

由于测定糖化清蛋白监测的是短期血糖的改变，因此它应与GHb结合应用而不是替代。当患者有血红蛋白异变体（如HbS或HbC）存在时，会使红细胞寿命下降，此时糖化血红蛋白的意义不大，而GA则有价值。

（四）评价

NBT法快速、经济，已用于自动化仪器分析，线性可达1000μmol/L，CV为5.4%左右。红细胞寿命和血红蛋白变异体不影响糖化清蛋白的结果，但它受血浆总蛋白浓度的影响，血清清蛋白＜30g/L或尿中蛋白质浓度＞1g/L时，果糖胺的结果不可靠。中度溶血、胆红素和维生素C会干扰测定。

KAOD法可运用于自动化生化分析仪上，精密度高、准确性好，胆红素对其干扰较小。

由于所有糖化血清蛋白都是果糖胺，而清蛋白是血清蛋白质中含量最多的组分，虽然测定果糖胺主要是测定糖化清蛋白，但果糖胺反映的是血清中总的糖化血清蛋白，在清蛋白浓度和半衰期发生明显改变时，会对糖化清蛋白产生很大影响，故对于肾病综合征（NS）、肝硬化、异常蛋白血症或急性时相反应之后的患者，果糖胺结果不可靠。此外，果糖胺容易受到血液中胆红素、乳糜和低分子物质等的影响。

六、胰岛素及C肽

胰岛素是胰岛β细胞所产生的多肽激素，主要作用是促进肝、骨骼肌和脂肪组织对葡萄糖的摄取，促进葡萄糖转换成糖原或脂肪储存，抑制肝脏的糖异生，刺激蛋白质合成并抑制蛋白质分解，总的效应是降低血糖。

胰岛β细胞粗面内质网的核糖核蛋白体首先合成前胰岛素原，很快被酶切去信号肽后，生成胰岛素原，存在高尔基体的分泌小泡内，最后被蛋白水解酶水解成活性胰岛素（51个氨基酸残基）和含31个氨基酸残基的无活性的C肽。

正常人体中胰岛素呈脉冲式分泌，基础分泌量约1U/h，每天总量约40U。健康人在葡萄糖的刺激下，胰岛素呈二时相脉冲式分泌：静脉注射葡萄糖后的1~2min内是第一时相，10min内结束，这一时相呈尖而高的分泌峰，代表贮存胰岛素的快速释放。第二时相紧接第一时相，持续60~120min，直到血糖水平回到正常，代表了胰岛素的合成和持续释放能力。

胰岛素相对分子量为5.8kD，分泌入血后在体内的生物半衰期为5~10min，主要被肝脏摄取并降解，少量由肾小球滤过后在近曲小管重吸收和降解。

C肽分子量为3.6kD，没有车物活性，但对保证胰岛素的正常结构却是必须的。虽然胰岛素和C肽等摩尔数分泌入血，但由于C肽的半衰期更长（约35min），因此在禁食后血浆C肽的浓度比胰岛素高5~10倍。C肽主要在肾脏中降解，部分以原形从尿液排出。

（一）检测方法

利用胰岛素和C肽的抗原性，采用免疫学方法进行检测。目前有放射免疫分析法（RIA）、酶联免疫吸附法（ELISA）、化学发光免疫分析法（CLIA）、电化学发光免疫分析法（ECLIA）等。

（二）参考区间

空腹胰岛素（CLIA法）：4.0~15.6U/L；空腹胰岛素（ECLIA法）：17.8~173.0pmol/L；C肽（ECLIA法）：250.0~600.0pmol/L。

（三）临床意义

胰岛素测定最主要的临床用途是：

（1）对空腹低血糖患者进行评估。

（2）确认需进行胰岛素治疗的糖尿病患者，并将他们与靠饮食控制的糖尿病患者分开。如在口服葡萄糖75g后血浆胰岛素水平超过6μU/ml时不可能发生微血管并发症，这时能够靠饮食控制；但如果胰岛素峰值<4μU/ml，则需要胰岛素治疗而且很可能发生微血管病变。

（3）预测2型糖尿病的发展并评估患者状况，预测糖尿病易感性。

（4）通过测定血胰岛素浓度和胰岛素抗体来评估胰岛素抵抗机制。

葡萄糖刺激胰岛素分泌的动态试验有利于糖尿病类型鉴别。

随着胰岛β细胞功能进行性损害，它对葡萄糖刺激反应的第一时相将丧失，而其他的刺激物（如氨基酸或胰高血糖素）仍能刺激其释放，所以大多数2型糖尿病仍保留第二时相的反应。而1型糖尿病患者则基本没有任何反应。

C肽测定的主要用途：

（1）主要用于评估空腹低血糖。某些β细胞瘤患者，尤其是存在间歇性胰岛素分泌过多时，胰岛素检测可正常，但C肽浓度却升高。当注射胰岛素导致低血糖发生时，胰岛素水平会很高而C肽降低，这是因为药用胰岛素中没有C肽存在，且外源性胰岛素会抑制β细胞的分泌功能。

（2）评估胰岛素的分泌：基础或刺激性（通过胰高血糖素或葡萄糖）尿和空腹血清C肽水平可用于评价患者的胰岛素分泌能力和分泌速度，并以此来鉴别糖尿病类型。例如糖尿病患者在用胰高血糖素刺激后C肽 > 1.8ng/ml，可能是2型糖尿病，若 < 0.5ng/ml则可能是1型糖尿病。但C肽测定对糖尿病患者的常规监测作用不大。

（3）监测胰腺手术效果：在全胰腺切除术后检测不到血清C肽，而在胰腺或胰岛细胞移植成功后其浓度应该增加。当需要连续评估β细胞功能或不能频繁采血时，可测定尿C肽。24小时尿C肽（非肾功能衰竭患者，因肾功能衰竭可使C肽浓度上升）与空腹血清C肽浓度相关性很好，并与葡萄糖负载后连续取血标本的C肽浓度相关性也很好。

（四）评价

测定C肽比测定胰岛素有更多优点：

（1）由于肝的代谢可以忽略，所以与外周血胰岛素浓度相比，C肽浓度可更好地反映β细胞功能。

（2）C肽不受外源性胰岛素干扰，且不与胰岛素抗体反应。

用外源性胰岛素治疗的患者会产生抗胰岛素抗体，可与免疫法使用的抗体竞争。内源性抗体和它结合的胰岛素可被聚乙二醇（PEG）沉淀，再测定游离胰岛素。用盐酸洗脱抗体结合的胰岛素，PEG沉淀抗体可测定总胰岛素。

C肽主要通过肾脏排泄，肾病时，血中C肽浓度会升高，同时尿C肽浓度的个体差异大，限制了其作为评价胰岛素分泌能力的价值。

七、胰岛素原

胰岛素原是胰岛素的前体和主要储存形式，其生物活性仅相当于胰岛素的10%。正常情况下仅少量的胰岛素原（胰岛素的3%）进入血液循环。但肝脏清除它的能力仅为清除胰岛素能力的25%，导致前者的半衰期比后者长2~3倍，约为30min，因此在禁食后血浆胰岛素原浓度可达血浆胰岛素浓度的10%~15%。

（一）检测方法

利用胰岛素原的抗原性，采用免疫学方法进行检测。目前有放射免疫分析法（RIA）、酶联免疫吸附法（ELISA）、电化学发光免疫分析法（ECLIA）等多种方法。

（二）参考区间

正常人空腹胰岛素原参考范围是1.11~6.9μmol/L（也有报道为2.1~12.6μmol/L），各实验室需建立自己的参考值。

（三）临床意义

胰岛素原浓度增加见于：

（1）胰腺β细胞肿瘤，大多数β细胞瘤患者都有胰岛素、C肽和胰岛素原浓度的增加。

因肿瘤使胰岛素原不能转变为胰岛素，部分患者只有胰岛素原升高。尽管胰岛素原生物学活性很低，高浓度胰岛素原仍可能导致低血糖。

（2）罕见的家族性高胰岛素原血症，其原因是胰岛素原转化为胰岛素的能力减弱。

（3）存在可能与抗体起交叉反应的胰岛素原样物质。

（4）1型糖尿病由于胰岛素合成和分泌极度下降，刚合成的胰岛素原在未转变为胰岛素的情况下即释放入血，造成血浆胰岛素原升高。

（5）在2型糖尿病患者，胰岛素原比例和胰岛素原转化中间体都会增加，并且与心血管危险因子关联。

（6）妊娠糖尿病（GDM）有明显高浓度水平的胰岛素原及其裂解产物——32、33位氨基酸断裂的胰岛素原。最近报道，胰岛素原在胰岛素样物质中所占的比例增加，可作为妊娠糖尿病筛查预测指标，比年龄、肥胖和高血糖更好。在慢性肾功能衰竭、肝硬化和甲状腺功能亢进患者中也可见胰岛素原浓度增加。

（四）评价

作为胰岛素的前体和主要储存形式，胰岛素原的检测仍较困难，其原因是：

（1）血浆中胰岛素原浓度低，难获得纯品，故抗体制备困难。

（2）不易获得胰岛素原参考品。

（3）多数抗血清与胰岛素和C肽有交叉反应（两者浓度都较高），同时胰岛素原转化中间体也会干扰检测结果。目前已开始生产基因重组的胰岛素原，并由此制备单克隆抗体，将提供可靠的胰岛素原标准品和检测方法。

八、酮体

酮体由乙酰乙酸、丙酮和β-羟丁酸组成，主要来源于游离脂肪酸在肝脏的氧化代谢产物。正常情况下，长链脂肪酸被肝脏摄取，重新酯化为三酰甘油贮存在肝脏内，或转变为极低密度脂蛋白再进入血浆。正常人血液中酮体浓度较低，其相对组成为：乙酰乙酸占20%，丙酮占2%，β-羟丁酸约占78%。当糖代谢发生障碍时，脂肪分解代谢加速，不能充分氧化，产生大量的中间产物——酮体，过多的酮体从尿中排出，称为酮尿。

（一）检测方法

酮体含有三种成分，检测样本可来自血液和尿液。尿酮的检测多采用酮体检查片法和尿酮体试纸条法作半定量测定。β-羟丁酸的测定方法包括酸氧化比色法、气相色谱法、酶法和毛细管电泳法。临床常用的是酶法。

（二）参考区间

以丙酮计，血浆酮体定量 < 0.05mmol/L（20mg/L），尿酮体定性为阴性，定量为 20～50mg/d。健康成年人血清β-羟丁酸为 0.03～0.3mmol/L。

（三）临床意义

在未控制的糖尿病中，由于胰岛素缺乏，导致重新酯化作用减弱而脂解作用增强，使血浆中游离脂肪酸增加；同时胰高血糖素/胰岛素比率增加使得脂肪酸在肝脏中的氧化作用增强，肝脏酮体生成增加而在外周组织中的代谢减少，导致血液中乙酰乙酸堆积。其中小部分乙酰乙酸可自发性脱羧生成丙酮，而大部分则转变为β-羟丁酸。

酮体形成过多会导致其在血中浓度增加（酮血症）和在尿中的排泄增加（酮尿）。这个过程可发生于糖的来源减少（饥饿或频繁呕吐）或糖的利用下降（如糖尿病、糖原贮积症等)。对于糖尿病酮症酸中毒,血中酮体的半定量比检测尿中酮体更为准确。虽然尿酮体排泄并不总是与血中酮体浓度成比例,但由于尿酮体检测的方便性,已广泛用于1型糖尿病的病情监测。

酮体的三种成分相对比例与细胞的氧化还原状态有关。在健康人,β-羟丁酸与乙酰乙酸以等摩尔的浓度存在,两者基本构成血清中所有酮体,丙酮是次要成分。在严重糖尿病中,β-羟丁酸/丙酮的比率可增至16:1,这是因为此时机体有大量还原型烟酰胺腺嘌呤二核苷酸(NADH)存在,促进了β-羟丁酸的生成。目前大多数尿液酮体试验仅检测乙酰乙酸,这将导致实验检测结果与病情不相符的情况,即当患者酮症酸中毒早期时尿中的酮体主要是β-羟丁酸,测定尿液酮体可能仅有弱阳性;当治疗症状缓解后,β-羟丁酸转变为乙酰乙酸时尿中乙酰乙酸含量增高,临床却表现为酮症加重。因此需要监测β-羟丁酸的含量才能得到酮症的比较真实的情况。同时需要注意的是,即使临床病情已经改善,也不能放松监测。

尿酮体阳性还见于饥饿、高脂饮食、呕吐、腹泻、脱水、妊娠中毒血症、甲状腺中毒症、消化吸收障碍等。

(四)评价

测定血液和尿液中酮体的常用方法中,没有一种方法能与乙酰乙酸、丙酮和β-羟丁酸同时起反应。

糖尿病酮症酸中毒时,往往以β-羟丁酸升高较明显,而临床上测定尿液酮体用的亚硝基铁氧化钠仅对乙酰乙酸起反应,该方法对乙酰乙酸敏感性较好,对丙酮敏感性较差,与β-羟丁酸几乎不发生反应,故当尿中以β-羟丁酸为主时易漏诊,患者早期尿酮体阴性率比较高。为了提高尿液酮体检验的阳性率,可将尿液中的β-羟丁酸氧化成乙酰乙酸,再使之分解成丙酮后再检测。

丙酮和乙酰乙酸都有挥发性,且乙酰乙酸容易分解成丙酮,因此检查时要尽量用新鲜尿(至少在排尿后2小时内)以提高检出率。

紧张、剧烈运动、浓缩尿、低pH、高色素尿或含有大量甲基多巴代谢物的尿液标本可以呈酮体假阳性反应。

酶法测定β-羟丁酸灵敏度高、速度快、样品用量少、样品无须预处理、适合各种型号的自动生化分析仪。乙酰乙酸、血红蛋白、胆红素对本法干扰小。

九、丙酮酸及乳酸

乳酸是糖代谢的中间产物,主要来源于骨骼肌、脑、皮肤、肾髓质和红细胞。血液中乳酸浓度和这些组织产生乳酸的速率以及肝脏对乳酸的代谢速度有关,约65%的乳酸由肝脏利用。乳酸循环是指葡萄糖在外周组织转化为乳酸,而乳酸在肝脏中又转化为葡萄糖。肝外乳酸通过骨骼肌和肾皮质的氧化作用清除。乳酸产物增加会促进肝对乳酸的清除,但当乳酸浓度超过2mmol/L时,肝脏对其的摄取就会达到饱和。剧烈运动时,乳酸浓度可在短时间内明显增加。乳酸性酸中毒没有可接受的浓度标准,但一般认为乳酸浓度超过5mmol/L以及pH < 7.25时提示有明显的乳酸性酸中毒。

(一)检测方法

乳酸的测定方法有化学氧化法、酶催化法、电化学法和酶电极感应器法。化学氧化法使用高锰酸盐或二氧化锰将乳酸氧化成乙醛和CO_2或CO;电化学法是在乳酸脱氢酶作用下铁氰基团氧化乳酸，同时自身被还原成为亚铁氰基团，亚铁氰基团在铂电极表面被氧化，产生的电流与亚铁氰基团量成正比，也与乳酸浓度呈正相关。酶电极感应器法是在乳酸氧化酶催化下，乳酸生成丙酮酸和H_2O_2，H_2O_2在铂电极表面发生氧化还原反应，释放出电子，产生电流，用安培计测定H_2O_2生成量，计算出乳酸浓度。

丙酮酸测定方法包括2，4-二硝基苯肼法、乳酸脱氢酶法、高效液相色谱法等。

（二）参考区间

不同标本的乳酸和丙酮酸参考范围见表4-6及表4-7。

表4-6　不同标本的乳酸参考范围

标本	乳酸浓度/（mmol·L⁻¹）	乳酸浓度/（mgl·dL⁻¹）
静脉血		
静息时	0.5 ~ 1.3	5 ~ 12
住院患者	0.9 ~ 1.7	8 ~ 15
动脉血		
静息时	0.36 ~ 0.75	3 ~ 7
住院患者	0.36 ~ 1.25	3 ~ 11
24小时尿液	5.5 ~ 22mmol	49.5 ~ 198mg

表4-7　不同标本的丙酮酸参考范围

标本	丙酮酸浓度/（mmol·L⁻¹）	丙酮酸浓度/（mgl·dL⁻¹）
安静状态下		
空腹静脉全血	0.03 ~ 0.10	0.3 ~ 0.9
动脉全血	0.02 ~ 0.08	0.2 ~ 0.7
脑脊液（CSF）	0.06 ~ 0.19	0.5 ~ 1.7
24小时尿	≤1mmol	≤8.81mg

（三）临床意义

乳酸性酸中毒在下列两类临床情况下发生：

（1）A型（缺氧型）：常见，与组织氧合作用降低有关，如休克、低血容量和左心室衰竭。

（2）B型：与某些疾病（如糖尿病、肿瘤、肝病）、药物或毒物（如乙醇、甲醇、水杨酸）或先天代谢紊乱（如甲基丙二酸血症、丙酮酸血症和脂肪酸氧化缺陷）有关。机制还不清楚，但推测是线粒体功能缺陷，使氧的利用削弱。乳酸性酸中毒比较常见，住院患者发生率约为1%，病死率超过60%，而如果同时存在低血压，则病死率接近100%。

乳酸性酸中毒另一个不常见且难以诊断的病因是D-乳酸性酸中毒。D-乳酸不由人代谢产生，而是由肠道吸收后在体内积累。D-乳酸可以导致全身性酸中毒，常见于空回肠分流术后，表现为乳酸性脑病（意识模糊、共济失调、嗜睡），并有血浆D-乳酸浓度升高。实际上所有测定乳酸的方法都使用L-乳酸脱氢酶，而不能测定D-乳酸。D-乳酸可用气液色谱法或用D-乳酸脱氢酶测定。

脑脊液（CSF）中乳酸浓度通常与血中乳酸相同。但是当CSF发生生物化学改变时，其乳酸浓度的变化与血中浓度无关。CSF中乳酸浓度上升可见于脑血管意外、颅内出血、细菌性脑膜炎、癫痫和其他一些中枢神经系统疾病。在病毒性脑膜炎，CSF乳酸浓度常不增加。因此，CSF乳酸浓度可用于鉴别病毒性和细菌性脑膜炎。

测量丙酮酸浓度可用于评价有先天代谢紊乱而使血清乳酸浓度增加的患者。与乳酸/丙酮酸比例增加有关的先天代谢紊乱包括丙酮酸羧化酶缺陷和氧化磷酸化酶缺陷。乳酸/丙酮酸比率升高可作为敏感的指标，用于发现齐多夫定治疗所致的线粒体性肌肉毒性。乳酸/丙酮酸比率 <25提示糖异生缺陷，而比率增加（≥35）时则提示细胞内缺氧。

（四）评价

化学氧化法测定乳酸影响因素多、样本需要立即送检，否则影响结果的准确性；酶催化法灵敏度高、线性范围宽且适用于自动化分析，是乳酸测定较理想的常规方法。

为避免分析前其他因素对乳酸检测结果的影响，患者在采血前应该保持空腹和完全静息至少2小时，以使血中乳酸浓度达到稳态。

2,4-二硝基苯肼法测定丙酮酸易受到其他β-酮酸的干扰，特异性差、操作烦琐，已被淘汰；高效液相色谱法仪器要求高、操作复杂；目前测定丙酮酸的首选方法是乳酸脱氢酶法。

丙酮酸很不稳定，在采血后2min内就可出现明显的下降，应利用高氯酸等制备无蛋白滤液测定丙酮酸。在偏磷酸滤液中，丙酮酸室温下可稳定6天，4℃可稳定8天。丙酮酸标准物也需新鲜制备。

十、尿微量清蛋白

微量清蛋白尿是指在尿中出现微量清蛋白，因含量太少，不能用常规方法检测。生理条件下尿液中仅出现极少量清蛋白。微量清蛋白尿反映肾脏异常渗漏蛋白质。

（一）检测方法

尿微量清蛋白的测定方法包括两类：一类是染料结合法，包括溴酚蓝染料结合法、凝胶过滤溴酚蓝结合法以及新开发的阴离子染料Albuminblue580结合法等（目前国内无试剂供应）；另一类是免疫学方法，包括放射免疫法、化学发光法、酶联免疫吸附试验、免疫荧光法、免疫乳胶凝集试验、高效液相色谱法，以及目前普遍使用的免疫比浊法（包括散射比浊法和透射比浊法，前者需要专门设备，后者在临床广泛应用，适用于手工和各种生化分析仪）。报告方式不一，有的以每升尿中清蛋白量表示，有的以24小时排泄量表示，常用的报告方式是以清蛋白/肌酐比值报告。

（二）参考区间

健康成年人尿液清蛋白含量（免疫透射比浊法）：24小时尿液： <30mg/24h，定时尿： <30μg/min，随意尿： <30μg/mg肌酐。

（三）临床意义

尿微量清蛋白被公认为是早期肾脏损伤的检测指标。糖尿病患者有很高的肾脏损害风险。大约1/3的1型糖尿病患者最终发展为慢性肾衰；2型糖尿病发展为糖尿病性肾病的概率不及1型糖尿病，但因其人数众多，占糖尿病肾病的60%。

糖尿病、高血压及心血管疾病都可引起肾脏损伤，因此，尿液微量清蛋白对该三大高发疾病的早期诊断、治疗评价等具有重要的参考价值。

尿微量清蛋白作为一个敏感的指标，其升高早于糖尿病合并高血压、心血管病变、神经性病变等并发症出现之前。有研究显示，尿常规检查中尿蛋白阴性的糖尿病患者，其中2/3已发生微量清蛋白尿，虽然无任何肾脏病变的体征，但已经是糖尿病性肾病早期，在此阶段积极治疗，能缓解糖尿病性肾病的发展，并能预防心脑血管病变。因此，微量清蛋白尿的检测十分重要。

对于1型和2型糖尿病患者，尿微量清蛋白持续 $> 2\mu g/min$ 说明发展为明显肾脏疾病的危险将增加20倍；持续性尿蛋白定性阳性（相当于尿清蛋白 $\geq 200\mu g/min$），提示已有明显的糖尿病性肾病。尿微量清蛋白增加对预报1型糖尿病患者发生糖尿病性肾病、终末期肾病和增生性眼病都有价值；在2型糖尿病患者，尿微量清蛋白增加可预报渐进性肾脏疾病、动脉粥样硬化和心血管病病死率。

尿微量清蛋白的检出不仅是糖尿病性肾病的早期表现，也是高血压、心血管疾病的独立危险因素。原发性高血压与肾脏损伤关系密切，尿微量清蛋白作为高血压相关肾损伤的早期检测指标之一，其水平与血压水平及病程相关。微量清蛋白尿还与动脉粥样硬化相关的缺血性心血管事件的发生及发展相关，对其进展预测、疗效评价等有重要参考价值。

尿微量清蛋白病理性升高还见于系统性红斑狼疮、妊娠子痫前期等。

（四）评价

尿微量清蛋白是一种灵敏、简便、快速的指标，易于在常规实验室中广泛应用，对早期肾损害的诊断远远优于常规的定性或半定量试验。

测定尿微量清蛋白最理想的方法是留取24小时标本，测定24小时尿微量清蛋白是公认的诊断糖尿病早期肾病的标准方法，但是采集24小时尿标本留取困难，在实际应用上受到限制。随机尿测定是目前最常用、最易行的方法，但由于受尿流量波动影响稳定性较差，无实用价值，因此需同时测定肌酐，由于每日肌酐排除量相对恒定，可避免尿量变化对结果的影响，患者间生物变异低。

尿微量清蛋白测定的影响因素众多，其分析前影响因素，包括患者健康状况、样本收集的间隔时间、尿液样本的种类（24小时尿、过夜尿、晨尿、随机尿）、尿液样本的分析前处理和保存等。分析中影响检测的包括血红蛋白和胆红素的干扰、尿液pH变化、肾脏病变时尿液其他蛋白成分的干扰等。

目前尿微量清蛋白检测没有标准化，既没有参考物质也没有参考方法，这也是分析过程中遇到的最主要的问题。

第三节　糖代谢紊乱主要检测项目的临床应用

糖尿病的实验室监测指标在糖尿病及其并发症的筛查、病因分类、临床诊断、鉴别诊断、疗效评估、病情监测以及病理机制探讨等方面具有重要价值。国际临床生物化学学会（NACB）和美国糖尿病协会专业执行委员会根据循证实验室医学的研究结果和目前临床实践的情况，提出了实验室检查指标运用于糖尿病争端、病程监控以及并发症诊断等的指导性建议。

一、糖尿病的早期筛查

糖尿病的早期筛查指标包括：

（1）免疫学标志物（包括ICA、IAA、GAD和IA-2抗体等）。

（2）基因标志物，如HLA的某些基因型。

（3）胰岛素分泌，包括空腹分泌、脉冲分泌和葡萄糖刺激分泌。

（4）血糖，包括IFG和IGT。

这些指标不是全部都用，对于1型糖尿病而言，由于检查成本昂贵且尚无有效的治疗方案，故不推荐使用免疫学标志物进行常规筛查，只有下述几种情况下才进行该项检查：

（1）某些最初诊断为2型糖尿病，却出现了1型糖尿病的自身抗体并发展为依赖胰岛素治疗者。

（2）准备捐赠肾脏或部分胰腺用于移植的非糖尿病家族成员。

（3）评估妊娠糖尿病妇女演变为1型糖尿病的风险。

（4）从儿童糖尿病患者中鉴别出1型糖尿病，以尽早进行胰岛素治疗。

对于2型糖尿病，由于在临床诊断时，30%已存在糖尿病并发症，说明至少在临床诊断的10年前疾病就已经发生了，因此，推荐对有关人群进行FPG或OGTT筛查（表4-8）。

表4-8 建议进行空腹血糖或口服葡萄糖耐量试验筛查的人群

1.所有年满45周岁的人群，每3年进行一次筛查
2.对于较年轻的人群，如有以下情况，应进行筛查：
（1）肥胖个体，体重≥120%标准体重或者BMI*≥27kg/m²
（2）存在与糖尿病发病高度相关的因素
（3）糖尿病发病的高危种族（如非裔、亚裔、土著美国人、西班牙裔和太平洋岛屿居民）
（4）已确诊妊娠糖尿病或者生育过＞9kg体重的婴儿
（5）高血压患者
（6）高密度脂蛋白胆固醇水平≤90mmol/L（35mg/dL）或三酰甘油水平≥2.82mmol/L（250mg/dL）
（7）曾经有糖耐量受损或者空腹血糖减低的个体

注：*BMI为体重指数，BMI = 体重（kg）/身高的平方（m²）

二、糖尿病的生物化学诊断

目前糖尿病和妊娠糖尿病的诊断主要取决于生物化学检验结果，其诊断标准见表4-9和表4-10。另外，空腹血糖受损和糖耐量减低作为糖尿病进程中的两种病理状态，也有相应的诊断标准（表4-11）。

表4-9 糖尿病的诊断标准

1.HbA1cs≥6.5%*
2.空腹血浆葡萄糖浓度（FPG）≥7.0mmol/L（126mg/dL）
3.口服葡萄糖耐量试验（OGTT）中2小时血浆葡萄糖浓度（2h-PG）≥11.1mmol/L（200mg/dL）
4.糖尿病的典型症状（如多尿、多饮和无原因体重减轻等），同时随机血糖浓度＞11.1mmol/L（200mg/dL）
5.未发现有明确的高血糖时，应重复检测以确诊

注：*2010年美国糖尿病协会正式批准HbA1c作为糖尿病的诊断指标之一

表4-10 妊娠糖尿病的诊断标准

对所有24～28孕周、具中高危妊娠糖尿病倾向的妊娠妇女进行筛查

空腹条件下，口服50g葡萄糖，测定1小时血浆葡萄糖浓度，若血糖≥7.8mmol/L（140mg/dL），则需进行葡萄糖耐量试验诊断：

1.空腹早晨测定

2.测定空腹血浆葡萄糖浓度

3.口服100g或75g葡萄糖

4.测定3小时或2小时内的血浆葡萄糖浓度

5.至少有2项检测结果与下述结果相符或超过，即可诊断：

时间	100g葡萄糖负荷试验*	75g葡萄糖负荷试验*
	血浆葡萄糖浓度	血浆葡萄糖浓度
空腹	5.3mmol/L（95mg/dL）	5.3mmol/L（95mg/dL）
1小时	10.0mmol/L（180mg/dL）	10.0mmol/L（180mg/dL）
2小时	8.6mmol/L（155mg/dL）	8.6mmol/L（155mg/dL）
3小时	7.8mmol/L（140mg/dL）	
6.如果结果正常，而临床疑似妊娠糖尿病，则需在妊娠第3个三月期重复上述测定		

注：*100g和75g葡萄糖负荷试验均可，目前尚无统一标准，多数采用100g进行负荷试验

表4-11 空腹血糖受损和糖耐量减低的诊断标准

空腹血糖受损（IFG）
空腹血浆葡萄糖浓度在6.1*～7.0mmol/L（110*～126mg/dL）内
口服葡萄糖耐量试验（OGTT）2小时血浆葡萄糖（2h-PG）＜7.8mmol/L（140mg/dL）
糖耐量减低（IGT）
1.空腹血浆葡萄糖浓度＜7.0mmol/L（126mg/dL）
2.口服葡萄糖耐量试验（OGTT），2小时血浆葡萄糖（2h-PG）在7.8～11.1mmol/L（140～200mg/dL）。检测结果同时满足以上2项时，即可诊断

注：*2003年美国糖尿病协会（ADA）推荐降低空腹血糖受损诊断标准的下限为5.6mmol/L（100mg/dL）

三、糖尿病治疗效果评价

糖尿病是一个长期存在的疾病，因此必须对其进行监控，以观察疗效和疾病进程。HbA1c、GA等可反映不同时间段内血糖的控制情况。

GA反映的是糖尿病患者测定前2～3周的血糖平均水平，HbA1c反映的是过去6～8周的平均血糖浓度。当机体处于应急状态时，如外伤、感染及急性心血管事件等病变发生时，非糖尿病患者出现的高血糖，很难与糖尿病鉴别，而GA和HbA1c的联合测定，有助于了解高血糖的持续事件，从而鉴别高血糖是糖尿病还是单纯的应激状态。

GA浓度变化快，早于HbA1c，能很好地评价降糖的效果。对于无症状性低血糖或夜间低血糖发生的患者，尤其是反应较迟钝的老年患者，GA结合血糖水平有助于推测近段时间是否频发低血糖：若患者空腹血糖值明显偏高，而GA无明显升高或与血糖快速增高

程度不一致，则推测患者近期可能有低血糖发生，因此不能盲目增加降糖药物的用量。

四、糖尿病并发症的生物化学诊断

MD 酮症酸中毒、高渗性非酮症糖尿病性昏迷和乳酸性酸中毒糖尿病性昏迷是糖尿病最常见的急性并发症，但三者的处理方式截然不同。

三者的鉴别诊断主要依据实验室检查结果。诊断 MD 酮症酸中毒的要点是体内酮体增加和代谢性酸中毒，如尿、血酮体明显强阳性，后者定量多大于 5mmol/L；血 pH 和 CO_2 结合力降低，碱剩余负值增大，阴离子间隙增大；但血浆渗透压仅轻度上升。高渗性非酮症糖尿病性昏迷的诊断要点是体内的高渗状态，实验室检查结果为"三高"，即血糖特别高（$\geqslant$33.3mmol/L）、血钠高（$\geqslant$145mmol/L）、血渗透压高[$\geqslant$350mOsm/（kg·H_2O）]；尿糖呈强阳性，血清酮体可稍增高，但 pH 大多正常。乳酸性酸中毒糖尿病性昏迷的诊断要点为体内乳酸明显增加，特别是血乳酸浓度 > 2mmol/L，pH 降低，乳酸/丙酮酸比值 > 10 并除外其他酸中毒原因时，可确诊本病。

糖尿病慢性并发症的实验室监测指标包括：

（1）血糖与尿糖。

（2）糖化蛋白（包括 GHb 及 GA 等）。

（3）尿蛋白（微量清蛋白尿与临床蛋白尿）。

（4）其他并发症评估指标，如肌酐、胆固醇、三酰甘油等。

（5）胰腺移植效果评估指标，如 C 肽和胰岛素等。

第五章　肝胆疾病的生物化学检验

　　肝脏是人体消化系统最大和最复杂的多功能实质性器官当受到体内外各种致病因子侵犯时，其结构和功能将受到不同程度的损害，以及对其常用指标的检测和评价，直接或间接评估肝脏的功能，这对肝胆疾病的诊断、鉴别诊断、病程监测、疗效观察和预后判断均具有重要作用。

第一节　肝胆疾病的代谢异常

　　肝脏的功能极为复杂，大致分为以下三大系统：
　　（1）肝细胞生化系统，与体内的代谢活动有关：包括蛋白质合成、葡萄糖和其他糖类的有氧与无氧代谢、糖原合成与分解、氨基酸和核酸代谢、脂蛋白合成和代谢、药物代谢、激素的合成与清除以及尿素的合成。
　　（2）肝胆系统，它与胆红素和胆汁酸在肝细胞内的转运和代谢有关。
　　（3）网状内皮系统，具有防止肠道细菌感染、清除循环免疫复合物及与胆红素升高相关。

一、肝脏的物质代谢及其异常

（一）蛋白质代谢变化

　　肝脏能合成与分泌除 γ-球蛋白和血管性血友病因子之外 90% 的血浆蛋白质，如清蛋白、凝血酶原、纤维蛋白原、多种载脂蛋白和部分血浆球蛋白等。
　　1.总蛋白与清蛋白
　　广泛的肝组织损伤会使总蛋白和清蛋白水平下降，下降的水平与肝损害的类型、严重程度和持续的时间相关由于肝脏具备强大的储备能力，各种蛋白质的分泌速度不一，因此半衰期差异较大。
　　（1）急性肝损害时，血浆总蛋白与清蛋白浓度变化不大，而半衰期短的蛋白质下降明显。
　　（2）在慢性肝病时，血浆清蛋白降低，而 γ-球蛋白升高，出现清蛋白与球蛋白（A/G）的比值降低，甚至倒置。
　　（3）肝硬化的患者，门脉高压减少了氨基酸向肝脏的运输，清蛋白合成不足引起血浆胶体渗透压降低，可造成患者出现水肿和腹水。
　　（4）重症肝炎及急性黄色肝萎缩时，α、β、γ球蛋白均降低。
　　总蛋白和清蛋白测定是两项重要的肝功能指标，但其他导致低蛋白血症的因素，如肾脏疾病、营养不良、蛋白丢失性肠病，以及较为少见的慢性炎症性疾病等也可导致其水平降低。
　　2.急性时相蛋白
　　如铜蓝蛋白（CER）、α_1-抗胰蛋白酶（AAT）分别在肝豆状核变性（Wilson's病）与新生儿肝炎、成人肝损伤中发生明显变化。

3.凝血因子

肝脏可合成除血管性血友病因子外的其他凝血因子（如维生素K依赖的凝血因子Ⅱ、Ⅶ、Ⅸ、Ⅹ）及抗凝物质，后者包括抗凝血酶Ⅲ、β_2-巨球蛋白、α_1-抗胰蛋白酶、C_1酯酶抑制剂、蛋白C等。当肝细胞严重损害，会导致凝血因子生成减少，患者呈现出血倾向。肝硬化、急性重型肝炎等肝功能衰竭的患者则更易出现弥漫性血管内凝血（DIC），这与抗凝因子的合成降低、激活的凝血因子清除减少及肝细胞内组织凝血活酶的释放有关。

4.氨基酸和血氨

对于晚期肝病患者，血中氨基酸平衡紊乱最突出的表现是血中支链氨基酸浓度明显下降，而芳香族氨基酸等的浓度则显著上升，支链氨基酸和芳香氨基酸的比值下降，并与肝性脑病的发生呈平行关系。严重肝病时，由于肝脏合成尿素以清除氨的能力降低，或由于门-体侧支循环的建立，以致来自肠道的氨不经肝脏解毒，直接进入体循环，导致血氨增高。高血氨的神经毒性作用可引起肝性脑病。重型肝炎、失代偿肝硬化及原发性肝癌患者血氨明显升高。严重肝病患者血氨浓度的增高与肝性脑病的严重程度呈明显正相关。

（二）糖代谢变化

肝脏是维持血糖浓度的主要器官。糖原的合成与分解、糖异生和其他单糖的转化等均可在肝脏进行，从而维持血糖浓度动态平衡，保障全身各组织，特别是大脑和红细胞的能量供应；同时，肝脏也是人体内糖转化成脂肪、胆固醇及磷脂等的主要场所。一般而言，轻度肝脏损害往往很少出现糖代谢平衡紊乱。当肝细胞发生弥漫性的严重损害时，由于肝糖原合成障碍及贮存减少，表现为空腹时血糖降低，进食后易出现血糖升高并可持续较长时间。

（三）脂类代谢变化

肝脏在脂类的消化、吸收、运输、合成与分解、脂蛋白合成与内部转化中具有重要作用，肝功能紊乱经常导致脂蛋白代谢紊乱。肝脏能合成三酰甘油、磷脂和胆固醇，转化胆固醇为胆汁酸，同时也是体内产生酮体的唯一器官。如发生肝硬化时未酯化胆固醇、磷脂（包括卵磷脂）增加，血浆胆固醇酯含量减少，在胆固醇总量中所占的百分比降低；血浆脂蛋白电泳谱异常，出现低密度脂蛋白（LDL）积累；血清中三酰甘油升高而形成高三酰甘油血症，出现异常迁移β脂蛋白。在慢性肝内外胆汁淤积患者，血胆固醇和磷脂明显增高，可出现异常的Lp-X。在酒精性肝损伤，酒精导致载脂蛋白AⅠ（ApoAⅠ）的表达增加，HDL特别是HDL_3可能升高。

二、胆红素代谢异常与黄疸

胆红素是胆汁中的主要色素，来源于血红蛋白中血红素的降解。肝脏通过摄取、转化和排泄等一系列过程在胆红素代谢中发挥重要作用，其代谢的变化通常反映肝功能的异常。

（一）胆红素代谢

红素是血红素的主要代谢产物。在脾脏巨噬细胞中，血红蛋白被裂解为游离的珠蛋白和血红素，血红素被微粒体血红素氧化酶氧化产生胆绿素，进而被胆绿素还原酶还原成胆红素。胆红素释放入血时，主要与清蛋白结合经门脉系统运输到肝脏，以共价键与清蛋白结合的胆红素被称为δ-胆红素。当胆红素-清蛋白复合物到达肝脏后，胆红素与清蛋白解离，在肝细胞膜表面的窦状隙被肝细胞摄取，在UDPG转移酶的作用下将葡萄糖醛酸分子转移到胆红素分子上，形成双葡萄糖醛酸胆红素（占85%）和单葡萄糖醛酸胆红素，被称为结合胆红素（CB）。结合胆红素通过胆管进入小肠，在小肠细菌的作用下，将胆红素还原为尿胆原，一部分尿胆原通过小肠黏膜被重吸收经门静脉入肝，其余的尿胆原排入尿中或氧化成粪胆素从粪便排出，粪便的褐色主要是由粪胆素产生的。

（二）胆红素代谢异常与黄疸

1. 概述

凡引起胆红素生成过多或肝细胞对胆红素的摄取、结合和排泄过程发生障碍的因素均可使血中胆红素升高而出现高胆红素血症，当血清中胆红素浓度超过34.2μmol/L，可出现巩膜、黏膜及皮肤发生黄染，临床上称为黄疸，若血清中胆红素浓度超过正常值但是不到34.2μmol/L，肉眼未见黄疸，则称为隐性黄疸。

黄疸按原因可分为溶血性、肝细胞性和梗阻性黄疸；按病变部位可分为肝前性、肝性和肝后性黄疸；按血中升高的胆红素的类型分为高未结合胆红素性黄疸及高结合胆红素性黄疸；按皮肤黏膜黄染肉眼是否可见分为隐性和显性黄疸。

肝前性高胆红素血症是由于溶血增加和血红素降解增加导致的，常见于镰形细胞贫血和其他溶血性疾病造成的红细胞破坏增多，血红蛋白释放增加，通常是以血清未结合胆红素（USB）增高为主。

肝细胞性高胆红素血症通常是由于肝细胞内运输或结合胆红素缺陷，造成未结合胆红素增加（如Gilbert综合征、Crigler-Najjar综合征以及新生儿生理性黄疸）。通常表现为未结合胆红素和结合胆红素均增加。血清酶显示肝细胞炎症和肝细胞损伤，丙氨酸氨基转移酶（ALT）和门冬氨酸氧基转移酶（AST）通常增高。

肝后性高胆红素血症通常是因运输结合胆红素缺陷和肝脏胆汁排泄障碍所致，主要包括通往十二指肠的肝内小管、肝胆管和胆总管梗阻，也称为梗阻性黄疸。通常结合胆红素增加而非结合胆红素正常。血清酶显示胆管细胞损伤，碱性磷酸酶（ALP）和γ-谷氨酰氨基转移酶（GGT）升高。

2. 黄疸的发生机制

（1）胆红素形成过多：胆红素在体内形成过多，超过了肝脏的摄取、转运以及结合能力，使大量的非结合胆红素在体内聚积而引起的高未结合胆红素血症，如珠蛋白生成障碍性贫血等。

（2）肝细胞处理胆红素的能力下降：肝细胞对未结合胆红素的摄取、转化和排泄能力下降，未结合胆红素和结合胆红素均升高。如临床上常见的新生儿生理性黄疸，是一种短暂的生理现象，主要是因为新生儿体内红细胞溶解致胆红素产生过多；新生儿肝不成熟，肝细胞内UDP-葡萄糖醛酸基转移酶活性不高；新生儿肝细胞内缺乏Y蛋白，摄取胆红素的能力有限；母乳中含有UDP-葡萄糖醛酸基转移酶活性抑制剂；无效红细胞生成以及肝细胞分泌胆汁能力有限等。

（3）肝细胞功能低下或有功能肝细胞量减少：由于肝脏的肝酶功能低下，或者由于晚期肝硬化，或急性重型肝炎、肝功能衰竭，肝内残存有功能的肝细胞量很少，不能摄取血液中的非结合胆红素，导致非结合胆红素在血液中浓度更为增高而出现黄疸。新生儿生理性黄疸也是由于这个原因。

（4）肝细胞破坏结合胆红素外溢：由于肝细胞发生了广泛性损害（变性、坏死），致使肝细胞对非结合胆红素的摄取、结合发生障碍，故血清中非结合胆红素浓度增高，而部分未受损的肝细胞仍能继续摄取、结合非结合胆红素，使其转变为结合胆红素，但其中一部分结合胆红素未能排泌于毛细胆管中，而是经坏死的肝细胞间隙反流入肝淋巴液与血液中，导致血清中结合胆红素浓度也增高而出现黄疸。这时患者转氨酶多会升高。

（5）胆红素在肝外排泄障碍：各种引起胆汁排泄受阻，肝内合成的结合胆红素随胆汁通过破裂的小胆管和毛细胆管流入组织间隙和肝血窦，引起血内结合胆红素增多，可见于结石、肿瘤、炎症、寄生虫等引起的胆道梗阻以及 Dubin-Johnson 综合征等。

三、胆汁酸代谢及其异常

胆汁酸（BA）是胆固醇在肝细胞内降解而成，随胆汁分泌到肠道，协助脂类物质的消化与吸收在肠道中约95%的胆汁酸通过肝肠循环被重吸收，剩余的通过粪便排出体外，胆汁酸的合成、分泌、重吸收、加工及转化等与肝脏、胆囊、肠道等器官密切相关。因此，肝脏、胆囊或肠道疾病均可影响胆汁酸代谢；而胆汁酸代谢的异常又必然影响到上述脏器的功能以及胆固醇代谢平衡。

（一）生理情况下的胆汁酸代谢

BA是胆汁的主要成分，是胆汁中一大类胆烷酸的总称。人类胆汁中存在的胆汁酸主要有胆酸（CA）、鹅脱氧胆酸（CDCA）、脱氧胆酸（DCA），还有少量石胆酸（LCA）及微量、脱氧胆酸（UDCA）按其来源不同可分为初级胆汁酸和次级胆汁酸，在肝细胞内以胆固醇为原料合成的叫初级胆汁酸（包括CA及CDCA），而后在肠道内经肠菌中酶的作用形成次级胆汁酸（包括DCA、LCA及UDCA等。按结构不同可分为游离胆汁酸和结合胆汁酸，上述初级与次级胆汁酸均属于游离胆汁酸，它们与甘氨酸或牛磺酸结合称为结合胆汁酸（CBA）。较大量存在的结合胆汁酸有甘氨胆酸、甘氨鹅脱氧胆酸、甘氨脱氧胆酸、牛磺胆酸、牛磺鹅脱氧胆酸及牛磺脱氧胆酸等。目前临床上反映肝胆疾病的最常用指标是甘氨胆酸。无论游离的或结合型的胆汁酸，其分子内部都是既含亲水基团（羟基、羧基、磺酰基），又含疏水基团（甲基及烃）。它能降低脂、水两相之间的表面张力，促进脂类形成混合微团，这对脂类物质的消化吸收以及维持胆汁中胆固醇的溶解起着重要作用。

正常情况下人体每日合成胆固醇 $1 \sim 1.5g$，其中2/5在肝内转化为BA。肝细胞利用胆固醇为原料首先合成初级胆汁酸以及结合型初级胆汁酸正常情况下分泌到胆汁中的天然胆汁酸99%为结合胆汁酸。它们随胆汁进入肠道，在帮助肠道内脂类物质消化吸收的同时，在肠道细菌的作用下转变成次级胆汁酸。进入肠道的各种BA90%~95%被肠壁重吸收，其中结合胆汁酸主要在回肠部主动吸收，游离胆汁酸则在肠道各部被动吸收。经肠道重吸收的BA经门静脉回到肝脏，肝细胞将其中的游离胆汁酸再合成为结合胆汁酸，重吸收与新合成的结合胆汁酸再随胆汁进入肠道，此即肠肝循环。

（二）肝实质性病变时胆汁酸的代谢异常

肝胆疾病如：急性肝炎时，由于肝细胞摄取BA减少和BA合成障碍而胆汁酸池变小，胆汁中的BA浓度降低，血清BA增加，在慢性活动性肝炎时，由于肝细胞摄取BA障碍和肝内胆汁淤积而使血清BA增高；当其有复发时，血清BA增高出现于常规肝脏酶学异常之前，因此检测血清BA水平可作为提示慢性活动性肝病病情好转、加重或复发的指标。

（三）胆汁淤积时胆汁酸的代谢异常

由于胆道寄生虫、狭窄、结石或癌肿引起肝内胆汁淤积和肝外胆道梗阻致胆汁淤积时，胆汁出现反流和门脉分流，患者可表现为血清TBA浓度升高，尿中胆汁酸排出也增多。此外，由于结合胆汁酸分泌减少，故血清中增高的主要是游离的胆汁酸，胆汁淤积患者出现瘙痒症即是游离胆汁酸在皮肤中沉着所致。

（四）肠道疾病时胆汁酸的代谢异常

小肠在维持胆汁酸的肠肝循环中起着重要作用。小肠疾病时，如回肠切除、炎症或分流等，因胆汁酸的肠肝循环受阻，胆汁酸回到肝脏的量减少，血清胆汁酸水平降低；同时因反馈抑制减弱，胆汁酸的合成加速，血清胆固醇浓度减低。此外，血清胆汁酸水平还可反映回肠吸收功能状况。餐后胆汁酸水平不升高，提示可能有回肠病变或功能紊乱，该项实验在筛选隐匿性腹部病变（其可能来源于回肠）可能是有价值的。

（五）高脂蛋白血症时胆汁酸的代谢异常

各型高脂蛋白血症，其血浆胆固醇浓度均有不同程度的升高，而胆汁酸的形成是胆固醇代谢的主要通路。

主要表现在：

（1）胆汁酸的生成是内源性胆固醇的主要代谢去路。

（2）肝细胞依靠胆汁酸的乳化及其形成的混合微团作用而随胆汁分泌排泄胆固醇。

（3）胆汁酸协助食物胆固醇的吸收因此，高脂蛋白血症时的代谢紊乱必然涉及胆汁酸的代谢异常。

第二节　肝胆疾病的生物化学指标测定与评价

肝脏受到体内外各种物理、化学和生物疾病因素侵袭时，可引起肝细胞的功能性或器质性改变不同的致病因素对肝细胞结构和功能的影响不尽相同，产生的代谢变化也不一致。目前，尚无一种理想的肝功能检查方法能够完整和特异地反映肝功能全貌临床常做的有蛋白质、酶学、胆红素、胆汁酸和甘胆酸等指标的测定。

一、酶学指标测定方法概述

肝脏是体内最大的酶学器官，体内几乎所有的酶都多少不等的存在于肝细胞中，其中有些酶则仅分布或绝大部分分布于肝内肝胆疾病时多种血清酶水平会发生明显变化，临床上应用最广的是AST、ALT、UKALP、GGT等随着近年研究的深入，谷氨酸脱氢酶（GDH）、α–L–岩藻糖苷酶（AFU）、5′–核苷酸酶（5′–NT），单胺氧化酶（MAO）、腺苷酸脱氨酶（ADA）、胆碱酯酶（ChE）、亮氨酸氨基肽酶（LAP）、谷胱甘肽S转移酶（GSTs）、山梨醇脱氢酶（SDH）等也在临床应用中日渐普遍。

血清酶活性的检测通常用连续监测法测定，连续监测法具有特异性好、精密度高、操作简便、有IFCC推荐方法等优点另外，多种与肝胆疾病有关的酶均存在同工酶，如AST、ALP、GGT、LD等同工酶的测定可帮助判断肝胆损伤的起因、损伤的程度、诊断有无潜在的疾病或进行肝脏疾病的鉴别诊断（肝细胞损伤的定位），其测定可采用同工酶电泳法、免疫抑制法、热失活、酶蛋白定量等方法。

临床工作中还应注意巨酶的存在，它可导致患者甚至是健康人的血清酶活性持续和令人难以置信地增高而不能合理解释其检测可采用电泳法、热失活试验，亦可采用免疫沉淀法、与A蛋白结合、检测活化能等方法，但唯一可能确切鉴定巨酶的方法是检测分子量。

二、胆红素的测定与评价

（一）方法学概述

血清胆红素测定不仅能反映肝脏损害的程度，对黄疸的鉴别尤其具有重要价值根据化学反应中胆红素是否直接与重氮试剂反应，可分为直接胆红素（DBIL）和间接胆红素（IDBIL）直接胆红素为葡萄糖醛酸结合胆红素，间接胆红素为未结合胆红素。由于习惯因素，目前临床上将胆红素分为总胆红素（TBIL）、直接和间接胆红素。一般情况下只测定总胆红素和直接胆红素，二者之差即为间接胆红素血清中胆红素除未结合胆红素、结合胆红素外还有共价结合于清蛋白的胆红素（δ-胆红素），但正常人血清δ-胆红素含量低微，使用HPLC法也检测不出，可以使用染料亲和色谱法进行测定。

目前，我国推荐的临床实验室测定血清胆红素的主要方法是改良J-G法和胆红素氧化酶法，下面重点阐述这两种方法

（二）测定原理

1.重氮试剂法

即改良J-G法，也称为对氨基苯磺酸法，是WHO和卫生计生委临检中心推荐的方法。血清中的结合胆红素可以直接与重氮试剂反应，产生偶氮胆红素；在同样条件下，游离胆红素在加速剂（咖啡因和苯甲酸钠）作用下破坏氢键后与重氮试剂反应生成偶氮胆红素，醋酸钠维持pH的同时兼有加速作用。维生素C（或叠氮钠）破坏剩余的重氮试剂，终止结合胆红素的偶氮反应，防止游离胆红素的缓慢反应；加入碱性酒石酸钠使最大吸光度由530nm转移到598nm，使灵敏度和特异性增加，最后形成的绿色是由蓝色的碱性偶氮胆红素和咖啡因与对氨基苯磺酸之间形成的黄色色素混合而成反应式如下：

结合胆红素直接）＋重氮试剂→偶氮胆红素

总胆红素间接）＋加速剂＋重氮试剂→偶氮胆红素

未胆红素含δ-胆红素）总胆红素－结合胆红素

2.胆红素氧化酶法

胆红素氧化酶（BO）能催化样品中胆红素氧化生成胆绿素，并进一步催化胆绿素氧化成一种结构未知的淡紫色化合物；在460nm波长处，其吸光度的下降值与血清中胆红素浓度成正比由于BO在碱性环境中可氧化所有胆红素成分，这一特性可用于总胆红素测定；而在酸性条件下，单葡萄糖醛酸结合胆红素mBc，双葡萄糖醛酸结合胆红素dBc和大部分Bδ均被氧化，只有Bu不被氧化，这一特性可用于Bc（结合胆红素或直接胆红素）的测定；故可根据不同胆红素反应的最适pH差别，可分别定量测定总/直接胆红素。

（三）方法学评价

改良J-G法灵敏度高，精密度和准确度好，能同时检测结合胆红素和未结合胆红素，误差因素少，溶血干扰小，适用于自动化分析轻度溶血对该法无影响，但严重溶血可使结果偏低。叠氮钠能破坏重氮试剂，凡用其作防腐剂的质控血清可引起反应不完全，甚至不呈色。脂血及脂溶血素对测定有干扰，应尽量取空腹血本法测定血清总胆红素，在10～37℃条件下不受温度变化影响，呈色反应在2h内非常稳定，胆红素氧化法样品和试剂用量小，特异性好、灵敏度高、重复性好，手工操作简便快速，精密度较重氮反应法高；抗干扰能力优于重氮法，溶血干扰小，适合于自动化仪器分析，有可能发展为参考方法。结

合胆红素的酶法测定，解决了重氮反应法因试剂种类和浓度不同、复合物反应pH和持续时间不同所造成的结合胆红素测定值变异大的问题，提高了结合胆红素分析的特异性和准确度；可根据不同胆红素反应的最适pH差别，分别测定TBIL、Bu和Bc。但该方法在黄疸血清或肝素抗凝血浆测定反应中常出现混浊而影响结果，故应避免使用肝素抗凝；酶法测定中肌红素氧化酶容易受到血清蛋白，尤其是清蛋白的影响，可推测与血清蛋白结合的δ胆红素在保持清蛋白α螺旋链的pH范围内对胆红素氧化酶的作用有抵抗性；商品试剂价格较为昂贵另外，还有化学氧化法，主要有钒酸盐胆红素氧化法、亚硝酸盐氧化法和综合氧化剂法钒酸盐胆红素氧化法：它具有氧化酶法的抗溶血、抗脂血等许多优点，能够测定总胆红素和直接胆红素；亚硝酸盐氧化法与改良J-G法、改良2，5二氯苯重氮四氟硼酸盐法（2，5DCB-4FB）、钒酸盐氧化法相关较好，但溶血样品对直胆测定有较明显干扰；综合氧化剂法反应速度快、线性范围宽，抗溶血能力比钒酸盐氧化法试剂低、直接胆红素反应特异性尚待提高

三、胆汁酸的测定与评价

（一）方法学概述

血清总胆汁酸检测方法主要有酶法、色谱法和免疫分析法等。

1.酶法

主要有酶比色法和酶循环法，酶循环法最常用，是目前临床推荐的分析方法，主要用试剂盒检测。循环酶法将微量胆汁酸放大，提高了试剂检测的灵敏度和准确度。

2.层析法

包括气相层析法和HPLC法，气相层析法检测血清总胆汁酸须对标本进行预处理，灵敏度可变，而且耗时，可作为血清个别胆汁酸的定性分析，但不宜作常规分析高效液相色谱法可对胆酸类化合物进行分离和定量检测。

3.免疫分析法

其选择性取决于抗体亲和力，灵敏度取决于标记的特殊活性物质，可以检测个别胆汁酸，目前已有商品试剂盒供应，标志物多用同位素，存在着环境污染与操作人员自我防护等缺陷，因此不适合临床的广泛使用。

（二）测定原理

1.酶循环法

血清总胆汁酸在3α羟基类固醇脱氢酶（3α-HSD）的催化下生成3-酮类固醇，同时将硫代氧化型辅酶Ⅰ（Thio-NAD$^+$）特异性地氧化形成硫代还原型辅酶Ⅰ（Thio-NADH）。3-酮类固醇在3α-HSD和还原型辅酶1（NADH）作用下，形成胆汁酸和氧化型辅酶Ⅰ（NAD$^+$）。样本中的胆汁酸在多次酶循环的过程中被放大，同时使生成的Thio-NADH扩增。测定Thio-NADH在405mn处吸光度的变化，求得总胆汁酸的含量。

2.层析法

在HypersilC18层析柱上，利用新型荧光试剂1，2-苯并-3，4-二氢咔唑-9-乙基对甲苯磺酸酯（BDETS）作柱前衍生化试剂，采用梯度洗脱能对10种胆汁酸荧光衍生物进行优化分离。95℃下在二甲基亚砜溶剂中以柠檬酸钾作催化剂，衍生反应30min后获得稳定的荧光产物，衍生反应完全。激发和发射波长分别为λex=333nm，λem＝390nm。采用大气压化学电离源（APCI）正离子模式，实现了血清中胆汁酸的定性和定量测定。

3.放射免疫分析法

利用放射性核素标记抗原或抗体，然后与被测的抗体或抗原结合，形成抗原抗体复合物，检测放射性核素来进行分析。

（三）方法学评价

酶循环法简便、快捷，可以手工操作，也能进行自动化分析，是目前临床推荐的分析方法。血清TBA测定的循环法是一种通过脱氢酶-辅酶体系来循环底物的方法。本法灵敏度高，线性范围宽，特异性强，干扰小是一个具有前途的方法。HPLC检测胆汁酸具有高效、简便、快速、定量准确的优点，近来发展速度快，其线性回归系数均在0.9996以上，线性范围宽，检测限为12.94～21.94μmoL。但是，高效液相色谱法仍然具有检测的灵敏度受到检测器的影响，且设备昂贵的缺点。放射免疫分析法具有取材容易，操作简单，灵敏度高，特异性强，能够分别检测各种胆汁酸的优点，但该类方法测定技术复杂且需昂贵的仪器设备，放射免疫检测法还需要使用同位素，因此不适合临床的广泛使用。

四、甘胆酸的测定与评价

在结合胆汁酸中，由胆酸和甘氨酸结合而成的甘胆酸为临床常规检测项目。在正常情况下，外周血中甘胆酸含量甚微，正常人无论空腹或餐后，其甘胆酸浓度都稳定在低水平。当人体肝细胞受损或胆汁淤积时，会引起甘胆酸代谢和循环紊乱，使肝细胞摄取甘胆酸的能力下降，导致血液中甘胆酸含量升高，甘胆酸值高低还与肝细胞损害及胆汁酸代谢障碍的严重程度相关。

（一）方法学概述

目前，应用于体外定量测定甘胆酸含量的方法主要有酶联免疫法（ELISA）、放射免疫分析法（RIA）、化学发光免疫分析法（CLIA）、胶乳增强免疫比浊法等。下面仅以酶联免疫法为例阐述。

（二）测定原理

整个反应发生在一个液相均相体系中，样本中游离的甘胆酸与葡萄糖6磷酸脱氢酶-甘胆酸偶联物竞争性结合抗甘胆酸特异性抗体位点。样本中游离的甘胆酸越多，竞争结合的抗体位点越多，抗体释放出的酶标偶联物就越多。游离出来的甘胆酸酶标偶联物催化β-烟酰胺腺嘌呤二核苷酸氧化型（NAD^+）转化为β-烟酰胺腺嘌呤二核苷酸还原型（NADH），样本中的甘氨酸浓+度与NADH的生成量成正比，通过340nm吸光值的变化即可计算出甘胆酸的含量。

（三）方法学评价

EUSA法可以对甘胆酸进行定性和半定量的检测，并且能够去除本底误差，分析灵敏度高，线性范围宽，准确性、精密度高，稳定性强，是目前估测甘胆酸最佳选择。与其他方法相比（如放射免疫分析法和胶乳免疫比浊法），具有相当高的反应灵敏度，同时克服了同位素的放射性污染和胶乳颗粒污染比色杯的弊端，适合作为生化分析检测甘胆酸的手段。

第三节　肝胆疾病生物化学指标测定的临床应用

肝脏的生理、生化功能极为复杂，为检查肝脏完整性、有无疾病和损伤，从不同角度设计了许多检查肝脏（包括胆道）的实验项目，其灵敏度、特异性与准确度各不相同。任何单项实验室检查仅能反映肝脏功能的某个侧面，并不能概括肝脏功能的全貌，因此常常需要根据诊疗的目的合理地筛选和运用实验室指标。

肝脏病实验室检查的特点可概括为：急性肝炎转氨酶明显升高；肝硬化患者转氨酶正常或轻微升高，常伴总蛋白和清蛋白降低，血氨浓度升高；酒精性肝病的主要变化是血清转氨酶升高，AST/ALT＞2 对其诊断有一定的意义；非酒精性脂肪肝病肝功能正常或血清 ALT 和（或）轻度持续升高，以 ALT 为主，且 ALT/AST＞1；肝后胆管阻塞者胆红素和 ALP 升高。

一、肝胆疾病血清酶的临床应用

肝功能检测的酶类在肝细胞内常有其特殊定位，位于细胞质内的有 LD、AST、ALT；线粒体酶有 AST 线粒体同工酶（ASTm）；小管酶有 ALP、GGT 及 5′–NT 等。相对于细胞质内的酶，小管酶在肝细胞内的活性明显较低，局部的肝细胞损伤很少导致小管酶水平的明显升高。

（一）氨基转移酶

人体中 ALT 主要分布于肝、肾、心肌等细胞中，以肝脏最高。在肝细胞中，ALT 主要分布于细胞质中，半衰期为 47h。AST 以心脏中含量最高，其次为肝脏。在血中的半衰期为 17h。在肝细胞中，AST 在细胞质内仅占 20%，其余 80% 存在于线粒体中。

1.肝细胞损伤

肝细胞内 ALT 与 AST 活性最高，前者大约为血浆活性的 3000 倍，而 AST 约为血浆活性的 7000 倍维生素 B_6 缺乏时，肝脏合成 ALT 减少，肝纤维化和肝硬化时也发生类似的现象肝损伤时血清酶活性的变化与细胞内酶活性的高低和酶的半衰期相一致：ALT 是反映肝损伤的灵敏指标。

2.肝炎患者

转氨酶显著升高，可常达 500～1000IU/L。丙型肝炎者可能 ALT 轻度升高，且较 AST 升高更明显。因肝细胞损伤使 LD 轻度升高，多在 300～500IU/L 之间。

3.肝硬化患者

ALT 通常较 AST 为高；随着纤维化的进一步发展，ALT 活性明显下降，AST/ALT 逐渐上升，至肝硬化时，AST 常常高于 ALT。但在硬化晚期，两者的活性均下降，可能正常或低于正常。

4.酒精性肝病患者

血清转氨酶升高，AST/ALT＞2 对酒精性肝病的诊断有一定的意义。此外，ASTm 与 ALT 相比升高不成比例，前者升高更明显。

5.急慢性肝损伤

急性肝炎 ALT 灵敏度和特异性均大于 AST，AST 也显著升高，但升高程度不及 ALT。慢性肝损伤（主要是肝硬化）患者中，AST 通常较 ALT 高。

综上所述，临床表现肝功能正常或血清ALT和（或）轻度持续升高，以ALT为主，且ALT/AST > 1。但ALT升高程度与肝组织学改变无相关性，ALT正常者不能排除脂肪性肝炎及脂肪性肝纤维化可能AST/ALT对于急慢性肝炎的诊断、鉴别诊断及转归具有特别价值。急性肝炎时比值≤1，肝硬化时≥2，肝癌时比值≥3。药物性肝病，丙型肝炎病毒感染时也出现升高。ALT活性检测对非酒精性、无症状患者更为特异AST用于具有潜在肝脏毒性药物的治疗监测，超过正常参考上限的3倍即应停止用药。

（二）乳酸脱氢酶

LD是由M和H两种亚基组成的四聚体，H亚基对乳酸亲和力高，而M亚基对丙酮酸亲和力高。LD4和LD5主要存在于肝和骨骼肌，肝细胞内的LD4和LD5约为血浆的500倍，半衰期4~6h，所以肝炎时LD的上升通常是一过性的，当出现临床症状时LD往往已恢复至正常。

（三）碱性磷酸酶

ALP不同类型的同工酶主要来自肝脏，其次来自骨骼、肾脏、肠道以及胎盘等。肝脏ALP半衰期约为3d，位于肝毛细胆管的表面，是胆道功能障碍的实验室指标。生理情况下：ALP活性增高主要与骨生长、妊娠、成长、成熟和脂肪餐后分泌有关。临床上测定ALP主要用于胆汁淤积性黄疸、原发性肝癌、继发性肝癌、胆汁淤积性肝炎等的诊断和鉴别诊断，尤其是黄疸的鉴别诊断。

1.胆小管细胞的炎症或凋亡坏死

可导致ALP升高至200~350IU/L。

2.急性药物性肝病

以过敏反应为主时血清转氨酶、胆红素和ALP均中度升高；以肝细胞坏死为主时ALP明显升高。

3.胆道梗阻性疾病

ALP升高大致与血清胆红素的升高相平行，通常达参考上限的2倍或更高。部分阻塞时，ALP通常与完全阻塞升高的水平相当，与结合胆红素的升高不成比例（游离性黄疸）。

（四）γ-谷氨酰氨基转移酶

γ-谷氨酰氨基转移酶是肝胆疾病检出阳性率最高的酶。其活性在肝炎、肝硬化、酒精性肝病、非酒精性肝病、药物性肝病以及胆道梗阻性疾病中均有不同程度的升高。多数情况下GGT与ALP的变化一致，其主要用途在于鉴别升高ALP的来源。例如，ALP升高且GGT相应升高则升高的ALP最可能来自于胆道；显著的升高，通常超过参考上限的10倍，可能源自原发性胆汁性肝硬化或硬化性胆管炎。阻塞性疾病和肝脏占位性损伤患者比肝细胞损伤者GGT高。

（五）单胺氧化酶

MAO能够促进结缔组织成熟，在胶原形成过程中参与最后阶段的所谓"架桥"。在急性肝病时由于肝细胞坏死少，纤维化现象不明显，MAO活性正常或轻度上升，但在伴有急性重型肝炎时，由于肝细胞中线粒体被破坏，其中MAO进入血清，血清中MAO活性明显升高。在肝硬化时有大量胶原纤维产生，该酶可在血清中反映出来，且与肝脏纤维化的程度相平行，因此血清中该酶活性测定主要用来检测肝脏的纤维化程度，可以作为早期诊断肝硬化的指标。

（六）5′-核苷酸酶

5′-NT测定主要用于肝胆系统疾病的诊断和骨骼疾病的鉴别诊断。

1.肝胆系统疾

在肝胆系统疾病（如阻塞性黄疸、肝癌、肝炎等）中，血清5′-NT的活性升高，且与病情的严重程度呈正相。

2.肝肿瘤及消化道肿瘤

5′-NT是诊断肝肿瘤及消化道肿瘤的非常灵敏的酶学指标，在病变早期，当肝功能及有关肝脏检查阴性时本酶的活性已经明显增高，能提高肝癌的检出率。

3.骨骼系统疾病

在骨骼系统疾病（如肿瘤转移、畸形性骨炎、佝偻病、甲状旁腺功能亢进等）中，通常ALP活性升高，而5′-NT正常。因此ALP和5′-NT同时测定有助于肝胆和骨骼系统疾病的鉴别诊断。

（七）亮氨酸氨基肽酶

LAP是一种在肝内含量很丰富的蛋白酶。与其他指示肝功能的酶不同，LAP还可以在尿液中检出，尿液中LAP的增高常与肾脏损伤相关。

1.肝病

LAP在肝硬化、传染性肝炎中可中度增高，常为参考上限的2～4倍。

2.阻塞性黄疸

LAP明显增高，常达参考值5倍以上，并出现在胆红素或ALP升高之前。

3.肝内外胆淤

LAP活力显著增高，尤其在恶性胆淤，其活力随病情进展而持续增高。

（八）谷氨酸脱氢酶

GLDH是一种线粒体酶在急性病毒性肝炎、慢性肝炎、肝硬化血清中GLDH均升高，肝细胞线粒体损伤时其酶活性显著升高，是肝实质损害的敏感指标。在酒精中毒伴肝坏死时，血清中GLDH升高较其他酶敏感，而肝癌、阻塞性黄疸时血清中GLDH变化不大。

二、血清胆红素和胆汁酸测定的临床应用

（一）黄疸的实验室鉴别诊断

1.胆红素代谢实验

比较血、尿、粪中胆红素及其代谢产物异常改变，可对溶血性、肝细胞性和梗阻性黄疸三种类型进行鉴别诊断（表5-1）。

表5-1 三种黄疸的实验室鉴别诊断

类型	血液			尿液		粪便颜色
	UCB	CB	CB/TBil	胆红素	胆素原	
正常	有	无或极微	–	阴性	阳性	棕黄色
溶血性黄疸	高度增加	正常或微增	20%	阴性	显著增加	加深
细胞性黄疸	增加	增加	35%	阳性	不定	不定
梗阻性黄疸	不变或微增	高度增加	50%	强阳性	减少或消失	变浅或陶土色

注：UCB未结合胆红素；CB结合胆红素；TBil总胆红素。

2.血清酶学检查

黄疸的酶学实验包括：

（1）ALT，胆道梗阻患者ALT增高程度明显低于肝细胞损害。临床上根据ALT升高的程度、持续时间及其与ALP的关系，有助于鉴别肝细胞性黄疸与胆汁淤积性黄疸。在肝细胞性黄疸时ALP常温和升高，症状好转时，血清ALP活性下降速度小于胆红素下降速度。

（2）ALP与GGT：ALP是判断胆汁淤积较为敏感的指标，骨骼疾病时ALP也增高，ALP同工酶检测有助于提高诊断的特异性。GGT与ALP相比，除骨骼疾病不升高外，多数情况下两者变化一致。

（3）凝血酶原时间：凝血酶原时间在胆汁淤积性黄疸肝细胞性黄疸时均延长，但前者给予维生素K可以纠正。

3.血脂指标

在肝细胞性黄疸时，总胆固醇和胆固醇酯降低。脂蛋白-X（Lp-X）增加对于诊断胆汁淤积性黄疸有很高的灵敏度和特异性。

4.血液学指标

主要用于协助溶血性黄疸的诊断。红细胞破坏过多导致血红蛋白和红细胞减少；红细胞代偿性增生引起网织红细胞增多，外周血中出现有核红细胞，且骨髓幼红细胞增生；血管内溶血导致血浆游离血红蛋白增加，有血红蛋白尿出现等。

黄疸相关的主要实验室指标见表5-2。

表5-2　肝细胞性黄疸和梗阻性黄疸的实验室鉴别诊断

项目	肝细胞性黄疸	梗阻性黄疸
血清蛋白电泳图谱	清蛋白减少，γ-球蛋白↑	球蛋白明显↑
Lp-X	多为阴性	明显↑
ALT	肝炎急性期↑	正常或增高
ALP	正常或轻度增高	明显升高
LAP	可增高	明显升高
GGT	可增高	明显升高
凝血酶原时间	延长，VitK不能纠正	延长，VitK可以纠正
胆固醇	降低，尤其胆固醇脂明显降低	增高
胆酸/鹅脱氧胆酸	<1	>1

注：LAP亮氨酸氨基肽酶.

（二）红素测定临床应用

1.血清总胆红素

含量能准确地反映黄疸的程度，结合胆红素含量对鉴别黄疸类型有较大意义。

（1）在溶血性黄疸，总胆红素轻至中度增高。一般小于85.5μmol/L，以未结合胆红素为主，结合胆红素与未结合胆红素比值＜20%。

（2）在肝细胞性及阻塞性黄疸，前者结合胆红素与未结合胆红素比值为40%～60%，后者＞60%，但两者之间有重叠。

（3）病毒性肝炎前期血清TBEL往往不高，但DBIL均已经升高。

2.δ-胆红素

是由一种或多种胆红素成分组成，与重氮试剂呈现直接反应，可作为判断严重肝病预后的指标。

（1）急性肝炎恢复良好的指标：在恢复期，TBIL显著下降（尤以BC下降明显），而BS由于半衰期长，下降缓慢，故BS相对百分比显著升高，最后达TBU的80%～90%。

（2）是判断预后指标：在严重肝衰竭（最终死亡的）患者中，血清BS/TBil常<35%，死亡前甚至降到20%以下，而病情好转者则上升到40%～70%，严重肝病患者BS/TBil持续或逐渐降低，提示患者预后不佳。

（3）排异的早期诊断指标：有报道称肝移植后动态监测BS有助于排异的早期诊断。

（三）血清胆汁酸测定临床应用

血清胆汁酸测定可用于辅助诊断各种引起胆汁酸代谢异常的疾病。但在进食后血清TBA可出现一过性生理性增高。临床引起血清胆汁酸升高的主要情况如下。

1.肝细胞损伤

TBA测定不仅是肝细胞损伤的敏感指标，还有助于估计预后和提示病情复发。急性肝炎、慢性活动性肝炎、乙醇性肝病、中毒性肝病、肝硬化和肝癌时TBA显著增高。急性肝炎时血清TBA显著增高，可达正常人水平的10～100倍，甚至更高；若持续不降或反而上升者则有发展为慢性的可能。肝硬化时，肝脏对胆汁酸的代谢能力减低，血清TBA在肝硬化的不同阶段均增高，增高幅度一般高于慢性活动性肝炎。当肝病活动降至最低时，胆红素、转氨酶及碱性磷酸酶等指标转为正常，血清TBA仍维持在较高水平。乙醇性肝病血清TBA可增高，当乙醇性肝病（包括肝硬化）发生严重的肝损伤时，血清TBA明显增高，而轻、中度损伤增高不明显。另外，血清TBA测定对乙醇性肝病肝细胞损伤诊断的可信度和灵敏度远优于各种酶学检查和半乳糖耐量试验等指标。

2.胆道梗阻

胆石症、胆道内肿瘤、胆管性肝硬化、新生儿胆汁淤积、妊娠性胆汁淤积等疾病引起肝内、肝外胆管阻塞时胆汁酸排泄受阻，使血清TBA升高。在胆管阻塞的初期，胆汁分泌减少，使血清中的TBA显著增高；肝外阻塞经引流缓解后，血清TBA水平迅速下降，而其他指标则缓慢恢复。同时也多用三羟基胆汁酸/二羟基胆汁酸的比值（主要为CA/CDCA比值）可作为肝胆阻塞性疾病与肝实质细胞性疾病的实验室鉴别指标。当胆道阻塞时，CA/CDCA>1，而肝实质细胞损伤时CA/CDCA<1。

3.门脉分流

各种原因引起的门脉分流时，肠道中次级胆汁酸经分流的门脉系统直接进入体循环，使血清TBA升高。肝硬化时，BA不再局限于肠肝循环，导致BA分布异常，血清BA升高并从尿中大量排出。TBA对肝硬化的诊断具有特殊价值，当TBA>30μmol/L时肝硬化可能性很大。

4.血清胆汁酸异常的程度与肝胆疾病种类的关系

如表5-3所示：

表5-3 血清胆汁酸异常的程度与肝胆疾病种类的关系

血清胆汁酸轻度增加（10～20μmol/L）	血清胆汁酸中度增加（20～40μmol/L）	血清胆汁酸重度增加（40μmol/L以上）
急性肝炎（恢复期）	急性肝炎（急性期）	急性肝炎（急性期）
慢性肝炎（非活动期，活动期）	慢性肝炎（活动期）	
肝硬化（代偿期）	肝硬化（代偿期）	肝硬化（代偿期、失代偿期）
肝癌	肝癌	肝癌
体质性黄疸（Gilbert病Dubin-Johnson综合征）		胆汁淤滞性黄疸（肝内、肝外性）重症肝炎

（四）血甘胆酸测定临床应用

甘胆酸检测在诊断肝胆疾病中具有灵敏度高和特异性强等显著优点，可反映肝细胞的受损程度及肝损伤的动态过程，并对肝脏疾病的预后分析提供指导。此外，甘胆酸含量还是反映多种胆道系统疾病、孕妇妊娠期肝内胆汁淤积症、酒精性肝损伤等的重要指标。

三、其他指标测定的临床应用

除以上主要的检测指标外，肝脏疾病诊断时还有一些其他指标。例如原发性胆汁性肝硬化（PBC）时，患者血清中存在针对肝、肾、胃或甲状腺组织的自身抗体抗线粒体 M_2 是一种直接针对线粒体内膜抗原（M_2）的循环抗体，对PBC的特异性为100%；原发性硬化性胆管炎（PSC）时可检测到抗中性粒细胞胞浆抗体（ANCA）及循环核周抗中性粒细胞胞浆体（p-ANCAs）。

多种病毒均可导致肝脏损伤，80%～90%的急、慢性肝炎均由病毒导致，大多数的肝炎均由A、B、C、D、E五种肝炎病毒引起。一些病毒如EBV、CMV、VZV、HSV、HH6、VIV、腺病毒、埃可病毒等导致肝损伤可通过检测血清学标志物帮助诊断。

四、肝功能检查指标的选择

（一）肝脏功能检查的目的与应用

肝脏功能检查的目的主要是了解肝脏损伤程度、判断肝脏功能状态、寻找肝病的病因和病原、观察病情、监测疗效和评估预后以及健康检查。其主要应用见表5-4。

表5-4 肝功能实验的应用

应用类型	内容
	识别肝病存在与否
疾病诊断	鉴别诊断肝大、黄疸、腹水、胃肠道出血
	检测药物或工业物质对肝脏的毒性
	识别非肝脏疾病
病情监测与评估	病情监测（肝炎、肝硬化）
	手术耐受性评估

（二）肝功能检查指标的选择与组合原则

理想的肝脏功能的实验室指标要求：敏感性高，特异性强，对不同疾病的选择鉴别较好。任何单项检查项目都很难同时满足上述要求，因此需要合理地进行选择。

选择时应遵循以下原则：

（1）根据检查指标本身的应用价值应尽可能选用相对灵敏和特异的实验项目。

（2）根据肝脏疾病检查的目的选择合理的项目，包括是否存在肝病、肝病的类型、严重程度、治疗监测、预后判断等。

（3）常规检查应选用几项诊断价值高、操作简便、结果可靠、易于标化和检查结果在不同医院互认费用低廉的指标进行组合以反映不同方面的功能（表5-5）。

表5-5 肝功能实验基础

类型	内容
反映肝脏合成功能	前清蛋白、清蛋白、胆碱酯酶、凝血因子
反映肝细胞损伤状况	AST、ALT，ALP，GGT，MAO，GLDH，LAP，5′-NT等
反映肝脏排泄能力	内源性：如胆汁酸、胆红素、氨等；外源性：如吲哚绿、半乳糖、BSP等
反映肝脏代谢状况	药物、异源性物质、胆固醇、三酰甘油等

第六章 肾功能检验

第一节 概 述

肾脏是人体的主要排泄器官，具有重要的生理功能。肾脏通过生成尿液排泄非挥发性代谢废物和异物，维持体内水、电解质和酸碱平衡，调节细胞外液量和渗透压，以保持机体内环境的相对稳定。各种肾脏疾病均可造成机体代谢紊乱，并导致血液和尿液生物化学的改变。因此，肾脏功能的检验是肾脏疾病诊断和治疗的重要指标。

一、肾脏的功能

（一）基本功能

1.泌尿功能

肾脏最重要的功能是泌尿。肾脏通过生成尿液不仅可以排泄机体代谢的终产物，如蛋白质代谢产生的尿素、核酸代谢产生的尿酸、肌肉肌酸代谢产生的肌酐和血红素的降解产物等，还可将摄入量超过机体需要的物质，如水、电解质等和进入体内的外源性异物，如绝大部分药物、影像学检查的造影剂和毒物等排出体外。同时调节体内水、电解质、酸碱平衡，维持机体内环境质和量的相对稳定，保证生命活动的正常进行。

2.内分泌功能

肾脏分泌的激素包括血管活性物质和非血管活性物质。前者包括肾素、前列腺素、缓激肽等，参与全身血压和水、电解质代谢的调节。后者包括1，25-二羟维生素 D_3 和促红细胞生成素等。此外，肾脏是许多肽类激素和内源性活性物质的降解场所，如胰岛素、胰高血糖素、甲状旁腺素、泌乳素、生长激素、促胃蛋白酶和舒血管肠肽等。

3.其他

（1）参与氨基酸和糖代谢。

（2）维持血压。

（二）滤过功能

肾小球滤过功能是指当血液流过肾小球毛细血管网时，血浆中的水和小分子溶质，包括分子量较小的血浆蛋白，通过滤过膜滤入肾小囊形成原尿。原尿除了不含血细胞和部分血浆蛋白质外，其余成分和血浆相同。

1.肾小球滤液的生成机制及影响因素

决定肾小球滤过作用主要因素有：

（1）结构基础为滤过膜滤过面积和通透性。

（2）动力基础为有效滤过压。

（3）物质基础为肾血流量。

（4）肾小球滤过膜滤过面积和通透性：人体两侧肾单位总数达200万个，总滤过面积约1.5m²，十分有利于滤过。肾小球滤过膜的独特结构使之具有一定的孔径和电荷选择性，既对小分子物质有极高的通透性，又对大分子物质有高度的截留作用。在滤过膜的三层结构中，内层为毛细血管的内皮细胞层，细胞间连接疏松，形成大量的圆形窗孔，孔径40～100nm，血细胞不能通过，而对血浆蛋白几乎不起屏障作用；中间为非细胞性的基膜层，是由微纤维织成的网状结构，网孔直径4～8mm，由于基膜本身的伸展性较大，除水及部分小分子溶质可以通过，分子量较小的血浆蛋白有时也能通过，这是滤过膜的主要屏障；外层是肾小囊上皮细胞，由突起的足细胞构成，网孔直径约7nm，是滤过膜的最后一道屏障。

滤过膜形成的滤过屏障包括两个部分：

1）孔径屏障：指由滤过膜三层结构上孔道所构成的屏障。屏障作用与滤过膜上的孔径大小以及物质分子构型、形状和伸展性等有关。

2）电荷屏障：滤过膜三层结构的表面都覆盖有一层带负电荷的唾液酸，这使带负电荷的物质不易通过，而带正电荷的物质较易通过。在滤过屏障中起主要作用的是孔径屏障，分子半径<2nm的物质可自由通过肾小球滤过膜，分子半径>4nm，分子量约70kD的物质几乎不能通过。电荷屏障只是对那些刚能通过滤过孔道带负电荷的大分子物质，如血浆清蛋白（半径为3.6mm）有选择性的阻挡作用。

有效滤过压：有效滤过压由三种力组成，根据三种力作用方向的不同，可列出下式：肾小球有效滤过压。肾小球毛细血管血压（血浆胶体渗透压＋囊内压）。

肾血流量：肾脏的血液供应十分丰富，正常人安静时的肾血流量（RPF）约1200ml/min，相当于心排血量的20％～25％。

2.滤过功能的调节

肾小球的滤过功能主要受肾血流量及肾小球有效滤过压的调节。肾血流量的调节既能适应肾脏泌尿功能的需要，又能与全身的血液循环相配合，前者主要靠自身调节，后者主要靠神经调节和体液调节，尤其在应激状态时，参与全身血流量的重新分配的调节，以适应整体生理活动的需要。

（三）转运功能

在泌尿过程中，肾小球滤过生成的原尿需经肾小管和集合管进行物质转运，最后形成终尿。物质转运过程包括重吸收和排泌。

1.肾小管的重吸收

肾小管重吸收的方式可分为主动重吸收和被动重吸收。主动重吸收是指肾小管上皮细胞将肾小管液中的溶质逆浓度差或电位差转运到管周组织液的过程。一般机体所需要的物质，如葡萄糖、氨基酸、Cl^-、Na^+、K^+、Ca^{2+}等，都是主动重吸收。被动重吸收是指肾小管液中的溶质顺浓度差或电位差进行扩散，以及水在渗透压差作用下进行渗透，从管腔转移至管周组织液的过程，例如，尿素和水。成人每天生成的原尿量约有180L。但终尿量每天只有1.5L左右，肾小管的重吸收量可达99％。

2.肾小管、集合管的排泌

有主动和被动两个过程。如酚红、青霉素、碘锐特及对氨基马尿酸等进入机体的异物，均可借助于同一组酶系主动排泌。被动排泌的物质有弱碱（氨、奎宁等），以及弱酸（水杨酸等），以及Na^+重吸收耦联的H^+、K^+排泌和非离子型扩散。肾小管和集合管转运功能的调节，主要是神经和体液因素（主要是血管升压素和醛固酮）对肾小管上皮细胞重吸收水分和无机离子的影响，这在保证体内水和电解质的动态平衡、血浆渗透压及细胞外血容量等的相对恒定均有重要意义。

二、肾功能的实验室检查

肾功能试验能反映患者的肾功能状况，并对肾脏受损部位提供有价值的证据。可是肾脏具有强大的贮备力。一方面可能会遇到肾功能试验结果正常，但却存在着相当程度的肾脏病理变化；另一方面也可能肾功能试验明显改变，但却由肾外病理因素所致。因此，实验室检查必须结合具体病例进行分析，才能获得可靠的结论。此外，定期复查肾功能，观察其动态变化，对估计预后有一定意义。

（一）影响因素

一般而言，肾功能试验可受到肾前性因素、肾脏本身或肾后因素的影响。

1.肾前病因

可使肾功能试验明显减低的因素主要有以下几种：

（1）严重脱水，如严重烧伤、幽门梗阻、肠梗阻、长期腹泻等。

（2）休克，如严重失血，特别是胃肠道出血等。

（3）心力衰竭，心脏输出量不足，影响肾血液供应等。

2.肾脏病因

既可影响到肾小球滤过率，如肾小球肾炎，也可影响到肾小管的重吸收和分泌功能，如慢性肾炎、慢性肾盂肾炎。此外，肾脏本身的血管系统的病变也可减低血流而影响肾功能结果。

3.肾后病因

有尿路阻塞，例如前列腺肥大，尿路结石、膀胱肿瘤等引起的肾功能减低。

（二）检查项目

肾功能检验一般分为两大类：

1.一般肾功能试验

（1）尿常规：尿比重、折射率和渗透量测定，尿蛋白、管型和细胞计数。

（2）浓缩试验和稀释试验。

（3）染料排泄试验：如酚红排泄试验。

（4）血中非蛋白氮测定。

（5）其他生物化学检查。

$$选测性系数=\frac{尿IgG/血清IgG}{尿ALb/血清ALb}\times100$$

＜0.1为高选择性，表示病变轻微；0.1～0.2为中度选择性；＞0.2为非选择性或低选择性；表示病变严重；β_2-微球蛋白、尿酶等测定。

2.肾脏清除功能试验

（1）反映肾小球滤过率的清除试验：

1）内生肌酐清除试验（Ccr）。

2）菊粉清除试验。

3）尿素清除试验（Cur）。

（2）反映肾小管分泌功能或肾血流量清除试验（CPah）。

（3）过滤比例（FF）即肾小球滤过率和肾血浆流量之比。

（4）肾小管功能试验，肾小管最大回收量和肾小管最大分泌量。

在肾脏功能检验中，部分内容在有关章节中介绍，本章重点介绍生物化学检查等内容。

第二节　血清尿素检验

尿素是人体蛋白质代谢的终末产物。体内氨基酸经脱氨基作用分解成 α-酮酸和 NH_3，NH_3 在肝细胞内进入尿素循环与 CO_2 生成尿素。尿素的生成量取决于饮食蛋白质的摄入量、组织蛋白质的分解代谢和肝功能状况。生成的尿素经血液循环主要由肾脏排出，小部分经皮肤由汗液排出。经唾液、胃液、胆汁及肠液排至消化道内的尿素，绝大部分分解成 NH_3 吸收后又经肝脏合成尿素仍从肾脏排泄。

尿素的分子量小（60）。血浆中的尿素可全部从肾小球滤过，正常情况下约30%～40%被肾小管重吸收，肾小管亦可少量排泌尿素。血浆尿素浓度在一定程度上可反映肾小球的滤过功能，但只有当肾小球滤过功能下降到正常的1/2以上时，血浆尿素浓度才会升高，故血浆尿素测定不是反映肾小球功能损伤的灵敏指标。此外，肾外因素如组织分解代谢加快、消化道出血、摄食过多蛋白质等都可引起血浆尿素浓度升高，因而血浆尿素测定亦不是肾功能损伤的特异指标。尽管如此，因为尿素是由肾脏排泄的低分子含氮废物的主要成分，血浆尿素浓度对慢性肾脏疾病的病程、病情观察及预后判断均有意义，且血浆尿素测定方法比较成熟、简便，所以血浆尿素测定仍是目前肾脏疾病的主要检查项目之一。

尿素的测定方法主要分为两大类：一类是利用尿素酶（亦称脲酶）水解尿素生成氨和 CO_2 而测定，被认为是间接测定法。另一类是尿素与某些试剂如二乙酰一肟、二苯吡喃醇、邻苯二甲醛等直接反应，测定其产物。

一、二乙酰-肟法

（一）原理

在酸性反应环境中加热，尿素与二乙酰缩合成色素原二嗪化合物，称为 Fearon 反应。因为二乙酰不稳定，故通常由反应系统中二乙酰-肟与强酸作用，产生二乙酰。二乙酰和尿素反应，缩合成红色的二嗪。试剂主要有以下几种：

1. 酸性试剂

在三角烧瓶中加蒸馏水约100ml，然后加入浓硫酸44ml及85%磷酸66ml。冷至室温，加入氨基硫脲50mg及硫酸镉（$CdSO_4 \cdot 8H_2O$）2g，溶解后用蒸馏水稀释至1L，置棕色瓶中冰箱保存，可稳定半年。

2. 二乙酰-肟溶液

称取二乙酰-肟20g，加蒸馏水约900ml，溶解后，再用蒸馏水稀释至1L，置棕色瓶中，贮放冰箱内可保存半年不变。

3. 尿素标准贮存液（100mL/L）

称取干燥纯尿素（MW = 60.06）0.6g，溶解于蒸馏水中，并稀释至100ml，加0.1g叠氮钠防腐，置冰箱内可稳定6个月。

4. 尿素标准应用液（5mmol/L）

取5.0ml贮存液用无氨蒸馏水稀释至100ml。

（二）操作按表进子

表6-1　测定尿素操作步骤（ml）

加入物	测定管	标准管	空白管
血清	0.02	—	—
尿素标准应用液	—	0.02	—
蒸馏水	—	—	0.02
二乙酰–肟溶液	0，5	0.5	0.5
酸性试剂	5	5	5

混匀后，置沸水浴中加热12min，置冷水中冷却5min后，用分光光度计波长540nm，以空白管调零，比色读取标准管及测定管的吸光度。

（三）计算

$$血清尿素(m\,mol) = \frac{测定管吸光度}{标准管吸光度} \times 5$$

$$血清尿素氮(mg/L) = 尿素(m\,mol) \times 28$$

（四）附注

（1）本法线性范围达14mmol/L尿素，如遇高于此浓度的标本，必须用生理盐水做适当的稀释后重测，然后乘以稀释倍数报告之。

（2）试剂中加入硫胺脲和镉离子，增进显色强度和色泽稳定性，但仍有轻度褪色现象（每小时＜5%）。加热显色冷却后应及时比色。

（3）吸管必须校正，使用时务必注意清洁干净，加量务必准确。

（4）尿液尿素也可用此法进行测定，由于尿液中尿素含量高，标本需要用蒸馏水做1∶50稀释，如果显色后吸光度仍超过本法的线性范围，还需要将尿再稀释，重新测定，结果乘以稀释倍数。

二、酶耦联速率法

（一）原理

尿素在脲酶催化下，水解生成氨和二氧化碳，氨在α–酮戊二酸和还原型辅酶Ⅰ存在下，经谷氨酸脱氢酶（GLDH）催化生成谷氨酸，同时，还原辅酶Ⅰ被氧化成氧化型辅酶Ⅰ。还原型辅酶Ⅰ在340nm波长处有吸收峰其吸光度下降的速度与待测样品中尿素的含量成正比，其反应如下：

$$尿素 + 2H_2O \xrightarrow{尿素酶} + 2NH_4^+ + CO_3^{2-} \cdot NH_4^+ \alpha-酮戊二酸 + NDAH + H^+ \xrightarrow{GLDH} 谷氨酸 + NAD^+ + H_2O$$

（二）试剂

pH：8.0。

尿素酶：8000U/L。

还原型辅酶Ⅰ（NADH）：0.3mmol/L。

ADP：1.5mmol/L。

Tris–琥珀酸缓冲液：150mmol/L。

谷氨酸脱氢酶（GLDH）：700U/L。

α酮戊二酸：15mmol/L。

以上酶试剂可以自配或购买试剂盒。液体酶试剂在冰箱存放可稳定10d，室温（15~25℃）只能存放3d。尿素标准应用液同二乙酰-肟法。

（三）操作

1.自动生化分析仪

二点法，温度37℃，波长340nm，延迟时间30s，读数时间60s。详细操作程序按照仪器和试剂盒说明书。

2.手工法

取4支试管标明测定、标准、空白、质控，按表6-2操作。

表6-2　酶法测定尿素

加入物	测定管	质控管	标准管	空白管
血清/μL	15	—	—	—
质控血清/μL	—	15	—	—
尿素标准液/μL	—	—	15	—
无氨蒸馏水/μL	—	—	—	15
酶试剂/ml	1.5	1.5	1.5	1.5

以上各管依次逐管加入酶试剂，混匀后立即在分光光度计上监测其吸光度的变化（AA/min）。

（四）计算

$$尿素(mmol/L)=\frac{测定\Delta A/min-空白\Delta A/min}{标准\Delta A/min-空白\Delta A/min}\times5$$

本法适用于各种类型的自动生化分析仪，其测定程序及其参数可参照原仪器所附的说明。

（五）附注

（1）在测定过程中，各种器材和蒸馏水应无氨离子污染，否则结果偏高。

（2）标本最好用血清。

（3）血氨升高可使尿素测定结果偏高，标本溶血对测定有干扰。

（六）参考值

3.57~14.28mmol/L。

三、脲酶-波氏比色法

（一）原理

测定分两个步骤，首先用尿素酶水解尿素，产生2分子氨和1分子二氧化碳。然后，氨在碱性递质中与苯酚及次氯酸反应，生成蓝色的吲哚酚，此过程需用硝普钠催化反应。蓝色吲哚酚的生成量与尿素含量成正比，在630nm波长比色测定。

（二）试剂

1.显色剂

苯酚10g，硝普钠（含2分子水）0.05g，溶于1000ml去氨蒸馏水中，存放冰箱中，可保存60d。

2.碱性次氯酸钠溶液

NaOH5g溶于去氨蒸馏水中，加"安替福民"8ml（相当于次氯酸钠0.42g），再加蒸馏水至1000ml，置棕色瓶内冰箱存放，稳定2个月。

3.尿素酶贮存液

尿素酶（比活性3000～4000U/g）0.2g，悬浮于20ml50%（V/V）甘油中，置冰箱内可保存6个月。

4.尿素酶应用液

尿素酶贮存液1ml加10g/LEDTA·2Na溶液（pH6.5）至100ml，置冰箱保存可稳定1个月。

5.尿素标准应用液

同二乙酰-肟法。

（三）操作

取16mm×150mm试管，标记测定管、标准管和空白管，按表6-3操作混匀，37℃水溶15min，向各管迅速加入酚显色剂5ml，混匀，再加入碱性次氯酸钠溶液5ml，混匀。各管置37C水溶20min，使呈色反应完全。

分光光度计波长560nm，比色杯光径1.0cm，用空白管调零，读取各管吸光度。

表6-3　尿素测定操作步骤

加入物	测定管	标准管	空白管
尿素酶应用液/ml	1.0	1.0	1.0
血清/μL	10	—	—
尿素标准应用液/μL	—	10	—
蒸馏水/ml	—	—	10

（四）计算

$$尿素(mmol/L)=\frac{测定管吸光度}{标准管吸光度}\times 5$$

（五）参考值

2.9～8.2mmol/L（以尿素计）。

（六）附注

（1）本法亦能测定尿液中的尿素，方法如下：1ml尿标本，加入人造沸石（需预处理）0.5g，加去氨蒸馏水至25ml，反复振摇数次，吸附尿中的游离氨盐，静置后吸取稀释尿液1.0ml，按上述操作方法进行测定。所测结果乘以稀释倍数25。

（2）误差原因：空气中氨气对试剂或玻璃器皿的污染或使用铵盐抗凝药可使结果偏高。高浓度氟化物可抑制尿素酶，引起结果假性偏低。

四、临床意义

（一）血浆尿素浓度的生理变化

男性血浆尿素浓度略高于女性；新生儿稍高于成人，出生60d以后与成人无明显差异，60岁以后多略增高；在剧烈运动和高蛋白饮食后，血浆尿素浓度可增高；妊娠妇女由于血容量增加，尿素浓度可降低。

（二）血浆尿素浓度的病理变化

1.肾脏疾病

如慢性肾炎、肾动脉硬化症、严重肾盂肾炎、肾结核和肾肿瘤的晚期等，肾功能轻度受损时，尿素可无变化。当其高于正常时，说明有效肾单位的60%～70%已受到损害。因此血浆尿素测定不能作为肾脏疾病的早期功能测定的指标，但对肾衰竭，尤其是尿毒症的诊断有特殊价值。其增高的程度与病情严重性成正比，故对病情判断和预后的估价有重要意义。如慢性肾衰竭可根据尿素等的测定来决定其程度，可分为：

（1）肾衰竭代偿期，内生肌酐清除率下降。血肌酐不升高（在179.8μmol/L以下），血尿素正常或轻度升高（在9mmol/L以下）。

（2）肾衰竭失代偿期，又称氮质血症期（或尿毒症前期）。此时内生肌酐清除率下降明显，为50ml/min以下，血肌酐超过176.8mmol/L、血尿素超过9mmol/L。

（3）尿毒症期，此时内生肌酐清除率下降至20ml/min以下，血肌酐超过445mmol/L，血尿素超过20mmol/L。

2.肾前或肾后因素引起尿量显著减少或尿闭

如脱水、水肿、腹水、循环功能衰竭、尿路结石或前列腺肿大引起的尿路梗阻等。

3.体内蛋白质分解过多

如急性传染病、上消化道出血、大面积烧伤、大手术后和甲状腺功能亢进等。虽然血尿素增高，此时其他肾功能试验结果一般均正常。

第三节　血清肌酐检验

肌酐（Cr）是一种低分子量含氮化合物，分子量为116。它是肌酸脱水或磷酸肌酸脱磷酸的产物，肌酸是由精氨酸、甘氨酸和蛋氨酸在肝脏和肾脏中合成，经由血液循环，在肌肉组织中以肌酸及肌酸磷酸的形式存在。肌酐是小分子物质，可以顺利通过肾小球滤过。在原尿中肾小管基本上不重吸收，近曲小管尚能分泌，尤其当血浆肌酐浓度升高时，肾小管对肌酐的分泌作用明显增强。因此，血浆肌酐浓度及尿液肌酐排泄量是肾小球滤过功能的有用指标。

肌酐的测定方法有两大类，即化学方法和酶学方法。大多数化学方法是根据1886年Jaffe建立的碱性苦味酸反应，肌酐与苦味酸反应生成橘红色的化合物。由于许多化合物如蛋白质、葡萄糖、维生素C、丙酮、乙酰乙酸等也可生成Jaffe样色原，故Jaffe反应并非仅对肌酐特异，但根据肌酐与非肌酐物质的Jaffe反应动力学特点，利用"窗口期"肌酐动力学反应，可有效地提高测定特异性，操作简便，适用于各种自动分析仪。肌酐的酶学测定方法，主要有三种类型：

（1）肌酐氨基水解酶法（也叫肌酐酶法）。

（2）肌氨酸氧化酶法。

（3）肌酐亚氨基水解酶法（即肌酐脱氨酶）法。酶学方法特异性高，结果准确，适用于各种自动分析仪。

一、肌氨酸氧化酶法

（一）原理

样品中的肌酐在肌酐酶的催化下水解生成肌酸。在肌酸酶的催化下肌酸水解产生肌氨酸和尿素。肌氨酸在肌氨酸氧化酶的催化下氧化成甘氨酸、甲醛和 H_2O_2，最后耦联 Trinder 反应，比色法测定。

（二）试剂

1.试剂1

TAPS缓冲液（pH8.1）：30mmol/L。

肌酸酶（微生物）：≥133μKat/L。

肌氨酸氧化酶（微生物）：≥133μKat/L。

维生素C氧化酶（微生物）：≥133μKat/L。

HTTB：5.9mmol/L。

2.试剂2

TAPS缓冲液（pH8.0）：50mmol/L。

肌酐酶（微生物）：≥50μKat/L。

过氧化物酶（辣根）：≥16.7μKat/L。

4-氨基安替比林：2.0mmol/L。

亚铁氰化钾：163μmol/L。

（三）操作

按照表6-4所示进行操作。

表6-4　血清肌酐酶法测定操作步骤　　　　　　　　　　单位：μL

加入物	测定管（U）	校准管（s）
样品	6	—
校准液	—	6
试剂1	250	250
混匀，37℃恒温5min，主波长546nm，次波长700nm，测矩各管吸光度 A_1		
试剂2	125	125

表6-5中各管混匀，37℃孵育5min，主波长546nm，次波长700nm，再测定各管吸光度 A_2。

（四）计算

$$血清肌酐(μmol/L) = \frac{A_{v2} - A_{v1}}{A_{s2} - A_{s1}} \times 校准物浓度(μmol/L)$$

（五）参考值

1.男性

59～104μmol/L。

2.女性

45～84μmol/L。

（六）附注

（1）肌酐酶法因特异性好，其参考值略低于苦味速率法。建议各实验室最好建立本地区的参考值。

（2）肌酐的酶法分析是解决肌酐测定中非特异性干扰的根本途径。肌酐酶法分析中以肌酐酶耦联肌氨酸氧化酶法较为常用。

（3）肌酐酶耦联肌氨酸氧化酶法为了消除样品中肌酸的干扰，利用自动分析中双试剂法的特点，在第一试剂中加入了肌酸酶，二步反应可以消除内源性肌酸的干扰。

（4）肌酐酶耦联肌氨酸氧化酶法，以 Trinder 反应为指示系统。不同的色原物质其灵敏度差异很大，各试剂厂商都竞相研究并使用新型灵敏的色原物质。目前常用的色原物质有：3.5-二氯-2-羟基苯磺酸（DHBA）；N-乙基-（2-羟-3-磺丙基）-3，5-二甲氧基-4-氟苯胺（F-DAOS）；N-（2-羟-1磺丙基）-3，5二甲氧基苯胺（HDAOS）等。

（5）Trinder 反应受胆红素和维生素C的干扰，可在试剂1中加入亚铁氰化钾（或者亚硝基铁氰化钾）和维生素C氧化酶消除之。

（6）肝素、枸橼酸、EDTA、氟化钠等在常规用量下对本测定无干扰。

（七）临床意义

（1）急性、慢性肾小球肾炎等肾小球滤过功能减退时，由于肾的储备力和代偿力很强，故肾小球受损的早期或轻度损害时，血中浓度可正常，只有当肾小球滤过功能下降到正常人的1/3时，血中肌酐才明显上升。因此血中肌酐测定不能代表内生肌酐清除率测定，也不能反映肾早期受损的程度。

（2）肾源性或非肾源性血肌酐增高程度有所不同，如肾衰竭患者是由于肾源性所致＜血肌酐常超过200μmol/L。心力衰竭时血流经肾减少属非肾源性的，血肌酐浓度上升不超过200μmol/L。

（3）血肌酐和尿素氮同时测定更有意义，如两者同时增高，表示肾功能已严重受损。如肌酐浓度超过2μmol/L。病情继续恶化，则有发展成尿毒症的危险，超过400μmol/L，预后较差，如仅有尿素升高，而血肌酐在正常范围内，则可能为肾外因素引起，如消化道出血或尿路梗阻等。

二、去蛋白终点法

（一）原理

血清（浆）中的肌酐与碱性苦味酸盐反应，生成黄色的苦味酸肌酐复合物，在510nm波长比色测定。

（二）试剂

（1）0.04mol/L苦味酸溶液：苦味酸（AR）9.3g，溶于500ml80℃蒸馏水中，冷却至室温。加蒸馏水至1L，用0.1mol/L氢氧化钠滴定，以酚酞作指示剂。根据滴定结果，用蒸馏水稀释至0.04mol/L，贮存于棕色瓶中。

（2）0.75mol/L氢氧化钠：氢氧化钠（AR）30g，加蒸馏水使其溶解，冷却后用蒸馏水稀释至1L。

（3）35mmol/L钨酸溶液：

1）取聚乙烯醇1g溶解于100ml蒸馏水中，加热助溶（不要煮沸），冷却。

2）取钨酸钠11.1g溶解于300ml蒸馏水中，使完全溶解。

3）取300ml蒸馏水慢慢加入2.1ml浓硫酸，冷却。将（1）液加入（2）液中于1L容量瓶中，再与（3）液混匀，再加蒸馏水至刻度，置室温中保存，至少稳定一年。

（4）10mmol/L肌酐标准贮存液：肌酐（MW113.12）113g用0.1mol/L盐酸溶解，并移入100ml容量瓶中，再以0.1mol/L盐酸稀释至刻度，保存于冰箱内，稳定1年。

（5）10μmol/L肌酐标准应用液：准确吸取10mmol/L肌酐标准贮存液1.0ml，加入1000ml容量瓶内，以0.1mol/L盐酸稀释至刻度，贮存于冰箱内。

（三）操作

于16mm×100mm试管中，置血清（或血浆）0.5ml加入35mmol/L钨酸溶液4.5ml，充分混匀，3000r/min，离心10min，取上清液，按表6-5测定（尿液标本用蒸馏水做1：200稀释）。

表6-5　肌酐终点法测定操作步骤　　　　　　　　　　单位：mL

加入物（ml）	测定管	标准管	空白管
血清无蛋白滤液或稀释尿液	3.0	—	—
肌酐标准应用液	—	3.0	—
蒸馏水	—	—	3.0
0.04mol/L苦味酸溶液	1.0	1.0	1.0
0.75mol/LNaOH	1.0	10.0	1.0

混匀后，室温放置15min，分光光度计510nm波长，比色杯光径1.0cm，以空白管调零比色，读取各管吸光度。

（四）计算

$$血清(浆)肌酐(mmol/L) = \frac{标准管吸光度}{测定管吸光度} \times 100$$

$$血清(浆)肌酐(mmol/L) = \frac{标准管吸光度}{测定管吸光度} \times 100 \times 200 \times 24h尿量(L)$$

（五）参考值

1.男性

44～133μmol/L（0.5～1.5mg/dL）。

2.女性

70～106μmol/L（0.8～1.2mg/dL）。

（六）附注

（1）温度升高时，可使碱性苦味酸溶液显色增深，但标准管与测定管的加深程度不成比例。因此，测定时各管温度均须到室温。

（2）血清（血浆）标本如当天不测定，可于冰箱保存3d，若要保持较长时间，宜-20℃保存，轻微溶血标本对肌酐无影响，但可使肌酸结果偏高。

（3）肌酐测定的回收率受无蛋白滤液的pH影响，滤液pH在3～4.5时，回收率为85%～90%；pH在2以下时，回收率为100%。

（七）临床意义

同肌氨酸氧化酶法。

三、速率法

（一）原理

肌酐的化学速率法测定是根据肌酐与苦味酸反应，生成橘红色的苦味酸肌酐复合物的反应速率。该反应拟一级反应动力学。在碱性反应环境中，样品中的肌酐或干扰物质和苦味酸的反应速度不同，选择适宜的速率监测时间，可以提高肌酐测定的特异性。

（二）试剂

（1）0.04mol/L苦味酸溶液。

（2）0.32mol/L氢氧化钠溶液。

（3）碱性苦味酸溶液：根据工作用量，将0.04mol/L苦味酸和0.32mol/L氢氧化钠等体积混合，可加适量的表面活性剂（如Triton-X-100），放置20mm以后即可应用。

（4）100μmol/L肌酐标准应用液。

（三）操作

按表6-6所示进行操作。

表6-6　肌酐速率法测定操作步骤

加入物	标准管	测定管
肌酐标准应用液/μL	100	—
样品/μL	—	100
碱性苦味酸溶液/ml	1.0	1.0

分析仪波长510nm，比色杯光径1.0cm，反应温度（37℃），样品体积100μL，试剂体积1000μL。在试剂与样品（或标准液）混合后准确反应20s，读取吸光度$A_{1测}$和$A_{1标}$，待反应进行至准确60s，读取吸光度$A_{2测}$和$A_{2标}$。

（四）计算

$$肌酐(\mu mol/L) = \frac{A_{2测定} - A_{1测定}}{A_{2测定} - A_{1测定}} \times 100$$

（五）参考值

1.男性

62～115μmol/L（0.7～1.3mg/dL）。

2.女性

53～97μmol/L（0.6～1.1mg/dL）。

（六）附注

（1）干扰速率法测定的非肌酐色原性物质有二类：一类为快速反应假肌酐物质，在样品与碱性苦味酸混合后20s内迅速出现反应，产生非肌酐的有色化合物。测定时设置20s延迟期，可以排除此类干扰。另一类为慢速反应假肌酐物质，一般在样品和碱性苦味酸混合后80～100s才开始反应。这样在20～80s之间，出现"窗口期"，此时肌酐与苦味酸的呈色反应占主导地位。有研究者发现，"窗口期"的上限为60s。为了提高速率法测定的特异性，速率测定时间选择在25～60s期间。有学者对速率法进行严格评价后指出，速率法仍受到α酮酸的正干扰和胆红素的负干扰。

（2）速率法线性范围可达200μmol/L。血清样本值过高可用盐水稀释；尿液标本用蒸馏水做20～50倍稀释。测定结果乘以稀释倍数。

（3）温度对呈色反应速度影响较大，标准管与测定管的温度必须保持一致。

（七）临床意义同肌氨酸氧化酶法

四、内生肌酐清除率测定

（一）原理

通过测定血液和尿液中肌酐的含量来计算24h或每分钟血液中肌酐被肾脏清除之量（清除值），与正常人内生肌酐清除值相比较，求得内生肌酐清除率。

（二）操作

（1）受检者应禁食肉类3d，不饮咖啡和茶，停用利尿剂，试验前避免剧烈运动。饮足量的水，使尿量不少于1ml/min。

（2）准确收集24h尿液，测定尿液肌酐含量（测定方法见血清肌酐测定）。

（3）于收集尿样的同时，抽静脉血3ml，测定血清肌酐含量。

（三）计算

$$内生肌酐清除值（L/24h）= \frac{尿液肌酐(\mu mol/L)}{血液肌酐(\mu mol/L)} \times 24h尿量(L) \qquad 校正的内生肌酐清除值（L/24h）= 内生肌酐清除值 \times \frac{1.73}{体表面积(m^2)}$$

[注：以正常人24h内生肌酐清除值128L（即24h内有128L血液中的肌酐通过肾脏清除）作为100%，则内生肌酐清除率(%)= 校正的内生肌酐清除值×100/200（或0.78）。]

（四）参考值

男（105±20）ml/min，女（95±20）ml/min。

（五）附注

（1）体表面积计算方法是根据患者的身高（cm）和体重（kg）图6-1查找。

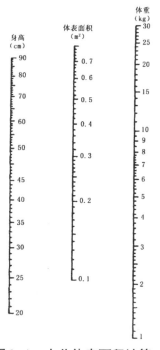

图6-1　小儿体表面积计算

（2）体表面积计算图用法：在图两边纵线中找到患者的身高（左）和体重（右）所在的两点，并将此两点连成直线，与中间纵线相交处的数值即为患者体表面积（m²）。

（3）肌酐清除率随着年龄的增长而下降（表6-7）。

（六）临床意义

同肌氨酸氧化酶法。

表6-7　不同年龄组的肌酐清除值　单位：ml/（min·1.73m²）

年龄（岁）	男（均值）	女（均值）
20～30	117	107
30～40	110	102
40～50	104	96
50～60	97	90
60～70	90	84
70～80	84	78

第四节　血清尿酸测定

尿酸（UA）是核酸（RNA与DNA）的分解代谢产物，嘌呤碱经水解、脱氨、氧化等作用生成的最终产物，经肾脏排出。当嘌呤代谢紊乱时，血中尿酸浓度增高，并以钠盐的形式沉着于关节、耳垂、皮肤，可引起结节和关节痛，临床上称为痛风病。正常成年人每日尿液排泄约210mg/d尿量，如含量增高可在泌尿道沉淀而形成结石。

尿酸的测定方法有磷钨酸还原法、尿酸氧化酶法和HPLC法。干化学方法也是应用尿酸氧化酶的方法。尿酸氧化酶法分为一步法和耦联法。目前最流行的方法是尿酸氧化酶-过氧化物酶反应体系。该法灵敏且不需要去蛋白，主要干扰物质是维生素C和胆红素，在反应体系中加入维生素C氧化酶和胆红素氧化酶，可以消除这两种物质的干扰。HPU：方法利用离子交换树脂柱将尿酸纯化＜在293nm检测柱流出液的吸光度，计算尿酸浓度。

一、尿酸氧化酶-过氧化物酶耦联法

（一）原理

尿酸在尿酸氧化酶催化下，氧化生成尿囊素和过氧化氢。过氧化氢与4-氨基安替比林（4-AAP）和3,5-二氯2-羟苯磺酸（DHBS）在过氧化物酶的作用下，生成有色物质（醌亚胺化合物），其色泽与样品中尿酸浓度成正比。反应式如下：

$$尿酸 + O_2 + H_2O \xrightarrow{\text{尿酸酶}} 尿囊素 + CO_2 + H_2O_2$$

$$2H_2O_2 + 4 - AAP + DHBS \xrightarrow{\text{过氧化物酶}} 有色物质 + H_2O$$

（二）试剂

（1）酶混合试剂

见表6-8所示。

表6-8　酶混合试剂成分表

试剂成分	在反应液中的参考浓度
尿酸氧化酶	160U/L
过氧化物酶	1500U/L
4-AAP	0.4mmol/L
DHBS	2mmol/L
磷酸盐缓冲液（pH7.7）	100mmol/L

以上各试剂为混合干粉试剂，在应用前用蒸馏水复溶，加水量根据干粉的分量而决定，复溶后的试剂在室温可稳定48h，在2～6℃可稳定2周，若发现干粉受潮结块或有颜色出现以及复溶后与定值质控血清测定值不符，说明试剂已变质，应弃去不用。

（2）300μmol/L尿酸标准应用液。

（三）操作

（1）试剂准备：将干粉试剂按规定加入一定量蒸馏水复溶，在实验前半小时准备好。

（2）取12mm×100mm试管4支，标明测定、质控、标准和空白管，然后操作。混合，室温放置10min，分光光度计波长520nm，比色杯光径1.0cm，以空白管调零，读取各管的吸光度。

（四）计算

$$血清尿酸(\mu mol/L)=\frac{测定管吸光度}{标准管吸光度}\times 300。$$

（五）参考值

1.男性

208～428μmol/L。

2.女性

155～357μmol/L。

（六）附注

（1）本试剂适用于各种类型生化自动分析仪，测定程序和参数应参阅仪器说明所附的说明书。

（2）酶法测定尿酸特异性高，可分为紫外分光光度法和酶耦联法。二者共同特点是均应用尿酸氧化酶，氧化尿酸生成尿囊素和过氧化氢。然后可用3类方法进行测定。

1）紫外分光光度法测定：尿酸在波长293nm有吸收峰，而尿囊素则没有，因此在293nm波长的吸光度下降值与样品中尿酸含量成正比。

2）尿酸氧化酶、过氧化物酶耦联反应法测定。

3）尿酸氧化酶、过氧化物酶和乙醛脱氢酶三联反应法测定：过氧化氢和乙醇在过氧化氢酶催化下，氧化生成乙醛；乙醛和NAD^+在醛脱氢酶催化下生成乙酸和NADH；在340nm波长监测样品管和标准管吸光度升高值，计算样品中尿酸的含量。

（3）偶高浓度维生素C的标本，可使测定结果偏低，故不少试剂盒中加入维生素C氧化酶，防止维生素C的干扰。

（七）临床意义

（1）血清尿酸测定对痛风诊断最有帮助，痛风患者血清中尿酸增高，但有时亦会出现正常尿酸值。

（2）在核酸代谢增加时，如白血病、多发性骨髓瘤、真性红细胞增多症等血清尿酸值亦常见增高。

（3）在肾功能减退时，常伴有血清尿酸增高。

（4）在氯仿中毒，四氯化碳中毒及铅中毒、子痫、妊娠反应及食用富含核酸的食物等，均可引起血中尿酸含量增高。

二、磷钨酸还原法

（一）原理

无蛋白血滤液中的尿酸在碱性溶液中被磷钨酸氧化成尿囊素及二氧化碳，磷钨酸在此反应中则被还原成钨蓝。钨蓝的生成量与反应液中尿酸含量成正比，可进行比色测定。

（二）试剂

（1）磷钨酸贮存液：称取钨酸钠50g，溶于约400ml蒸馏水中，加浓磷酸40ml及玻璃珠数粒，煮沸回流2h，冷却至室温，用蒸馏水稀释至1L，贮存在棕色试剂瓶中。

（2）磷钨酸应用液：取10ml磷钨酸贮存液，以蒸馏水稀释至100ml。

（3）0.3mol/L钨酸钠溶液：称取钨酸钠（$Na_2WO_4 \cdot 2H_2O$，MW329.86）100g，用蒸馏水溶解后并稀释到1L。

（4）0.33mol/L硫酸：取18.5ml浓硫酸加入500ml蒸馏水中，然后用蒸馏水稀释至1L。

（5）钨酸试剂：在800ml蒸馏水中，加入50ml0.3mol/L钨酸钠溶液、0.05ml浓磷酸和50ml0.33mol/L硫酸，混匀，在室温中可稳定数月。

（6）1mol/L碳酸钠溶液：称取106g无水碳酸钠，溶解在蒸馏水中，并稀释至1L，置塑料试剂瓶内，如有浑浊，可过滤后使用。

（7）6.0mmol/L尿酸标准贮存液：取60mg碳酸锂（AR）溶解在40ml蒸馏水中，加热至60℃，使其完全溶解，精确称取尿酸（MW168.11）100.9mg，溶解于热碳酸锂溶液中，冷却至室温，移入100ml容量瓶中，用蒸馏水稀释至刻度，贮存在棕色瓶中。

（8）300mol/L尿酸标准应用液：在100ml容量瓶中，加尿酸标准贮存液5ml，加乙二醇33ml，然后以蒸馏水稀释至刻度。

（三）操作

于3支16mm×100mm试管（测定、标准和空白）中各加4.5ml钨酸试剂，分别加入0.5ml血清、0.5ml标准位用液和0.5ml蒸馏水，混匀后静止数分钟，测定管离心沉淀后按表6-9操作。

表6-9 尿酸测定操作步骤   单位：mL

加入物	测矩管	标准管	空白管
测定管上清液	2.5	—	—
标准管上清液	—	2.5	—
如管上清液	—	—	2.5
碳酸钠溶液	0.5	0.5	0.5
混匀后放置10min			
磷钨酸应用液	0.5	0.5	0.5

混匀，室温放置20min后，用分光光度计在波长660nm，比色杯光径1.0cm，以空白管

调零，读取各管吸光度。

（四）计算

血清尿酸（μmol/L）= 测定管吸光度/标准管吸光度 × 300。

（五）参考值

1.男性

262 ~ 452μmol/L（4.4 ~ 7.6mg/dL）。

2.女性

137 ~ 393μmol/L（2.3 ~ 6.6mg/dL）。

（六）附注

（1）红细胞内存在多种非特异性还原物质，因此，用血清或血浆测定比用全血好。

（2）因草酸钾与磷钨酸容易形成不溶性磷钨酸钾，造成显色液浑浊。因此不能用草酸钾做抗凝药。

（3）血清与尿液标本中的尿酸在室温可稳定3d；尿液标本冷藏后，可引起尿酸盐沉淀，此时可调节pH至7.5 ~ 8.0，并将标本加热到50℃，待沉淀溶解后再进行测定。

（4）尿酸在水中溶解度极低，但易溶于碱性碳酸盐溶液中，配制标准液时，加碳酸锂并加热助溶。如无碳酸锂，可用碳酸钾或碳酸钠代替。

（5）用钨酸沉淀蛋白时，会引起尿酸与蛋白共沉淀，而且随滤液pH不同而变化。如滤液pH在3以下，尿酸回收明显减低。用1/2浓度的沉淀剂，滤液pH在3.0 ~ 4.3之间，回收率为93% ~ 103%；用全量沉淀剂时，滤液pH在2.4 ~ 2.7，回收率为74% ~ 97%。此外不能用氢氧化锌做蛋白沉淀剂，锌能与尿酸形成不溶性的尿酸锌。

（6）以甲醛为防腐剂的商品尿酸标准液，仅可用于磷钨酸还原法，不能用于尿酸氧化酶法。

（七）临床意义

在肾功能减退时，常伴有血清尿酸的增高。另外，血清尿酸测定对痛风的诊断最有帮助。痛风患者血清中尿酸增高，但有时亦会呈现正常尿酸值。核酸代谢增高时，如白血病、多发性骨髓瘤、真性红细胞增多症等血清尿酸值亦常见增高。氯仿中毒、四氯化碳中毒及铅中毒、妊娠反应及食用富含核酸的食物等，均可引起血中尿酸含量增高。

第五节　肾小球滤过功能检验

肾小球的主要功能为滤过作用，反映其滤过功能的客观指标主要是肾小球滤过率（GFR）。正常成人每分钟流经肾的血液量为1200 ~ 1400ml，其中血浆量为600 ~ 800ml，有20%的血浆经肾小球滤过后，产生的滤过液为120 ~ 160ml/min。在单位时间内（min）经肾小球滤出的血浆液体量，称肾小球滤过率，为测定肾小球滤过率，临床上设计了各种物质的血浆清除率试验。

肾清除率系指肾在单位时间（min）内，能将若干毫升血浆中所含的某物质全部加以清除而言，结果以ml/min表示，计算公式为：

$$清除率=\frac{某物质每分钟在尿中排出的总量}{某物质在血浆的浓度}\ 或\ C=\frac{U\times V}{P}$$

式中：C 为清除率（ml/min），U 为尿中某物质的浓度（g/L），V 为每分钟尿量（ml/min），P 为血浆中某物质的浓度（g/L）。利用清除率可分别测定肾小球滤过率、肾血流量、肾小管对各种物质的重吸收和分泌作用。各种物质经肾排出的方式大致分四种：

（1）全部由肾小球滤出，肾小管不吸收、不分泌，如菊粉，可作为肾小球滤过率测定的理想试剂，能完全反映肾小球滤过率。

（2）全部由肾小球滤过并被肾小管排泌，如尿素、肌酐等，不如菊粉清除率能准确反映肾小球滤过率。

（3）全部由肾小球滤过后又被肾小管全部吸收，如葡萄糖，可作为肾小管最大吸收率测定。

（4）除肾小球滤出外，大部分通过肾小管周围毛细血管向肾小管分泌后排出，如对氨马尿酸、碘锐特可作为肾血流量测定试剂。

一、内生肌酐清除率测定

（一）原理

肌酐是肌酸的代谢产物，在成人体内含肌酐约100g，其中98%存在于肌肉，每天约更新2%，肌酸在磷酸肌酸激酶作用下，形成带有高能键的磷酸肌酸，为肌肉收缩时的能量来源和储备形式，磷酸肌酸放出能量经脱水而变为肌酐，由肾排出，人体血液中肌酐的生成可有内、外源性两种，如在严格控制饮食条件和肌肉活动相对稳定的情况，血浆肌酐的生成量和尿的排出量较恒定，其含量的变化主要受内源肌酐的影响，而且肌酐大部分是从肾小球滤过，不被肾小管重吸收，排泌量很少，故肾单位时间内，把若干毫升血浆中的内生肌酐全部清除出去，称为内生肌酐清除率（Ccr）。

（二）方法

（1）患者连续进食低蛋白饮食3d，每日蛋白质应少于40g，并禁食肉类（无肌酐饮食），试验当1d不要饮茶或咖啡，停止用药，避免剧烈运动。

（2）于第4天早晨8：00时将尿液排净，然后收集24h尿液，并加入甲苯4～5ml以防腐。在4d内（任何时候均可），采取抗凝血2～3ml，与24h尿同时送检。

（3）测定尿及血浆中肌酐浓度，并测定24h尿量。

（三）计算

应用下列公式计算24h的内生肌酐清除率：

$$24h内生肌酐清除率(\%)=\frac{尿液肌酐浓度(\mu mol)\times 24h尿量(h)}{血液肌酐浓度(\mu mol)}\times 100\%$$

因在严格控制条件下，24h内血浆和尿液肌酐含量较恒定。为了临床应用方便，用4h尿及空腹一次性取血进行肌酐测定，先计算每分钟尿量（ml），再按下列公式计算清除率：

$$每分钟肌酐清除率(\%)=\frac{尿液肌酐浓度(\mu mol)\times 每分钟尿量(ml)}{血液肌酐浓度(\mu mol)}\times 100\%$$

由于每人肾的大小不尽相同，每分钟排尿能力也有所差异，为排除这种个体差异可进行体表面积的校正，因每人的肾大小与其体表面积成正比，可代入以下公式酌情参考应用：

$$矫正清除率(\%)=\frac{实际清除率×标准体表面积(1.73m^2)}{受试者的体表面积}×100\%$$

（四）体表面积计算

$A = H^{0.725} × W^{0.425} × 71.84$

式中：A为体表面积（cm^2），H为身高（cm），W为体重（kg）。

（五）参考值

男性清除率（$105±20$）ml/mim 女性是（$95±20$）ml/min。清除率随年龄而减低（表6-10）。

表6-10 肌酐清除率 单位：ml/（min·1.73m²）

年龄（岁）	男	X	女	X
20~30	88~146	117	81~134	107
82~140	110	75~128	102	
40~50	75~133	104	69~122	96
50~60	6.8~1.2S	97	64~116	90
60~70	61~120	90	58~110	8.1
70~80	55~113	84	52~105	78

（六）误差分析

（1）最常见误差来源是尿液收集时间记录不准，或部分尿液丢失。

（2）收集尿样期间做剧烈运动。

（3）尿液有膀胱内潴留造成负误差。

（七）临床意义

1.判断肾小球滤过功能的敏感指标

多数急性肾小球肾炎内生肌酐清除率低到正常值的80％以下，但血清尿素氮、肌酐测定仍在正常范围，故是较早地反映肾小球滤过功能。

2.初步估价肾功能的损害程度

轻度损害Ccr在70~51ml/min；中度损害在50~31ml/min；<3ml/min为重度损害，慢性肾衰竭患者若清除率20~11ml/min为早期肾衰竭；10~61ml/min为晚期肾衰竭；<5ml/min为终末期肾衰竭。

3.指导治疗

内生肌酐清除率<30~40ml/min，应限制蛋白质摄入；<30ml/min噻嗪类利尿剂治疗常无效；<10ml/min应结合临床进行透析治疗，对利尿剂（如呋塞米、利尿酸钠）的反应已极差。此外，肾衰竭时凡由肾代谢或以肾排出的药物也可根据Ccr降低的程度来调节用药和决定用药的时间。

4.慢性肾炎临床分的参考

如慢性肾炎普通型Ccr常降低。而肾病型由于肾小管基膜通透性增加，内生肌酐可从肾小管排泌，其Ccr结果相应地偏高。

二、菊粉清除率测定

（一）原理

菊粉是由果糖构成一种多糖体，静脉注射后，不被机体分解、结合、利用和破坏。因其分子量小为13000，它可自由地通过肾小球，既不被肾小管排泌，也不被其重吸收，故能准确反映肾小球滤过率。

（二）方法

（1）试验时患者保持空腹和静卧状态。

（2）晨7：00时饮500ml温开水，放入留置导尿管，使尿液不断流出。

（3）7：30取10ml尿液和4ml静脉血作为空白试验用，接着静脉输入溶于150ml生理盐水的菊粉5g。溶液需加温到37℃，在15min内输完，然后再以菊粉5g溶于400ml温生理盐水中进行维持输液，以每分钟4ml的速度输注。

（4）8：30将导尿管夹住，8：50取静脉血4ml，随后放空膀胱，测尿量。用20ml温生理盐水冲洗膀胱，并注入20ml空气，使膀胱内的流体排尽，将排出的液体加入尿液标本内。充分混匀后取出10ml进行菊粉含量测定。

（5）9：10第1次重复取血和尿标本，9：30第2次重复取血和尿标本，其操作同（4）。

（6）将4次血与尿标本测定其菊粉含量。按下列公式进行计算：

$$\frac{尿的菊粉含量}{血浆菊粉含量 \times 稀释倍数 \times 尿量(ml)} \times 100\%$$

$$稀释倍数 = \frac{实际尿量 + 冲洗液量}{实际尿量}$$

（三）参考值

2.0～2.3ml/s。

（四）临床意义

急性肾小球肾炎、慢性肾衰竭、心力衰竭时其葡粉清除率显著降低；慢性肾炎、肾动脉硬化、高血压晚期等可有不同程度的降低。由于本法操作步骤较繁杂，既需持续静脉滴注（口服会水解为单糖而被吸收，肌内注射又很难吸收）和多次抽血，又需置导尿管，因而不够方便；菊粉有时可引起发热反应故目前临床上尚不能常规使用，多用于临床实验研究工作。

三、尿素清除试验

（一）原理

尿素是蛋白质代谢产生的氨在肝脏经鸟氨酸循环生成的最终产物，由肾脏排出体外。血液中的尿素通过肾小球滤过而进入肾小管。经过肾小管的尿素大部分被排出，还有一部分被肾小管重吸收而返回血流。所以尿素通过肾小球滤过并未完全被清除，尿素清除率较内生肌酐清除率要小，但仍是临床上简单而实用的肾功能试验之一。

尿素清除率随尿量多少而变。尿量越少，肾小管对尿素回收越多。尿量超过2ml/min时，尿素排泄量和尿素清除率达最大值。

（二）操作

1.标本收集

进行试验前受试患者可正常饮食，但不做剧烈运动，不饮茶或咖啡。采样前嘱患者饮水300ml，半小时后令其排空尿液，弃去，记录时间。后收集第1次尿液，令患者务必排尽尿液已录时间。随即采血数毫升，置抗凝管内。同时嘱患者再饮水300ml。在记时起的2h，再收集第2次尿液。

2.测定

准确计量两次尿量，计算每分钟尿量（ml/min）V_1和V_2。对两次尿样及血浆做尿素测定（测定方法见尿素测定），分别为U_1、U_2和P。

（三）计算

（1）若V_1和$V_2 \geq 2$ml/min，则尿素U和P之比较稳定。且与尿量成比例。

尿素最大清除率：

$$C_m = \frac{U}{P} \times V \times \frac{1.73}{A}\left(\text{ml}/1.73\text{m}^2\right)$$

（其中A为体表面积）

健康人最大清除率均数为75ml/（min·1.73m²），折算为健康人清除百分率：

$$C_m = \frac{U}{P} \times V \times \frac{1.73}{A} \times \frac{100}{75}(\%)$$

（2）若尿量 < 2ml/min，则尿素标准清除率（Cs）：

$$C_s = \frac{U}{P}\sqrt{V \times \frac{1.73}{A}}\left[\text{ml}/\left(\text{min}/1.73\text{m}^2\right)\right]$$

健康人标准清除率均为54ml/（min·1.73m²），折算为健康人清除百分率：

$$C_s = \frac{U}{P}\sqrt{V \times \frac{1.73}{A}} \times \frac{100}{54}(\%)$$

（四）参考值

尿素最大清除率（Cm）为0.58～0.91ml/（S·m²）[60～95ml/（min·1.73m²）]；尿素标准清除率（Cs）为0.36～0.63m²/（S·m²）[40～65ml/（min·1.73m²）]。尿素清除率为60%～125%。

（五）附注

（1）若患者之体表面积接近1.73m²，可以不作校正，误差不大。

（2）收集尿液标本时，每次都必须要求患者尽力排空尿液，而且计时准确。

（3）将前后两次收集尿液计算的清除率取均数报告结果。若每小时排尿量 < 25ml；两次清除率相差在30%以上，说明试验未做好，应重做。

（六）临床意义

（1）病理变化的清除率60%～40%，肾轻度损害；40%～20%，肾中度损害；20%～5%，肾重度损害；5%以下，见于尿毒症昏迷时。

（2）其他临床意义参见"内生肌酐清除试验"。

第七章　胃肠胰疾病的临床生物化学检验

一、胃酸分泌量

胃酸即壁细胞分泌的HCl。胃液中的胃酸有两种形式：游离酸和与蛋白结合的盐酸蛋白盐（结合酸），两者统称总酸。在纯胃液中，绝大部分胃酸是游离酸。基础胃酸分泌量、最大胃酸分泌量和高峰胃酸分泌量测定法如下：

（一）检测方法

先将晨间空腹残余胃液抽空弃去。连续抽取1小时胃液后，一次皮下注射五肽胃泌素6μg/kg。注射后每15min收集一次胃液标本，连续4次，分别测定每份胃液标本量和氢离子浓度。

计算：

1.基础胃酸分泌量（BAO）

注射胃泌素前1小时胃液总量与胃酸浓度的乘积（胃酸量）即为BAO（mmol/h）。

2.最大胃酸分泌量（MAO）

注射五肽胃泌素后，每隔15min连续收集4次胃液，分别计算其胃液量和胃酸浓度的乘积（胃酸量），4份标本胃酸量之和即为MAO（mmol/h）。

3.高峰胃酸分泌量（PAO）

取MAO测定中最高分泌量之和乘以2的胃酸分泌量，即为PAO（mmol/h）。

（二）参考区间

BAO：（3.9±1.98）mmol/h；MAO：（3～23）mmol/h，女性稍低；PAO：（20.6±8.37）mmol/h；BAO/MAO：0.2。

（三）临床意义

1.胃酸增高

可见于十二指肠球部溃疡、胃泌素瘤、幽门梗阻、慢性胆囊炎等。

2.胃酸减低

可见于胃癌、萎缩性胃炎、继发性缺铁性贫血、口腔化脓感染、胃扩张、甲状腺功能亢进和少数正常人。

3.胃酸缺乏

指注射五肽胃泌素后仍无盐酸分泌，常见于胃癌、恶性贫血及慢性萎缩性胃炎。

（四）评价

（1）胃酸分泌量测定是胃酸分泌功能的主要客观评价指标，胃酸测定有助于胃内疾病的诊断。

（2）在胃酸分泌量试验中，有许多方法，以五肽胃泌素刺激法最佳。在测定的胃酸分泌量中，PAO比MAO更有价值，这是因为有的患者在刺激后1小时才出现最大分泌。

（3）BAO随生理节律变化，其全天分泌高峰在14：00—23：00。

（4）影响胃液分泌量有多种原因，如药物、患者精神状态、神经反射、烟酒嗜好、便秘及采集方法等，因此，解释实验结果应综合分析。

二、胃蛋白酶原Ⅰ、Ⅱ

胃蛋白酶原（PG）是胃蛋白酶的前体，分泌进入胃腔的PG在胃液的酸性环境中转化为有活性的胃蛋白酶，发挥其消化蛋白质的作用。人胃蛋白酶原可根据生化和免疫活性特征分为两种不同的胃蛋白酶原亚群：胃蛋白酶原Ⅰ（PGⅠ）和胃蛋白酶原Ⅱ（PGⅡ），它们均为分子量42kD的单链肽链。PGⅠ和PGⅡ均由分布于胃底腺的主细胞及颈黏液细胞分泌，PGⅡ还由胃窦黏液细胞及近端十二指肠的BRUNNER腺等合成。大部分PG经细胞分泌后直接进入消化道，约1%经胃黏膜毛细血管进入血液，除血清外，PG还可在胃液和24小时尿液中测定，但血清最为方便快捷，应用最广泛。PGⅠ是检测胃泌酸腺细胞功能的指标，PGⅡ与胃底黏膜病变的相关性较大。PGⅠ和PGⅡ没有日内变化和季节变化，不受饮食的影响，个体有较稳定的值。

（一）检测方法

血清PG可用放射免疫测定法、酶免疫测定法、时间分辨荧光免疫分析法和乳胶增强免疫比浊法等检测。

（二）参考区间

不同测定方法以及不同地域的参考区间存在一定差异。放射免疫测定法：血清PGⅠ>70μg/L且PGR（PGⅠ/PGⅡ）>3。

（三）临床意义

1.早期胃癌的筛查指标及进行胃癌的预防干预计划

日本Kitahara等早在1999年用放射免疫测定法检测血清PG联合胃镜活检普查5113例，确定PG筛查胃癌的最佳界值为PGⅠ≤70μg/L和PGR≤3，其灵敏度和特异度分别为84.6%和73.5%，这一筛查界值在日本得到广泛应用。李月红等采用时间分辨荧光免疫分析法检测720例接受胃镜检查的居民血清PG水平，从灵敏度和特异度综合分析，认为PGⅠ≤60μg/L、PGR≤6是中国胃癌高发区居民胃癌和慢性萎缩性胃炎筛查较为合适的界值。何宝国等应用乳胶增强免疫比浊法进行测定，确定以PGⅠ≤70μg/L和PGR≤4为界值筛查胃癌（灵敏度为69.09%，特异度为70.65%）。

2.幽门螺杆菌根除治疗效果的评价指标

幽门螺杆菌感染与血清PG水平间存在相关性：感染者初期，血清PGⅠ和PGⅡ均高于非感染患者（尤其是PGⅡ），PGR下降；除菌后则显著下降，PGR变化率（治疗前/治疗后）在治疗结束后即升高，且持续时间长。

3.消化性溃疡复发的指标

胃溃疡初发患者PGⅠ升高明显，复发者PGⅡ升高明显；十二指肠溃疡复发患者PGⅠ、PGⅡ均显著升高。

4.胃癌切除术后复发的判定指标

胃癌切除术后患者的血清PG水平显著低于术前，胃癌复发者PGⅠ、PGⅡ升高，未复发者无明显改变。

（四）评价

（1）与胃镜检查比较，PG检测是一种经济、快捷的胃癌高危人群大规模筛查方法，曾称为血清学的胃活检。对于其筛查阳性的人群，应进一步行胃镜等检查，明确最终诊断，实现胃癌早诊断、早治疗。

（2）PG检测如能够与其他胃癌特异性标志物联合检测，可能会获得胃癌筛查更高的敏感性与特异性，提高其应用价值。

（3）PGⅠ/PGⅡ受质子泵抑制剂、H_2受体抑制剂的影响，故检测时有必要确认有无上述药物服用史。

（4）胃切除患者会引起胃蛋白酶原呈阳性，所以不适合做此检查。

三、胃泌素

胃泌素（GAS）按其氨基酸残基组成数目可分为大胃泌素（G-34）、小胃泌素（G-17）、微胃泌素（G-14）三类，它们是由胃窦和十二指肠黏膜G细胞分泌的多肽类激素，2/3的G细胞分布在胃窦黏膜腺体的颈部和基底之间，产生的胃泌素约90％是G-17。胃泌素几乎对整个胃肠道均有作用：它可促进胃肠道的分泌功能；促进胃窦、胃体收缩，增加胃肠道的运动，同时促进幽门括约肌舒张，故其净作用是促进胃排空；促进胃及上部肠道黏膜细胞的分裂增生：促进胰岛素和降钙素的释放。胃泌素还能刺激胃泌酸腺区黏膜和十二指肠黏膜的DNA、RNA和蛋白质合成，从而促进其生长。

（一）检测方法

血清胃泌素常用放射免疫测定法检测。

（二）参考区间

血清胃泌素15～100pg/ml。

（三）临床意义

1.高胃酸性高胃泌素血症

为胃泌素瘤（卓-艾综合征）的诊断指标。卓-艾综合征是胰腺最常见的内分泌肿瘤，是胰岛中分泌胃泌素的D细胞增生而发病，分泌大量胃泌素，使壁细胞极度增加，主要发生在胃、十二指肠。卓-艾综合征具有下列三联症：高胃泌素血症，可高达1000pg/ml；高胃酸排出量，基础胃酸＞15mmol/h，可达正常人的6倍；伴有反复发作的胃、十二指肠多处溃疡，且多为难治性溃疡，伴慢性腹泻。除胃泌素瘤外，高胃酸性高胃泌素血症还见于胃窦黏膜过度形成、残留旷置胃窦、慢性肾功能衰竭等。

2.低胃酸性或无酸性高胃泌素血症

见于胃溃疡、A型萎缩性胃炎、迷走神经切除术后和甲状腺功能亢进等。

3.低胃泌素血症

见于B型萎缩性胃炎、胃食管反流等。

（四）评价

因多种病因都可使血清胃泌素增高，如恶性贫血、胃窦G细胞增生、肾功能衰竭、甲状腺功能亢进、萎缩性胃炎、残留胃窦及H_2受体阻断药、酸泵抑制剂的治疗，临床上应注意鉴别诊断。

四、小肠消化与吸收试验

（一）^{131}I标记脂肪消化吸收试验

患吸收不良综合征时，以脂肪的消化吸收障碍最敏感。中性脂肪（三酰甘油）需在肠管内经胆汁乳化，受胰酶消化后才吸收，所以肝、胆、胰功能也影响其吸收。但脂肪酸可直接被小肠黏膜吸收，不受肝、胆、胰功能影响。

1.检测方法

试验前口服复方碘溶液（Lugol溶液）以封闭甲状腺吸收^{131}I功能。服^{131}I-三酰甘油及花生油和水各0.5ml/kg后，留72小时内的粪便，并计算由粪便排出的放射量占摄入放射量的百分比。

2.参考区间

粪便^{131}I-三酰甘油排出率<5%。

3.临床意义

粪便^{131}I-三酰甘油排出率>5%时，为鉴别其是由于肠外因素还是因肠管本身异常引起的，则需按上述方法进行^{131}I-脂肪酸吸收试验。若^{131}I-脂肪酸吸收试验正常，则其脂肪吸收异常是由于胰液、胆汁的分泌异常所致；如果血中放射活性低而粪便中放射活性高，则提示为小肠黏膜吸收异常所致。

4.评价

本试验方法简便，但准确性不如粪脂化学测定法。

（二）右旋木糖吸收试验

右旋木糖与淀粉不同，不需要消化即可在小肠直接吸收，肾小管不重吸收，约有40%从尿液中排出。右旋木糖在小肠中被动吸收的能力很大程度上依赖于胃肠道黏膜的完整性，一旦吸收则相当大的一部分迅速由尿排出。因此，口服木糖后尿中排出的右旋木糖与小肠的被动吸收能力成正比。

1.检测方法

邻甲苯胺法、对溴苯胺法及间苯三酚法。

2.参考区间

成人口服25g右旋木糖后5小时尿中至少排出25%。

3.临床意义

小肠吸收不良时则木糖吸收减少，从尿液中排泄量减少。胰腺疾病时多显示正常值，故可与吸收不良综合征鉴别。

4.评价

推荐使用25g右旋木糖口服剂量，收集5小时尿。由于尿液木糖浓度受肾功能等因素的影响，近年来发展了多种测定血浆木糖的方法，直接了解其吸收状况，其中对溴苯胺法因结果稳定作为推荐方法，间苯三酚直接显色法操作方法简便，所需标本量少，较为准确、灵敏。

（三）乳糖耐量试验及乳糖酶加乳糖试验

乳糖耐量试验主要用于评价乳糖不耐受性。饮食中摄入的乳糖在小肠乳糖酶的作用下分解为葡萄糖和半乳糖，乳糖酶活性下降会造成乳糖的不耐受。

1.检测方法

取乳糖20g，配成10%（W/V）溶液，再加入3g乳糖酶，于清晨空腹时服下一半，服前及服后30、60、120分钟分别取血，测定血糖，共4次。

2.参考区间

血糖上升幅度<0.56mmol/L。

3.临床意义

血糖浓度升高0.56mmol/L以上，表明乳糖酶缺乏。

（四）β-胡萝卜素

与维生素A相反，β-胡萝卜素很少储存在人体内，如果有持续1~4周的脂肪吸收不良，血清β-胡萝卜素水平就会降低。

1.检测方法

血清样本采用乙醚提取后用分光光度法或高效液相色谱法测定。

2.参考区间

0.47~4.1mg/L。

3.临床意义

一般采用2个切值。血清β-胡萝卜素切值<0.47mg/L诊断的特异性为93%，基本可以排除有正常的脂肪排泄量，但其诊断的敏感性只有58%。当判定标准切值<1mg/L时，则诊断的敏感度为88%，此切值是进行粪脂肪分析和病程监测的指征。

4.评价

血清β-胡萝卜素是检查脂肪消化不良（脂肪排泄量>7g/d）的间接指标。

（五）肠α_1-抗胰蛋白酶清除率

α_1-抗胰蛋白酶（α_1-AT）在肝脏合成，既不被胰蛋白酶消化，也不在小肠和大肠吸收，其分子量与清蛋白相当，肠α_1-抗胰蛋白酶清除率可以代表肠蛋白的丢失。

1.检测方法

患者试验前无须进行特殊准备，但不可进行吸收试验或内镜检查的肠道准备，最近未做钡餐造影检查。收集至少完整72小时的粪便，称重。采用单向免疫扩散法测定血清和大便浓度，计算清除率。

2.参考区间

<35mg/d。

3.临床意义

蛋白丢失性肠病见于黏膜溃疡、淋巴引流障碍、小肠和大肠的炎症反应、寄生虫细菌或病毒性肠病、肠黏膜缺血等。

（六）维生素B_{12}

维生素B_{12}在动物体内由微生物合成，营养性缺乏很少见，肠道吸收不足是其缺乏的主要原因。在脂肪和氨基酸代谢过程中，甲基丙二酰CoA变位酶和同型半胱氨酸甲基转移酶为维生素B_{12}依赖酶，维生素B_{12}缺乏时酶活性被抑制，甲基丙二酸和同型半胱氨酸水平升高。测定两者的水平可以反映维生素B_{12}缺乏，但不特异。维生素B_{12}缺乏可见于胃体部慢性萎缩性胃炎、回肠末段疾病、巨幼细胞性贫血、酗酒、多年素食。

1.检测方法

测定患者口服放射性维生素B_{12}后24小时尿排除百分比。

2.参考区间

参考值>10%口服剂量。

3.临床意义

血清维生素B_{12}不作为缺乏的指标，因为其缺乏灵敏度。放射性排出低者行内因子

Schilling 试验，Schilling 试验是用于评价维生素 B_{12} 缺乏的有用手段，以鉴别内因子引起的吸收障碍。

五、淀粉酶

淀粉酶（Amy）又称 $\alpha-1$，4-葡聚糖水解酶淀粉酶，主要由唾液腺和胰腺分泌，属水解酶类，催化淀粉及糖原水解。淀粉酶分为 α、β 两类。β 淀粉酶又称淀粉外切酶，仅作用于淀粉的末端，每次分解一个麦芽糖。人体中的淀粉酶属 $\alpha-$ 淀粉酶，又称淀粉内切酶，不仅作用于末端，还可随机地作用于淀粉分子内部的 $\alpha-1$，4糖苷键，降解产物为葡萄糖、麦芽糖及含有 $\alpha-1$，6糖苷键支链的糊精。血清中的淀粉酶主要有两种同工酶，即同工酶 P（来源于胰腺）和同工酶 S（来源于唾液腺和其他组织）；另一些少量的同工酶为两者的表型或翻译后的修饰物。同工酶用以提高淀粉酶诊断胰腺炎的特异性。

（一）检测方法

现在多使用分子组成确定的淀粉酶底物、辅助酶与指示酶组成的淀粉酶测定系统，可以改进酶促反应的化学计量关系，更好地控制和保持酶水解条件的一致性。这些底物为小分子寡聚糖（含 3～7 个葡萄糖单位）和对硝基苯酚-糖苷等。其中，麦芽戊糖和麦芽庚糖是极好的淀粉酶底物，试剂稳定，水解产物确定，化学计量关系明确。血清淀粉酶的同工酶检测可使用电泳法、等电聚焦法、层析法及选择性抑制法（使用单克隆抗体抑制 S 型淀粉酶的活性，测定 P 型淀粉酶的活性）。

（二）参考区间

健康成年人（$4NP-G_7$）：血清淀粉酶（37℃）$\leqslant$220U/L；尿液淀粉酶（37℃）$\leqslant$1200U/L。

（三）临床意义

（1）急性胰腺炎、流行性腮腺炎，血和尿中淀粉酶显著升高。一般认为，在急性胰腺炎发病的 2 小时血清淀粉酶开始升高，可为参考区间上限的 5～10 倍，12～24 小时达高峰，可为参考值上限的 20 倍，2～5 天下降至正常。如超过 500U 即有诊断意义，达 350U 时应怀疑此病。尿淀粉酶在发病后 12～24 小时开始升高，达峰值时间较血清慢，当血清淀粉酶恢复正常后，尿淀粉酶可持续升高 5～7 天，故在急性胰腺炎后期测尿淀粉酶更有价值。

（2）胰腺癌、胰腺外伤、胆石症、胆囊炎、胆总管阻塞、急性阑尾炎、肠梗阻和溃疡病穿孔、腹部手术、休克、外伤、使用麻醉剂和注射吗啡后，淀粉酶均可升高，但常低于 500U。合成淀粉酶的组织发生肿瘤（如卵巢癌、支气管肺癌）等也可使淀粉酶升高。

（3）据报道，约 1%～2% 的人群中可出现巨淀粉酶血症，血中淀粉酶和免疫球蛋白（IgG 或 IgA）形成大分子免疫复合物，临床表现为血中淀粉酶持续升高，尿中淀粉酶正常或下降。进一步实验室检查可发现血中淀粉酶分子量增高，此现象不和具体疾病有关，增高者也多无临床症状，注意应与病理性淀粉酶升高相区分。

（4）当肾功能严重障碍时，血清淀粉酶可增高，而尿淀粉酶降低。

（5）正常人血清中的淀粉酶主要由肝脏产生，故血清及尿中的淀粉酶同时减少见于肝病。

（四）评价

血、尿淀粉酶总活性测定用于急性胰腺炎等疾病的诊断已有很长的历史，但由于淀粉酶组织来源较广，故该指标在诊断中特异性稍差。现在认为测定 P 型淀粉酶的活性及其占淀粉酶总活性的比例是诊断急性胰腺炎的可靠指标。

六、脂肪酶

脂肪酶（LPS）分子量约为38kD，是一群低度专一性的酶。主要来源于胰腺，其次为胃及小肠，能水解多种含长链（8~18碳链）脂肪酸的甘油酯。

（一）检测方法

测定脂肪酶的方法目前有多种，如滴定法、pH电极法、比浊法、分光光度法和荧光光度法等。

（二）参考区间

耦联法：1~54U/L；色原底物法：13~63U/L。

（三）临床意义

（1）人体脂肪酶主要来源于胰腺。血清脂肪酶增高常见于急性胰腺炎及胰腺癌，偶见于慢性胰腺炎。急性胰腺炎时脂肪酶和淀粉酶均可增高，但血清淀粉酶增高的时间较短，而脂肪酶增高可持续10~15天，其增高的程度高于淀粉酶，而且特异性高，因此，脂肪酶对急性胰腺炎的诊断更优于淀粉酶。

（2）胆总管结石、胆总管癌、胆管炎、肠梗阻、十二指肠溃疡穿孔急性胆囊炎、脂肪组织破坏（如骨折、软组织损伤、手术或乳腺癌）、肝炎、肝硬化时亦可见增高。

（3）测定十二指肠液中脂肪酶有助于诊断儿童囊性纤维化，十二指肠液中脂肪酶水平过低提示此病的存在。

（四）评价

（1）由于早期测定脂肪酶的方法缺乏准确性、重复性，曾限制了其在临床上的广泛应用。1986年，Hoffmann等首先将游离脂肪酸的酶法测定原理用来测定脂肪酶，使脂肪酶的测定方法有了较大的改进，其准确性、重复性以及实用性得到了很大的提高。近年来，许多研究者报道脂肪酶测定对急性胰腺炎诊断的特异性和灵敏性已高于淀粉酶。

（2）由于血清脂肪酶的检测原理、试剂和测定方法不同，各种方法测定结果相差悬殊，临床应用上需予以注意。

七、尿胰蛋白酶原Ⅱ

胰蛋白酶原是胰蛋白酶的非活性前体，分子量为24kD，由胰腺泡细胞分泌进入胰液，它能水解精氨酸或赖氨酸间的肽键，也能水解由肽键相连的其他天然氨基酸或化合物。它还具有酯酶的活性，能水解连接于赖氨酰或精氨酰肽的酯键。人体有两种形式的胰蛋白酶原，胰蛋白酶原Ⅰ与胰蛋白酶原Ⅱ。尿胰蛋白酶由于分子量比较小，所以很容易由肾小球滤出，但是肾小管对两者的回收却不同，对胰蛋白酶原Ⅱ的回收低于胰蛋白酶原Ⅰ，因此，尿中前者的浓度较大。在急性胰腺炎时尿中胰蛋白酶原Ⅱ浓度明显升高。

（一）检测方法

定性常用免疫层析法，定量常用免疫荧光法。

（二）参考区间

阴性（免疫层析法）；0.3~11.0μg/L（免疫荧光法）。

（三）临床意义

急性胰腺炎时胰腺蛋白酶过早激活，胰蛋白酶原大量释放入血。肾小管对胰蛋白酶原Ⅱ的重吸收率比胰蛋白酶原Ⅰ低，因此尿中多为胰蛋白酶原Ⅱ，使急性胰腺炎时尿胰蛋白酶原Ⅱ浓度明显升高。所以，尿胰蛋白酶原Ⅱ可作为筛查急性胰腺炎的可靠指标，如结果呈阳性，表明患者需进一步检查，以便确诊。

（四）评价

（1）尿胰蛋白酶原Ⅱ辅助诊断急性胰腺炎较血、尿淀粉酶及血清脂肪酶简便、快速，并可降低急腹症患者急性胰腺炎的漏诊风险。阴性结果很大程度上可排除急性胰腺炎，阳性结果则应结合血、尿淀粉酶及血清脂肪酶检测或影像学检查加以分析。

（2）目前尿胰蛋白酶原Ⅱ的检测多为定性方法，虽不能得到具体的检测数值，但试纸条具有快速、简便的优点，能满足临床急诊的需要。

八、胰腺外分泌功能评价试验

各种原因引起胰腺实质受损，如炎症（慢性胰腺炎）、纤维化（囊性纤维化），可以引起胰腺分泌功能减退；或结石、肿瘤、损伤等病变压迫胰管，影响胰液排入肠腔，均可致胰腺外分泌功能紊乱，应当注意的是，胰腺外分泌功能障碍可能是慢性胰腺炎及胰腺癌等疾病最重要的临床表现。为了诊断慢性胰腺炎及胰腺癌等病变所致的胰外分泌功能障碍，已设计出多种测定胰外分泌功能的方法，可分为两大类：直接法和间接法。

（一）直接功能试验

直接法：通过静脉给予1种或几种促胰分泌激素，收集胰液测定体积、成分和酶活性。

（二）间接胰功能试验

间接法：通过试验检测十二指肠引流物样本中胰酶的量，有关胰酶消化底物生成的产物，或测定血浆中相关激素的浓度及其他反映胰分泌功能不足的标志物。

各种胰外分泌功能试验见表12-1。可根据临床要求和试验本身的特点选择。

表12-1 胰外分泌功能试验

试验名称	方法	优点	缺点	意义
直接试验				
胰泌素试验	注射（iv）胰泌素后，测胰分泌量及HCO_3^-浓度	能对胰外分泌功能进行敏感和特异性测定	需十二指肠插管和静脉给予激素，非普遍易行	能对轻、中、重度胰外分泌功能紊乱进行测定
胆囊收缩素试验胰泌素加胆囊收缩素	注射（iv）胆囊收缩素，测胰淀粉酶、蛋白酶和脂肪酶注射（iv）两激素，测胰液量、HCO_3^-浓度及胰酶			
间接试验（需插管）				
Lundh餐试	试验餐后测十二指肠液中	无须静脉（iv）给	需十二指肠插管；需	直接试验不能做

试验名称	方法	优点	缺点	意义
验	胰蛋白酶浓度	予激素	消化道结构正常、小肠黏膜正常；难广泛推广	时用本法；可测中、重度胰外分泌功能失常
必需氨基酸十二指肠灌	十二指肠混合必需氨基酸灌注后测胰酶分泌状况	无须静脉给药	临床使用尚未标准化	
注试验间接试验（不需插管）				
粪便脂肪试验	经口摄入脂肪餐，然后测粪便中脂肪残量	能进行定量检测	需对脂肪用餐和粪便脂肪进行测定	测定脂肪痢
NBT-PABA	随餐摄 NBT-PABA，然后	为胰外分泌功能	不能检测轻、中度功	测定重度胰外分
试验	测定 PABA 吸收量	严重失常提供了一种简单的检测方法	能失常；小肠黏膜疾病时可致结果异常	泌功能失常

胰外分泌有着非常大的功能贮备，如用胆囊收缩素刺激消化酶分泌试验检测胰功能，只有当该功能降至正常的10%时，才会出现吸收不良。因此，只有在中、重度胰外分泌功能紊乱时，一些依赖消化酶将底物转化为产物的试验才会出现异常的结果。而间接试验方法则可提供较敏感和特异的检测，但该方法的主要缺点是需要十二指肠插管，操作要求高。由于影像技术的改进和发展，使用这些试验来诊断胰腺疾病已大为减少。然而胰外分泌功能试验仍然是一种不可替代的功能评价试验方法。

九、双标记Schilling试验

仅在小肠内与唾液中R蛋白结合的维生素B_{12}经胰蛋白酶降解后，释放出的维生素B_{12}才能转移到内因子（IF）上，形成维生素B_{12}-IF复合物而被机体吸收。所以胰功能不全者常有维生素B_{12}吸收不良。根据上述原理设计了本试验。分别服用^{57}Co标记的维生素B_{12}-IF和^{58}Co标记的维生素B_{12}-R，根据维生素B_{12}-IF和维生素B_{12}-R的相对吸收率，测定尿内两者比值（R-维生素B_{12}/IF-维生素B_{12}），即可推测胰功能情况。

（一）检测方法

口服人内因子-[^{57}Co]维生素B_{12}0.2nmol；猪R蛋白-[^{58}Co]维生素B_{12}0.2nmol；游离人内因子0.4nmol；维生素B_{12}衍生物钴宾酰胺200nmol（可与R蛋白结合，阻止内源性R蛋白从内因子上移除[^{57}Co]-维生素B_{12}）。收集24小时尿，测其中的^{58}Co/^{57}Co放射活性比值。

（二）参考区间

0.45～0.86。

（三）临床意义

（1）胰功能不全者由于R-维生素B_{12}吸收不良，以致^{58}Co/^{57}Co比值下降，胰外分泌功能减退者仅 0.02 ~ 0.15。

（2）对碳酸盐分泌障碍的慢性胰腺炎有早期诊断价值。

（四）评价

在反映胰功能方面，其敏感性大致与检测胰液中胰蛋白酶排量试验，或粪脂肪吸收试验相似，而特异性更高。如给予必需氨基酸刺激胰腺，可提高本试验的敏感性。本试验简便、迅速，对胰源性和小肠疾病引起的脂肪泻亦有鉴别价值。

第八章 激素类检验

第一节 甲状腺激素检验

甲状腺激素的测定大多采爪标记免疫的方法直接测定血清中的激素浓度。包括放射免疫法（RIA）、多相酶联免疫法（ELISA）、均相酶放大免疫法（EMIT），还有化学发光免疫分析及数种荧光免疫法。

一、血清总T_4（tT_4）和T_3（tT_3）测定

血清中的T_4和$T_3$99％以上与血浆蛋白结合，即以与甲状腺素结合球蛋白（TBG）结合为主。所以丁TBG的含量可以影响tT_4和tT_3。如当妊娠、应用雌激素或避孕药、急性肝炎、6周内新生儿等使血清TBG增高时，tT_4也增高。而当应用雄激素、糖皮质激素、水杨酸、苯妥英钠等药物，肝硬化、肾病综合征等低蛋白血症使血清TBG降低时，tT_4也降低。临床测定血清tT_4和tT_3常用化学免疫法，其灵敏度、特异性、精密度都很高。

参考范围：

年龄	$tT_4/nmol \cdot L^{-1}$	$tT_3/nmol \cdot L^{-1}$
1~5岁	95~195	1.3~4.0
6~10	83~179	1.4~3.7
11~60	65~165	1.9~2.9
>60（男）	65~130	1.6~2.7
>60（女）	73~136	1.7~3.2

临床应用：

（1）血清tT_4的增加见于甲亢和TBG增加，tT_4降低见于甲减、TBG减少、甲状腺炎、药物影响（如服用糖皮质激素等）。tT_4是诊断甲低可靠和敏感的指标。

（2）血清tT_3是诊断甲亢最可靠和灵敏的指标，尤其是对诊断T_3型甲亢的患者有特殊意义。这类甲亢患者血清浓度不高，但tT_4却显著增高。同样，tT_3的检测结果也受到血清TBG含量的影响。

（3）低T_3综合征：在饥饿、慢性消耗性疾病（如肝硬化、未控制的糖尿病等）时，外周T_4转变为rT_3增加，转变为T_3，减少，此时血清T_4，正常而T_3减少，即所谓的低T_3综合征。

二、血清游离T_4（fT_4）和游离T_3（fT_3）的测定

正常情况下，血浆甲状腺激素结合型和游离型之间存在着动态平衡，但只有游离型才具有生理活性，所以fT_4和fT_3的水平更能真实反映甲状腺功能状况。RIA法测定fT_4和fT_3的分为两步：

（1）用沉淀剂将血清所有蛋白（包括TBG）沉淀除去。

（2）以RIA法测定上清液中fT_4、fT_3的含量。

现在发展的敏感的免疫化学法如时间分辨荧光免疫分析法等，也逐渐应用于临床，逐

渐取代有同位素污染的RIA法。

参考范围：T_4和fT_3在血清中浓度很低，检测结果受检测方法、试剂盒质量等影响显著，所以参考范围差异很大。

fT_4：$10 \sim 30$pmoL/L，fT_3：$3.55 \sim 10.1$pmol/L（RIA法）

临床应用：总的来说，fT_4和fT_3的临床应用与tT_4和tT_3相同，但因不受血清TBG影响，而是代表具有生物活性的甲状腺激素的含量，因而具有更重要的临床价值。

（1）甲状腺功能亢进：对于诊断甲亢来说，fT_4、fT_3均较tT_4、tT_3灵敏，对甲亢患者治疗效果的观察，fT_4、fT_3的价值更大。

（2）甲状腺功能减退：大多数口服T_4治疗的患者，在服药后$1 \sim 6$h血中fT_4浓度达到高峰，其升高程度与服药剂量有关fT_4是甲状腺素替代性治疗时很好的检测指标。

（3）妊娠：孕妇血中TBG明显增加。因此，fT_4、fT_3的检测较tT_4、tT_3更为准确。

（4）药物影响：肝素可能对fT_4、fT_3的测定产生影响，使结果偏离。

三、血清反T_3（rT_3）测定

rT_3与乃结构基本相同，仅是三个碘原子在3、3'5'位，主要来源于T_4，在外周组织（如肝、肾等）经5-脱碘酶作用生成。rT_3也是反映甲状腺功能的一个指标。血清中T_4、T_3和rT_3，维持一定比例，可以反映甲状腺激素在体内代谢情况。临床采用RIA法和化学发光免疫法测定血清中rT_3浓度。

参考范围：$0.15 \sim 0.45$nmol/L。

临床应用：rT_3与T_3在化学结构上属异构体，但T_3是参与机体代谢的重要激素，该过程消耗氧，而rT_3则几乎无生理活性。rT_3增加，T_3减少，可以降低机体氧和能量的消耗，是机体的一种保护性机制。

（1）甲亢时血清rT_3增加，与血清T_4、T_3的变化基本一致。而部分甲亢初期或复发早期仅有rT_3的升高。

（2）甲低时血清rT_3降低。是鉴别甲低与非甲状腺疾病功能异常的重要指标之一。

（3）非甲状腺疾病，如心肌梗死、肝硬化、糖尿病、尿毒症、脑血管意外和一些癌症患者，血清中rT_3增加，T_3/rT_3比值降低，这一指标对上述疾病程度的判断、疗效观察及预后估计均有重要意义。

（4）羊水中rT_3浓度可作为胎儿成熟的指标。如羊水中rT_3低下，有助于先天性甲低的宫内诊断。

四、T_3摄取率的测定

将^{125}I标记的T_3（^{125}I-T_3）加入患者血清，^{125}I-T_3即与血清TBG的剩余部分（剩余结合容量）结合，未被结合而成游离态的^{125}I-T_3，可被吸附剂（红细胞、树脂等）吸附。通过测定吸附剂所摄取的^{125}I-T_3，即可了解TBG的剩余结合容量，从而间接反映tT_4水平。

^{125}I-T_3摄取率 =（吸附剂摄取^{125}I-T_3量）/（加入的^{125}I-T_3总量）$\times 100\%$

本实验为体外试验，适于孕妇、乳母及儿童。该实验不受碘剂及抗甲状腺药物的影响，但受血清TBG浓度、T_4/T_3比值及苯妥英钠等药物影响，应用时应与T_4测定合并进行。

参考范围：$13\% \pm 4.6\%$（红细胞摄取率）。

临床应用：摄取率＞17％可诊断为甲亢，甲低时降低。

第二节 肾上腺皮质激素检验

肾上腺皮质分泌类固醇激素，或称甾体激素，是维持生命所不可缺少的物质。肾上腺皮质的球状带、束状带及网状带，各分泌功能是不同的激素。醛固酮（盐皮质激素）由球状带分泌，是调节水、盐代谢的激素。束状带分泌的皮质醇及皮质酮（糖皮质激素）调节糖，脂肪、蛋白质三大代谢。网状带分泌的性激素主要作用于肌肉、毛发及第二性征的发育。目前已由肾上腺皮质中提出激素数十种，但一般认为皮质醇、皮质酮、醛固酮是正常情况下分泌的最主要的激素。皮质激素的半寿期很短，在血浆中约为80～120min，其代谢产物由尿中排出。尿中出现的皮质激素代谢产物有三大类，即17-羟皮质类固醇、17-酮类固醇和17-生酮类固醇，前二者为临床上最常用的测量肾上腺皮质功能的试验。肾上腺皮质疾病可分为肾上腺类固醇的增多、减少或不释放等几点。肾上腺皮质功能亢进可表现为皮质醇增多（库欣综合征），醛固酮增多症及肾上腺雄激素增多（先天性肾上腺增生）。引起库欣病最多见的原因属于医源性，即长期使用糖皮质激素，又可见于良性垂体瘤（ACTH增加），肾上腺恶性肿瘤（少见）或腺瘤，异位性ACTH分泌等情况。醛固酮增多症时，由于醛固酮体用于远曲小管而引起保钠排钾，钠潴留又使血浆体积增加，血压上升。醛固酮增多症可分为原发性与继发性两种。原发性者即所谓Conn's综合征，可由肾上腺瘤、癌或增生引起。因此血浆肾素是反应性降低，并有钾钠代谢异常。继发性醛固酮增加，多为非肾上腺性刺激引起，如心功能不全、肾病综合征、梗阻性肾病等，与原发性相反，其血浆肾素升高。肾上腺皮质功能低下：原发性肾上腺皮质功能低下，即所谓艾狄森病，此病80％是由特异性肾上腺皮质萎缩引起（可能由于自身免疫性原因），此时常合并有内分泌病，如糖尿病、甲状旁腺功能低下、平状腺病等。其余20％可能是肾上腺皮质结核、出血、肿瘤、淀粉样变性或感染等。双侧皮质损害90％时出现症状，由于皮质醇的减少，血ACTH升高。

肾上腺皮质功能低下还可能继发于各种原因所引起的ACTH减少。

肾上腺皮质功能试验一般可分三类：

（1）直接测定体液（血、尿）中肾上腺皮质激素及其产物，是最常用的一类。

（1）通过外源药物的影响而反映肾上腺功能试验。

（2）间接反映肾上腺皮质功能的试验，如唾液中钾、钠浓度测定，这一类试验极为少用。

一、皮质醇测定

人肾上腺皮质分泌类固醇激素以皮质醇（氢化可的松）为主，血浆皮质醇分为游离与结合两种形式。测定其血浆皮质醇浓度，是直接了解垂体肾上腺皮质系统功能的方法。皮质醇是由肾上腺皮质束状带合成分泌的一种糖皮质类固醇激素，每日分泌10～35mg，半衰期约100min。皮质醇的分泌有明显的昼夜节律，以清晨6～8时最高（50～250μg/L），晚上10时至凌晨2时为最低（20～100μg/L）。皮质醇的主要功能是增加糖异生，对蛋白质和脂肪代谢的影响亦非常显著。皮质醇分泌入血后绝大部分与血液循环中皮质类固醇结合球蛋白（CBG）结合。真正具有生物活性的只是游离皮质醇，它只占总皮质醇的1%～3%，亦只有游离的皮质醇才能从肾小球滤过，从尿中排出。故测定尿皮质醇，可排除CBG变化的影响，反映血浆游离皮质醇水平。

（一）参考值

上午8：00：（127±55）μg/L。

下午4：00：（47±19）μg/L。

午夜：（3.4±12）μg/L。

新生儿脐带血浆：85～550μg/L。

（二）临床应用

（1）血浆总皮质醇升高见于下列情况：皮质醇增多症（库欣病），肾上腺肿瘤、妊娠、口服避孕药、异位ACTH综合征、垂体前叶功能亢进症，单纯性肥胖。应激状态（手术、创伤、心肌梗死等）。

（2）血浆总皮质醇降低见于：肾上腺皮质功能降低，垂体前叶功能低下，全身消耗性疾病，口服苯妥钠、水杨酸钠等药物。先天性肾上腺皮质功能低下症，席汉综合征。皮质醇功能减退者，分泌节律基本正常；而血浓度明显降低。

二、皮质酮测定

皮质酮属21碳类固醇激素，是合成醛固酮的前体物质。其糖皮质激素活性为皮质醇的1/5，盐皮质激素样活性为皮质醇的2倍，为醛固酮的1/200。

（一）参考值

上午8：00：（25.5±8.4）nmol/L[（8.8±2.9）ng/ml]。

下午4：00：（17±8.4）nmol/L[（5.9±1.6）ng/ml]。

（二）临床应用

（1）皮质酮增高见于下列情况：库欣病、ACTH瘤、肾小管性酸中毒、肾病综合征、口服避孕药、先兆子痫、充血性心力衰竭、异常钠丢失、特发性水肿、给予钾离子治疗后，低钠饮食等。

（2）皮质削减低见于：肾上腺皮质功能减退，单纯性醛固酮缺乏，脱氧皮质酮分泌过多（先天性肾上腺皮质增生症，11-β-羟化酶缺乏等），摄钾过低，大量水摄入，大量滴注高渗盐水。

三、去甲肾上腺素测定

去甲肾小腺素又名正肾上腺素，属于儿茶酚胺类激素。主要由交感神经末梢释放，小部分由肾上腺髓质释放。主要作用于α受体。有强烈的收缩血管作用，特别对皮肤、黏膜和肾血管有强烈收缩作用，使血压升高。但对冠状动脉有微弱扩张作用，对心脏β受体也有兴奋作用，但比肾上腺素要弱。

（一）参考值

血浆：125～310ng/L，（200±80）ng/L。

尿：10～70μg/24h，（41.5±11.0）μg/24h。

（二）临床应用

去甲肾上腺素增高见于下列情况。嗜铬细胞瘤、神经母细胞瘤以及神经节神经瘤、肝昏迷、晚期肾脏病、充血性心力衰竭。

四、18-羟-11-脱氧皮质酮（18-OH-DOL）测定

18-羟-11-脱氧皮质酮属21碳类固醇激素。主要由肾上腺皮质束状带产生，为盐皮质激素。其分泌受ACTH和肾素、血管紧张素系统双重调节，以前者为主。其生物效应主要为潴钠排钾。

（一）参考值

普食：（68±26）ng/L。

低钠饮食：（125±24）ng/L。

高钠饮食：（66±8）ng/L。

（二）临床应用

18-羟-11-脱氧皮质酮检测能反映垂体-肾上腺皮质功能。血浆18-OH-DOL增高见于库欣综合征或库欣病，原发性醛固酮增多症，原发性高血压。18-羟-11-脱氧皮质酮减低见于艾迪生病，垂体前叶功能低下。

五、醛固酮测定

醛固酮（ALD）是肾上腺皮质球状带合成和分泌的类固醇激素，分子量360.4，是一个非常强的电解质排泄的调节因子，其作用是增加Na^+和Cl^-的回收，排出K^+和H^+。由于它能影响电解质和水的排泄及血容量，所以对维持机体内环境的恒定起着重要作用。醛固酮含量可用放免方法测定。血浆醛固酮可受体位、饮食中钾、钠含量的影响，受血钾、钠浓度的调节，其排泄受肝、肾功能影响。检测血醛固酮的患者应停服利尿剂至少3周，停服抗高血压药物1周。测定醛固酮时，在试验前要给予高盐饮食，因为高血压患者多维持低盐饮食，会导致尿醛固酮增加而给以假阴性结果。

（一）参考值

血ALD（放免法）：

普食饮食：卧位为（86.0±37.5）pmol/L（59.9～173.9pmol/L）；立位为（151.3±88.3）pmol/L（65.2～295.7pmol/L）。

低钠饮食：卧位为（233.1±20.2）pmol/L（121.7～369.6pmol/L）；立位为（340.9±177.0）pmol/L（139.0～634.0pmol/L）。

尿ALD：普食：1.0～8.0μg/24h尿；低钠：7～26μg/24h尿。

（二）临床应用

（1）ALD增高见于下列情况：原发性ALD增多症、Conn综合征、双侧肾上腺增生、肾上腺癌、继发性ALD）增多症、肾素瘤、肾血管性高血压、多发性肾囊肿、Wilms肿瘤、Portter综合征、特发性水肿、恶性高血压、充血性心力衰竭、肾性综合征、肝硬化、17α-羟化酶缺乏、Dasmit综合征、体位性高血压、口服避孕药、先兆子痫或子痫、肾小管酸中毒、妊娠。

（2）血ALD浓度和尿ALD排泄降低见于下列情况：原发性低醛固酮症，继发性低醛固酮症，艾迪生病，双侧肾上腺切除，原发性高血压、18-羟类固醇脱氢酶缺乏，18-羟化酶缺乏，Rose综合征，LiddLe综合征，11-β-羟化酶缺乏，3-β-羟类固醇脱氢酶缺乏，库欣综合征，服用甘草、可乐定、β-阻滞剂后。

六、口服地塞米松抑制试验

垂体与肾上腺皮质之间，存在着刺激与负反馈之间相互关系，垂体分泌ACTH，刺激肾上腺皮质分泌糖皮质激素在血中水平升高，反过来抑制垂体前叶ACTH的分泌，此试验的原理即在于此。方法是作用强、而剂量小的地塞米松，观察用药后尿中17-羟皮质类固醇比用药前减少的程度，借此来诊断库欣综合征及其肾上腺皮质病变性质。有小剂量与大剂量法两种。

（一）小剂量法

口服地塞米松，每天2mg分4次服，连续2d。试验前留24h尿做17羟皮质类固醇测定，用药后即留24h尿亦做17-羟皮质类固醇测定，前后两次所测结果进行比较。

临床应用：

正常人服地塞米松后，尿17-羟皮质类固醇排出量明显降低，降低值超过试验前的50%，或低于11μmol/d。肥胖病，Stenleventhal综合征（多囊卵巢综合征），也受到抑制。

甲状腺功能亢进患者，服地塞米松后，尿17-羟皮质类固醇降低不如正常人显著。低软科-库欣病患者，不管其病变性质如何，均很少下降到11μmol/d或根本不下降。肾上腺皮质功能亢进者，不论其病原为增生性或肿瘤，其抑制一般不大于对照值50%。

（二）大剂量法

口服地塞米松，每天8mg，分4次服，连续2d仍测定药前后24h进尿中17-羟皮质类固醇含量，以示比较。

临床应用：病变性质为肾上腺增生所致的依钦科-库欣综合征者，服药后尿中17-羟皮质类固醇含量比用药前下降50%。而病变为肾上腺肿瘤或癌者，则服药后无明显下降或不下降，为肿瘤细胞分泌皮质素有其自主性，不受垂体分泌的ACTH控制。女性男性化，先天性肾上腺皮质增生引起的女性假两性畸形者，尿中17-酮类固醇排泄量明显高于正常。因此小剂量法试验尿中17-酮类固醇明显降低。如肾上腺皮质肿瘤中所致的男性化病例，在大剂量法试验下，尿中17-酮类固醇无明显降低。

第三节　性激素检验

一、睾酮测定

男性睾酮（T）主要是由睾丸间质细胞分泌。肾上腺皮质及卵巢也有少量分泌。属19碳类固醇激素，是血中活性最强的雄性激素。睾酮经代谢生成生物活性更强的双氢睾酮（DHT），也可被芳香化为雌二醇。睾酮的分泌受促黄体生成激素（LH）的调节，与下丘脑-垂体轴之间存在负反馈关系。在女性睾酮主要由卵巢和肾上腺分泌的雄烯二酮转化而来。睾酮分泌具有生理节律，通常清晨最高，中午时最低。睾酮主要在肝脏灭活，与清蛋白和性腺结合球蛋白结合在体内运输。其主要生理功能是刺激男性性征的出现，促进蛋白质的合成伴有水钠潴留和骨钙磷沉积，此外睾酮还与FSH协同维持生精。

（一）参考值

男性：成人300～1000ng/dL（放免法）；青春期前（后）10～20ng/dL。

女性：成人20～80ng/dL；青春期前（后）20～80ng/dL；绝经期8～35ng/dL。

（二）临床应用

1.血睾酮增高见

（1）睾丸间质细胞瘤。

（2）先天性肾上腺皮质增生（21和1-羟化酶缺陷）及肾上腺肿瘤。

（3）女性男性化，XYY女性，多囊卵巢综合征患者。

（4）注射睾酮或促性腺激素。

（5）多毛症。

2.血睾酮减低见

（1）先天性睾丸发育不全综合征，睾丸炎或X线照射后等。

（2）垂体前叶功能减退。

（3）性腺功能减退：类睾综合征（如Kallman综合征）及睾丸不发育或睾丸消失综合征。

二、双氢睾酮测定

双氢睾酮（DHT）是19碳类固醇雄性激素。血液循环中的双氢睾酮一部分来自睾丸间质细胞的合成、分泌，部分由睾酮在外周的代谢转化而来，其产生率男性约$300\mu g/d$，女性$50～70\mu g/d$，在有的靶细胞内睾酮必须代谢至DHT后，再和相应的特异受体相结合发挥生理效应。DHT的生理作用同睾酮。

（一）参考值

男性：1.02～2.72nmol/L（放免法）。

女性：0.10～0.43nmol/L。

（二）临床应用

（1）双氢睾酮增高见于：男性睾丸间质细胞瘤，女子多毛症，多囊卵巢综合征，真性性早熟等。

（2）双氢睾酮减低见于：睾丸女性化，发育不良，睾丸间质细胞发育不良，女性外阴硬化性苔藓等。

三、脱氧异雄酮测定

脱氧异雄酮（DHA）是由17α羟孕稀醇酮经17碳链酶作用而成，为雄烯二酮及睾酮的前体，DHA是肾上腺皮质分泌的主要雄激素，此外卵巢与睾丸也有少量产生，分泌量成人平均每日约为25mg。DHA入血后，一部分在外周组织转化为睾酮（雄性激素的生理作用见睾酮项目）。

（一）参考值

男性：（32.3±12.1）nmol/L（20.8～45nmol/L）（放免法）。

女性：（21.4±8，3）nmol/L（13.8～31.2nmol/L）。

（二）临床应用

肾上腺皮质肿瘤患者能产生大量的DHA，尤其是恶性肾上腺肿瘤。先天性肾上腺皮质增生症，如3-β羟脱氢酶缺乏症（17-β-羟脱氢酶缺陷症）、女性多毛症。妊娠中晚期母血中DHA降低。

四、雄烯二酮测定

雄烯二酮的生物活性介于活性很强的雄性激素睾酮和雄性激素很弱的去氢雄酮之间。雄烯二酮具有激素原的特性。在女性雄烯二酮的50%来自卵巢、50%来自肾上腺。女性日产率超过3000μg，男性则更高–成年男性雄烯二酮测定水平略低同龄女性，绝经妇女因肾上腺及卵巢的含量均减少致血液循环中的浓度下降。

（一）参考值

男性：（6.3±1.7）nmol/L（3.5~7.5nmol/L）。

女性：（7.1±2.0）nmol/L（4.5~10.8nmol/L）。

（二）临床应用

正常妇女雄烯二酮的分泌量为睾酮的10倍。在女性卵巢中也能测到雄烯二酮，男性化疾病的女性雄烯二酮水平可升高。先天性肾上腺皮质增生时可增高，多囊卵巢病时雄烯二酮正常或轻度升高，多毛症增高。

雄烯二酮减低：男性发育延迟（1.6~3.0nmol/L），侏儒症。

五、17α羟孕酮测定

17α羟孕酮（17α-OHP）由肾上腺皮质及性腺产生，其孕酮活性很低。17α-OHP经21-羟化生成皮质醇的前体化合物S（CPS）。17αOHP具有与肾上腺皮质醇相一致的昼夜节律变化。成年育龄妇女17α-OHP浓度随月经周期而变化，黄体期高于卵泡期。妊娠时胎儿、胎盘及肾上腺可产生大量17α-OHP。妊娠32周后17α-OHP浓度急剧升高直到分娩期，17α-OHP也存在于新生儿的脐带血中。

（一）参考值

育龄女性：卵泡期0.1~0.8ng/ml；黄体期0.27~2.9ng/ml；妊娠末3个月2~12ng/ml。

男性：0.31~2.13ng/ml。

（二）临床应用

21-羟化酶缺乏的先天性肾上腺皮质增生患者血17α-OH-P浓度明显升高，11-羟化酶缺乏时17α-OHP上升幅度较少。约6%的成年多毛女性有不同程度的21-羟化酶缺乏。这一类迟发型缺乏症病例中17α浓度常超过卵泡期的高限0.9ng/ml。17αOHP的测定也用于分析男性和女性的普通痤疮、男性秃顶及一些不明原因的不育症。

六、雌二醇测定

雌二醇（E_2）是一种C_{18}类固醇激素，E_2由睾丸、卵巢和胎盘分泌释放入血，或由雄激素在性腺外转化而来。E_2是生物活性最强的天然雌激素。对于排卵的女性，E_2起初来源于一组正在成熟的卵泡，最后则来源于一个完整的即将排卵及由它形成的黄体。绝经后的女性E_2来源于雄激素的转化，循环中E_2水平低，不具周期性变化。青春期前的儿童和男性E_2水平低也不具周期性变化。

（一）参考值

男性：110~264.2pmol/L。

女性：卵泡期132~220pmol/L。排卵期1431~2932pmol/L；黄体期403.7~1123pmol/L。

（二）临床应用

血糖二醇浓度是检查下丘脑、垂体、生殖靶腺轴功能指标之一对诊断早熟，发育不良等内分泌及妇科疾病有一定价值。E_2增高还见于多胎妊娠，糖尿病孕妇，肝硬化、卵巢癌、浆液性囊腺癌、不明原因乳房发育、男性、肾上腺肿瘤等。

E_2减低见于：妊娠高血压综合征，无脑儿，下丘脑病变，垂体卵巢性不孕，皮质醇增高症，席汉综合征，胎儿宫内死亡，下丘脑促性腺激素释放激素（GnRH）类似物对垂体具有调节作用等。

七、雌三醇测定

雌三醇（E_3）属18碳类固醇激素。一般认为E_3是E_2和雌酮的代谢产物，生物活性较它们为低。在妊娠中晚期，胎盘合成的E_3大部分来自胎儿的16-α-羟硫酸脱氢异雄酮。E_3能反映胎儿-胎盘单位功能，因此通过测定E_3监测胎盘功能及胎儿健康状态具有重要意义。

（一）参考值

成人：$0.58 \pm 0.04\mu g/L$。

妊娠期（周）	$\bar{\chi}\pm sD/（\mu g \cdot L^{-1}）$
26	4.54±0.50
275.90±1.36	
29	6.14±1.10
31	6.37±1.66
33	7.59±1.44
34	7.95±1.14
35	10.16±2.20
37	13.05±2.59
39	15.52±2.30
41～42	16.25±3.17

羊水：$1.85 \sim 13.5\mu g/L$。

（二）临床应用

（1）E_3增高见于：先天性肾上腺增生所致胎儿男性化、肝硬化、心脏病。

（2）E_3减低见于：胎儿先性肾上腺发育不全，无脑儿，胎儿宫内生长迟缓，孕期应用糖皮质激素，胎盘硫酸酯酶缺乏，过期妊娠，胎儿窘迫，死胎，胎儿功能不良，妊娠高血压综合征，先兆子病等。

八、雌酮测定

雌酮（E_1）属18碳类固醇雌激素，其活性次于E_2。E_1来源于脱氧异雄酮（DHA），E_2在肝脏灭活后亦生成E_1。

（一）参考值

男性：$（216.1 \pm 83.3）$ pmol/L。

女性：卵泡期$（290.8 \pm 77.3）$ pmol/L；排卵期$（1472.6 \pm 588.7）$ pmol/L；黄体期$（814.0 \pm 162.8）$ pmol/L；绝经后$（125.14 \pm 88.8）$ pmol/L。

（二）临床应用

（1）E_1增高见于：睾丸肿瘤，心脏病，肝病，系统性红斑狼疮，心肌梗死，多囊卵巢综合征，卵巢颗粒细胞肿瘤。

（2）E_1减低见于：原发件、继发性闭经，垂体促性腺激素细胞功能低下，LH和FSH分泌减少，继而卵巢内分泌功能减退，雌酮和雌二醇均降低，高催乳素征，神经性厌食，Turner综合征。

九、孕酮测定

孕酮（P）是在卵巢、肾上腺皮质和胎盘中合成的，尿中主要代谢产物是孕二醇。由于LH和FSH的影响，在正常月经周期的排卵期卵巢分泌孕酮增加，排卵后6～7d达高峰。排卵后的黄体是月经期间孕酮的主要来源，如果卵子未受精，则黄体萎缩出现月经，孕酮水平下降；如果卵子受精，由于来自胎儿胎盘分泌的促性腺激素的刺激，黄体继续分泌孕酮。妊娠第七周开始胎盘分泌孕酮的自主性增强，在量上超过黄体。孕酮可排制子宫兴奋性，此种对子宫收缩的抑制作用可持续至分娩前。

（一）参考值

女性：卵泡期（0.79±0.40）ng/ml（0.2～0.9ng/ml）；排卵期（2.05±1.11）ng/ml；（1.16～3.13ng/ml）黄体期（13.59±4.25）ng/ml（3.0～35ng/ml）；绝经期后0.03～0.3ng/ml；妊娠20～400ng/ml。

男性：（0.48.±0.17）ng/ml。

（二）临床应用

（1）确证排卵：要使孕酮成为排卵的有用指标需在黄体中期取血。太靠近月经或在LH分泌高峰的3～4d内，孕酮正急剧升高或下跌，结果不稳定。一次随机的黄体期水平＞3ng/ml是支持排卵的强有力证据。

（2）除外异位妊娠：孕酮水平≥25ng/ml可除外异位妊娠（97.5%）。

（3）除外活胎：不管胎位如何，单次血清孕酮≤5ng/ml，可除外活胎提示为死胎。

（4）流产：先兆流产时虽其值在高值内，若有下降则有流产趋势。

第四节　前列腺素检验

一、酸性磷酸酶与前列腺酸性磷酸酶测定

酸性磷酸酶（ACP）为前列腺癌的肿瘤标志物已有很长的历史，1938年Gutman等首次报道前列腺癌血清酸性磷酸酶的血清标志，第1次描述血清物质与肿瘤的关系。酸性磷酸酶存在于红细胞，肝、肾及骨骼等几乎，所有体内细胞的溶酶体和前列腺中。但以前列腺内的活性最高。成年男性血清中的1/3～1/2的ACP来自前列腺，其余ACP及女性血清中的ACP可能来自于血红细胞及破骨细胞。据报道有20多种不同的ACP同工酶，由于它们分子中碳氢部分不均匀性所致。已确认的同工酶有ACCPp，ACP_1、ACP_2、ACP_3、ACP_4及ACP_5。现在能鉴定的同工酶，仅前列腺的酸性磷酸酶（PAP，vcbACP$_2$）和来自人脾脏的ACP_1和ACP_5，在Gaucher病中证明了与临床应用间的关系。PAP在前列腺中的含量较其他

细胞高出 100～1000 倍。PAP 降解精液内磷酸单酯，尤其是磷酸胆碱裂解的酶。PAP 由前列腺葡萄糖状上皮产生，有免疫特性，是前列腺的特征性酶。当前列腺细胞恶变时，便扩散进入细胞间隙，并出现在血液中。

PAP 的测定方法分 3 类：

（1）酶活性测定法，它是利用一些底物在样品中的 PAP 作用下发生水解的原理。使底物有多种，但灵敏度较低。

（2）酶免疫学的方法，较适用的是对流免疫电泳法，和竞争性结合分析法。它们的特点是有较高的准确性，但灵敏度不高。

（3）放射免疫分析法，其灵敏、特异性和准确性均优于上述两种方法。根据 ROY 等报告，RIA 法可以诊断 33％A 级，79％B 级，71％C 级，92％D 级的前列腺癌患者，而酶学方法诊断率分别 12％、15％、29％和 60％。

（一）参考值

男性：0～2.5μg/L[（0.82±0.62）μg/L]（放免法）。

女性：0～1.4μg/L[（0.39±0.44）μg/L]。

（二）临床应用

（1）前列腺癌特别是转移时，血清 ACP 可显著增高，轻度增高见于急性尿潴留，变形性骨炎，近期做过直肠检查者。

（2）PAP 是前列腺癌诊断、分期、疗效观察及预后的重要指标，尤其前列腺癌伴骨转移 PAP 水平升高显著（范围 1.78～474μg/L）。

（3）作用前列腺手术动态监测，手术前高，术后血清 PAP 下降或正常。

（4）前列腺增生与前列腺癌的鉴别诊断，前列腺增生血清 PAP 水平为 1.30±0.84μg/L，范围 0～4.14 但有 8％～20％患者 PAP 增高，其水平与前列腺大小有关。恶性肿瘤 PAP 均在正常范围，曾有报道膀胱移行细胞癌可见 PAP 增高。

二、胎盘碱性磷酸酶测定

胎盘碱性磷酸酶是由 Fishman 从一例燕麦细胞肺癌患者（Regan）的血中发现一种特殊的同工酶，称为胎盘碱性磷酸酶（PLAP）又称为 Repan 酶。这种酶后来在正常肺、宫颈及卵巢组织中发现有。PLAP 与一种肿瘤相关的碱性磷酸酶相似，称为 PLAP 与一种肿瘤相关的碱性磷酸酶相似，称为 PLAP 类似酶，又称"Nagao"酶。少量存在于睾丸组织。Nagao 与 Regan 酶不同之处前者对于 L-亮氨酸以非竞争性抑制非常敏感，在肺癌、乳腺癌及结肠癌患者中酶升高者 10％～15％，在妇科肿瘤患者中升高率为 20％～30％，在精原细胞瘤为 50％～70％。利用多克隆抗体技术。进一步把 PLAP 同工酶亚型加以区分，大大提高了肿瘤诊断的准确率。

（一）参考值

成人：0.02～0.1U/U。

（二）临床应用

（1）PLAP 增高见精原细胞瘤阳性率为 88％，混合精原细胞瘤阳性率为 54％。

（2）其他类肿瘤，卵巢癌阳性率 35％，宫颈癌阳性率为 25％，乳腺癌阳性率 5.9％，支气管癌阳性率 22.2％，肺癌阳性率 11.2％。

三、BB型磷酸肌酸激酶测定

BB型磷酸肌酸激酶（CK-BB）是由两条p亚单位组成的磷酸肌酸激酶，主要分布于脑，胃肠道和泌尿细胞浆中。正常人血清中含量很低，占总血清CK的1.1%，因为CK-BB不能穿越血脑屏障，而且半衰期极短,血液中出现CK-BB主要与神经系统疾病有关。CK-BB主要功能是维持相应组织中ATP含量。

（一）参考值

<10ng/ml。

（二）临床应用

CK-BB增高见于：前列腺癌阳性率为89%，并与肿瘤累及的范围有关,随病情的恶化缓解而相应增减。其他类CK-BB增高见于，脑损伤，乳腺癌，小细胞肺癌。

四、6-酮前列腺素$F_{1\alpha}$测定

前列腺素是一组由20个碳原子组成的不饱和脂肪酸，最早发现于精液中，故名为前列腺素（PG）。PG由一个五碳环结构和两条侧链构成。其结构分为A、B、C、D、E、F、G、H、I等类型，字母右下角的阿拉伯数字表示PG分子侧链所含双键数目，如PGE_1和PGE_2。凡PG五碳环上的取代基在环平面以下者标以α，如$PGF_{1\alpha}$，若在环平面以上则标以β，如$PGF_{2\beta}$。不同类型的PG，其生物学作用亦不同。目前研究较多的有PGE_1、PGE_2、PGF_2、PGA_2、PGI_2、TXA_2和TXB_2。其中尤以前列环素（PGI_2）和血栓素（TXA_2）的研究最为广泛。PG广泛存在于哺乳动物及人的各种重要组织和体液中。在血管壁、血小板、肺、肾、胃肠、脑和生殖系统等部位含量较丰富。PG的半衰期仅1~5min。6-酮-$PGF_{1\alpha}$是PGI_2的稳定代谢产物。PG是在局部产生而又在局部起作用的一类激素。PG的生理作用极为广泛复杂，各型PG对不同组织和细胞呈现完全不同的作用。PG与心血管、生殖、中枢神经、呼吸、消化、泌尿系、血小板功能、炎症反应，免疫调节，以及肿瘤转移等均有一定的关系。PGI_2能扩张血管，降低周围血管阻力，增加器官血流量，并有排钠利尿作用，从而使血压降低。

（一）参考值

血浆：6-酮PGFU（138±77.9）ng/L。

尿：（641.5±234_6）pg/min尿。

（二）临床应用

6-酮-$PGF_{1\alpha}$水平变化见于：

（1）心血管系：动脉粥样硬化患者血浆6-酮-$PGF_{1\alpha}$下降，TXB_2增加，糖尿病，高脂血症有类似变化。TXA_2/PGI_2比值升高易于导致血小板聚集，血栓形成，促进动脉硬化和冠心病。由出血、损伤和内毒素引起的休克动物血浆中6-酮-$PGF_{1\alpha}$水平增高。

（2）慢性肾衰患者尿中TXB_2和6-酮-$PGF_{1\alpha}$下降。肾内PG对调节肾血流有重要意义，肾血管性高血压、肾病综合征和Batter征患者尿中有显著变化。

（3）PG对生殖系特别是与排卵过程、黄体转归、甾体合成，子宫活动，以及卵子与精子的运行有密切关系。孕妇PGI浓度升高，并对血管紧张素Ⅱ的加压效应的敏感性减弱可能与胎盘PGI合成增多有关。

（4）炎症反应：如接触性皮炎患者皮肤洗出液中PGE和PGF的含量比无炎症皮肤高

10倍。炎症渗出液中也含有PGI_2和TXB_2。注入外源性PGE和PGI_2等表现出强烈的红、肿、热痛等炎症反应。PG合成酶抑制剂有良好的抗感染效果、亦说明PG类物质在炎症发生中起着重要作用。

（5）肿瘤转移，恶性肿瘤患者动脉组织中PGI_2较良性肿瘤患者少，半衰期变短。PGI_2和TXB_2的产生，可能阻止肿瘤细胞侵袭血小板进而黏附在血管表面。抑制血小板TXA_2生成和增加血管内皮细胞PGI_2生成的因素有肿瘤转移作用。

五、前列腺特异性抗原的检测

前列腺特异抗原（PSA）是由Wang等人于1979年从人前列腺组织中分离出来的丝氨酸蛋白酶，分子量为3.3～3.5kD是一种由前列腺组织合成的前列腺上皮细胞分泌的糖蛋白，含糖量为7%，肽链由24个氨基酸组成，具有类似糜蛋白酶的特性，仅存在于前列腺上皮细胞的胞质导管上皮和黏液内，可与不同的抗原蛋白酶形成稳定复合物，其功能主要是水解精细胞蛋白。正常情况下PSA分泌进入精液，在精液中对精子囊胞的分裂和精液的液化发挥着生理作用。在前列腺液中PSA水平约高于血清PSA水平的100万倍，前列腺管上皮细胞层，基底细胞层和基膜将PSA局限于前列腺管内。虽然绝大多数PSA位于前列腺管中，但有一小部分被吸收进入血液，在血液与抗胰酶（ACT）和巨球蛋白结合形成复合物（PSA，ACT）。然而当上述屏障受到损害时，PSA进入组织间隙和淋巴管增多，导致血清PSA水平的升高。血清中PSA浓度的增加反映前列腺发生病理变化，包括前列腺良性增生和前列腺癌。PSA被认为是特异性高，敏感性强的诊断前列腺癌不可缺少的首选肿瘤标志物。也是目前前列腺癌肿瘤标志中最具有应用价值的物质。PSA不论作为免疫组化标记，还是作为病情监测、分期和诊断，以及早期诊断等都得到了广泛的应用。前列腺特异抗原至少有4种方法可测PSA（见参考值）。这些方法都可以用来进行早期前列腺癌普查筛选以及后期的病期监测。测定P、SA时要考虑许多因素，这一点非常重要的，因为PSA的半衰期为2～3d（3.15±0.09）d，虽然PSA的产生并无生理性节律变化，但在同一天的不同时间从同一患者中采集的标本的值可有6%～7%差异。活动时的值大于静坐时的值。住院24h内，数值最多可降低50%（平均18%）。不同的方法测得的值可有不同，可相差1.4～1.8倍。

（一）参考值

1～100μg/L（免疫放射法）。

0～150μg/L（酶免法）。

0～50μg/L（免疫放射法）。

0～100μg/L（酶免法）。

（二）临床应用

（1）筛选和诊断前列腺癌：前列腺特异抗原被认为敏感性高，特异性强的诊断前列腺癌的首选肿瘤标志物，因而于筛选和辅助诊断前列腺癌。一般讲，PSA<4μg/L，提示癌症相对率较低，4～10μg/L以上，则癌症相对率较高。PSA检测前列腺癌的阳性率高于ACP，临床A期可达55%，B期达75%，C期可达80%～90%，D期达90%以上。但良性前列腺肥大症也可高达50%～60%，因此在考虑诊断时要充分考虑到这一点。目前为提高PSA的特异性，已提出许多改进方法。请参考后文中PSA检测进展。

（2）判断是否发生骨转移：血清PSA水平的检测也是判断初治患者是否有骨转移的一个有用指标。有人检测了306例骨扫描阳性的患者中仅有1例患者的血清PSA水平在20μg/L

以下。血清 PSA 水平 < 10μg/L。并有骨扫描阳性的患者概率约为 1.4%。因此，可以认为 PSA 是用于判断是否伴有骨转移的可靠指标。

（3）进行疗效评估：在施行前列腺癌根治术后的 3 ~ 4 星期后，血清 PSA 水平从理论上讲应该为 0，因为 PSA 在体内的半衰期为 2.2 ~ 3.2d。在前列腺癌根治术后或放射治疗后，PSA 可认为是反应疾病变化和转归的第 1 指标。如果在根治术后，患者的 PSA 水平降不到现有检测方法测不出的水平，说明患者有活动前列腺癌病灶。另一事实也说明这一点：即在临床患者有远处转移的病灶，根治术后其血清 PSA 水平都降不到检测不出水平。手术切除前列腺癌后血清 PSA 约下降，复发后又上升。如果手术后跟踪检验 3 ~ 6 个月，PSA < 0.2μg/L 的患者，仅有 11% 复发，而 PSA > 0.4μg/L 者，则 100% 复发。

（4）PSA 也是评价放疗后前列腺癌细胞生物学行为的有用指标：在放疗以后，血清 PSA 水平呈现进行性下降，半衰期为 1.4 ~ 2.6 个月。有人观察接受放疗平均 61 个月的共 183 例前列腺癌患者，11% 的患者 PSA 降至检测不出的水平，25% 降至正常水平，而有 64% 表现为 PSA 水平升高。在接受放疗的第 1 年中，82% 患者 PSA 下降，然而只有 8% 在治疗 1 年以后持续下降，其余又复发上升。这一结果反映了前列腺癌患者对放疗的敏感性的差异。如果在治疗前 PSA 低于正常值 4 倍时，表示有 82% 的机会获得完全的治疗反应，而高于 4 倍都仅有 30% 的患者有较好的治疗反应。其次，PSA 降到正常的时间也是重要因素，如果 PSA 在治疗后 6 个月内降至正常，有 94% 的患者可以获得完全的治疗反应，而在 6 个月后 PSA 上升者，仅有 8% 出现治疗反应。

（5）在激素治疗过程中，PSA 降到最低也是反映治疗显效的重要指标：有人对此作过观察，在接受激素治疗后，约有 22% 的转移性前列腺癌患者血清 PSA 水平降至正常范围，有 9% 降至检测不出的水平。绝大多数患者在有效治疗 5 个月后，PSA 降至最低水平。然而有 76% 患者在治疗 6 个月后 PSA 开始上升。对激素治疗无效的患者，PSA 不是一种可靠的指标。一般来说，激素治疗后，PSA 水平降至 40μg/L 以下，其缓解期比不能降至正常水平的患者显著延长。没有一个 PSA 降至正常的患者出现病情恶化的迹象。相反，PSA 水平的升高则预示着病情的恶化。这些结果显示 PSA 的检测特别是动态监测是判断激素治疗是否有效的重要指标。

六、血栓素测定

血栓素（TXA_2）是前列腺素中的一种，由血小板产生，具有血小板凝聚及血管收缩作用，与前列环素作用相反，两者动态平衡以维持血管舒缩功能及血小板聚集作用。TXA_2 生物半衰期仅 30s，迅速转化为无活性的血栓素 B_2（TXB_2）。

（一）参考值

血浆：男性：（132 ± 55）ng/L。
女性：（116 ± 30）ng/L。
尿液：（174.1 ± 50.2）pg/min。

（二）临床应用

血栓素水平变化见于：动脉粥样硬化、心绞痛、冠心病、糖尿病、高脂血症等增高，TXB_2/PGI_2 比值升高易于导致血小板聚集、血栓形成，促使动脉粥样硬化和冠心病。出血、损伤和内毒素休克动物血浆中 TXB_2 显著增加，这与休克时肺循环阻力升高有关。慢性肾衰患者尿中 TXB_2 和 6-酮-$PGF_{1\alpha}$ 下降。肾血管性高血压、肾病综合征和 Batter 综合征患者尿中 PG 亦有显著性变化。

第五节　其他相关激素检验

一、尿17-酮类固醇（17-KS）检验

（一）原理

尿中17-酮类固醇是肾上腺皮质激素及雄性激素的代谢产物，大部分为水溶性的葡萄糖醛酸酯或硫酸酯，必须经过酸的作用使之水解成游离的类固醇，再用有机溶剂提取，经过洗涤除去酸类与酚类物质。17-酮类固醇分子结构中的酮-亚甲基（—CO—CH$_2$—）能与碱性溶液中的间二硝基苯作用，生成红色化合物。在520nm有一吸收峰，可以进行比色测定。

（二）患者准备与标本处理

（1）取样前1周，患者应停止饮茶和服用安乐神、安乃近、冬眠灵、降压灵、普鲁卡因酰胺、类固醇激素、中草药及一些带色素的药物，以减少阳性干扰。

（2）尿量应通过饮水调控在1000～3000ml/24h之间。

（3）收集24h尿液加浓盐酸约10ml或甲苯5ml防腐。如尿液不能及时进行测定，应置冰箱内保存，以免17-酮类固醇被破坏而使测定数值减低。

（三）参考值

成年男性：28.5～61.8μmol/24h，成年女性：20.8～52.1μmol/24h。

二、尿17-羟皮质类固醇（17-OHCS）检验

（一）原理

在酸性条件下，17-羟皮质类固醇水溶性下降，用正丁醇-氯仿提取尿液中的17-OHCS，在尿提取物中加入盐酸苯肼和硫酸，17-OHCS与盐酸苯肼作用，成黄色复合物，用氢化可的松标准液同样呈色，以分光光度计比色，求得其含量。

（二）患者准备与标本处理

同尿17-酮类固醇测定。

（三）参考值

成年男性27.88±6.6μmol/24h，成年女性23.74±4.47μmol/24h。

三、尿香草扁桃酸（VMA）检验

（一）原理

用乙酸乙酯从酸化尿液中提取VMA和其他酚酸，然后反提取到碳酸钾水层。加入高碘酸钠（NaIO$_4$），使VMA氧化成香草醛。用甲苯从含有酚酸杂质的溶液中选择性提取香草醛，再用碳酸盐溶液反提到水层，用分光光度计于波长360nm测定水层中香草醛的浓度。

（二）患者准备与标本处理

（1）收集标本前1周限制患者食用含有香草醛类的食物，如巧克力、咖啡、柠檬、香蕉以及阿司匹林和一些降压药物，这些药物中含有酚酸对该法有阳性干扰，可使结果假性升高。

（2）尿量应通过饮水调控在1000～3000ml/24h之间。

（3）收集24h尿液加浓盐酸约10ml或甲苯5ml防腐。若尿液不能及时进行测定，应置冰箱内保存，以免VMA被破坏而使测定数值减低。

（三）分光光度法参考值

年龄	mg/24h	μmol/24h
0～10	<0.1	<0.5
10d～24个月	<2.0	<10
24个月～18岁	<5.0	<25
成人	2～7	10～35

第六节　生化指标在激素及代谢产物相关疾病中的临床应用

激素及其代谢产物测定主要用于判断内分泌腺体的功能状态。

一、尿17-羟皮质类固醇和尿17-酮类固醇疾病生化

尿17-酮类固醇（17-KS）主要来自肾上腺皮质所分泌的雄性激素（男、女性均同样有）以及由男性睾丸间叶细胞所分泌的睾丸素的代谢产物。尿17-羟皮质类固醇（17-OHCS）主要来自肾上腺皮质分泌的糖皮质激素（皮质醇、皮质素等）及其代谢产物。尿17-羟皮质类固醇（17-OHCS）和尿17-酮类固醇（17-KS）测定（辅以血液电解质和血糖检测）主要用于诊断原发性或继发性肾上腺皮质功能亢进或减退。

（1）尿17-OHCS和尿17-KS增多〔伴有血糖升高；葡萄糖耐量减低；血 Na^+ 升高；血、Ca^{2+} 降低；血（尿）肌酐、尿素氮由于肌蛋白分解而明显升高〕主要见于：

1）皮质腺瘤和皮质腺癌：因增生而引起原发性肾上腺皮质功能亢进。尿17-KS比17-OHCS增高显著，且不被地塞米松（强效糖皮质激素类药，可以反馈性抑制垂体释放ACTH进而间接抑制肾上腺皮质激素的合成和释放）抑制，此类患者糖皮质激素分泌一般呈自主性，不受促肾上腺皮质激素（ACTH）调控。

2）垂体腺瘤：垂体增生导致促肾上腺皮质激素（ACTH）分泌增多，引起继发性肾上腺皮质功能亢进。患者尿17-KS的增加可以被地塞米松抑制。

3）睾丸间质细胞瘤：主要是尿17-KS增多。

（2）尿17-OHCS和尿17-KS减少（伴有低血糖；低血 Na^+；高血压、Ca^{2+}）见于：

1）原发性肾上腺皮质功能减退如艾迪生病，多因肾上腺结核、自身免疫性肾上腺皮质萎缩、转移性肾上腺癌肿、手术切除等破坏肾上腺皮质，导致肾上腺皮质激素分泌不足致病。患者皮肤黏膜有色素沉着，尿17-OHCS和尿17-KS含量不因注射ACTH而变动。

2）继发性肾上腺皮质功能减退：如产后大出血导致的垂体缺血性坏死，使由垂体分泌的ACTH减少；垂体或双侧肾上腺切除术后。患者注射ACTH后，尿17-OHCS和尿17-

KS含量增加，并且无皮肤黏膜色素沉着。

3）睾丸功能减退。

下列因素可以干扰尿17-OHCS和尿17-KS测定结果对肾上腺皮质功能紊乱的诊断：

1）甲亢、应激状态（如严重刺激和创伤）、肥胖病、胰腺炎等以及大量激素治疗过程中，亦可见尿17-OHCS和尿17-KS升高。

2）结核、肝硬化、肾功能不良、糖尿病等慢性病和甲低，可见尿17-OHCS和尿17-KS减少。尿中存在的氯丙嗪、甲丙氨酯（眠尔通）以及多种有色药物，有色食品饮料，均可影响本测定结果。

由于上诉原因，在诊断肾上腺皮质功能紊乱的临床生化检测中，单独测定尿17-OHCS和尿17-KS，特别是后者已较少使用。

二、尿香草扁桃酸疾病生化

尿液中的香草扁桃酸（VMA）是肾上腺髓质、交感神经节等部位的嗜铬细胞分泌的儿茶酚胺类（肾上腺素、去甲肾上腺素、多巴胺）激素的主要代谢产物。尿液中香草扁桃酸（VMA）测定主要用于嗜铬细胞瘤的诊断和高血压的鉴别诊断。

尿VMA显著升高见于：

（1）嗜铬细胞瘤：常见于年轻的高血压患者，呈阵发性或持续性伴阵发性加剧者，伴有尿香草扁桃酸（VMA）增高（需在高血压发作日测定）。其中肾上腺髓质肿瘤可产生去甲肾上腺素和肾上腺素，而肾上腺外的肿瘤一般只产生去甲肾上腺素而不能合成肾上腺素。应注意的是：尿VMA检查结果正常也不能排除嗜铬细胞瘤，其原因是：在肿瘤非发作期；尿中VMA正常而其前身游离儿茶酚胺升高；有些患者尿中VMA基础值低，即使发生肿瘤其值仍不超过正常范围。

（2）神经母细胞瘤、交感神经节细胞瘤。

（3）血压波动较大的原发性高血压者，儿茶酚胺及其代谢产物也可升高，应注意鉴别。

下列因素可以干扰尿VMA测定结果对嗜铬细胞瘤的诊断：手术、创伤、低血糖、过度劳累、甲低时和胰岛细胞瘤等，尿VMA测定结果亦可增高，艾迪生病、甲亢、神经节药物封闭、使用利血平、哌替啶等药物，尿液VMA测定结果降低。

三、血清总甲状腺素和总三碘甲腺原氨酸疾病生化

血清总甲状腺素（TT_4）和血清总三碘甲腺原氨酸（TT_3）是由甲状腺滤泡细胞合成及分泌的激素，T_3除在甲状腺内合成外，主要是由外周组织中的T_4转换而来。分泌入血的T_4、T_3大部分与甲状腺素结合球蛋白（TBG）结合，只有极少部分是游离的。只有游离的T_3、T_4才能进入靶细胞发挥生理作用。血清T_3浓度虽较T_4低得多，但它的生理作用却比T_4强数倍。

血清总甲状腺素（TT_4）和血清总三碘甲腺原氨酸（TT_3）测定主要用于诊断甲状腺功能亢进或减退。

（1）血清总三碘甲腺原氨酸（TT_3）和血清总甲状腺素（TT_4）增高主要见于甲状腺功能亢进，患者除基础代谢率、甲状腺摄I率增高外，血清TT_3升高可能早于TT_4，尤其是T_3型甲亢患者（TT_4可能正常）。

（2）血清总甲状腺素（TT_4）和血清总三碘甲腺原氨酸（TT_3）减少主要见于甲状腺功能减退，TT_4降低常较TT_3下降发生的早，TT_3降低仅见于后期或病重者。同时测定由垂体分泌的促甲状腺激素（TSH）对甲低的诊断更有价值。

下列因素可以干扰血清总甲状腺素（TT_4）和血清总三碘甲腺原氨酸（TT_3）测定结果对甲状腺功能紊乱的诊断：

1）血清TT_4和TT_3，测定最常用放射免疫法（RIA）法，它受甲状腺素结合球蛋白（TBG）含量的影响。当妊娠、口服避孕药或雌激素、病毒性肝炎等使血浆TBG含量增高时TT_4和TT_3，水平也可增高。

2）服用雄性激素和糖皮质激素、肾病综合征、各种原因致蛋白营养不良及应激状态等，均可使血清TBG减少，此时TT_4和TT_3水平也降低。

3）严重心、肝、肾疾患及使用抗心律失常药乙胺碘呋酮等脱碘酶抑制剂，因影响在外周组织脱代谢生成T_3而使TT_4升高，TT_3减少。

（3）T_4/TBG比值计算可作为疗效考核和避免治疗过度的辅助指标：甲亢、甲低及治疗过程中T_4与TBG有着相反的变化，T_4/TBG比值比T_4变化更灵敏，可作为疗效考核和避免治疗过度的辅助指标。

参考文献

[1]夏琳，姜傀.临床输血医学检验[M].武汉：华中科技大学出版社,2014

[2]王赤华，等.新编临床检验学[M].西安：西安交通大学出版社,2015.

[3]府伟灵.临床生物化学检验[M].北京：人民卫生出版社,2012.

[4]安娜编.临床医学微生物检验基础与诊断技术[M].北京：科学技术文献出版社，2014.

[5]郑铁生，鄢盛恺.临床生物化学检验[M].第3版.北京：中国医药科技出版社,2015.

[6]吕世静，李会强.临床免疫学检验[M].第3版.北京：中国医药科技出版社,2015.

[7]吕建新，王晓春.临床分子生物学检验技术[M].北京：人民卫生出版社,2015.

[8]洪秀华，刘文恩.临床微生物学检验[M].北京：中国医药科技出版社，2015.

[9]李金明，刘辉.临床免疫学检验技术[M].北京：人民卫生出版社，2015.

[10]夏薇，岳保红.临床血液学检验[M].武汉：华中科技大学出版社,2014.

[11]续薇.医学检验与质量管理[M].北京：人民军医出版社,2015.